人体の構造と機能

はじめての解剖生理学

―講義と実習―

Hiroaki KANAZAWA
金澤寛明 著
静岡県立大学 教授

南江堂

● 執 筆 者

金 澤 寬 明　かなざわ　ひろあき　　静岡県立大学教授

はじめに

　人の健康に携わる者にとって，生物としての人間，すなわち"ヒト"の生命活動，なかでも形から探る解剖学（形態学）と働きを探る生理学（機能学）は最も基本的かつ重要なものである．この形態と機能は切り離して考えることができないがゆえに，人体を機能的臓器別に分類した項目—具体的には骨格系，神経系，循環器系，呼吸器系など一つの役割を持った系—ごとに，双方から理解することが効果的な学習につながる．

　本書は，4名の大先輩たちが栄養・健康科学シリーズの一冊として出版し，永年好評を得てきた『解剖生理学—講義と実習』をもとにした改訂新版である．解説は，今の学生が学習するには少し古めかしいかと感じる一方で，何度も読んでいるととても味わい深いところもあり捨てがたく，残すべき表現は残しながら修正を加えていく方法をとった．また，シンプルながら要点はおさえられている図表に関しても，初学者の学生には理解しにくいであろうと思われるものを中心に描きなおし，講義時に黒板に描く模式図というイメージでフリーハンドで描くことを基本姿勢とした．そのためにデフォルメされた構造もあるので，アトラスと見比べながら要点を確認してほしい．実験実習の部分では，ラットの解剖，味覚実験，皮膚感覚に関しては主に現在，静岡県立大学で実施している手技を元に書いたが，特別な設備を使わずにできるものという主旨を踏襲している．

　基本的には栄養学を学ぶ学生のために構想されたものでありながら，解剖学と生理学，さらに実験実習という広範囲にわたる内容がここまでコンパクトにまとめられた本書は，メディカルスタッフ全般が備えるべき必要最低限の知識を得るためにも適当な一冊だと考える．私自身がこれまでに医学部，看護学部，薬学部のほか，管理栄養士課程，診療放射線技師課程，臨床検査技師課程，ほか福祉関連の大学で解剖生理学を教えてきた経験から，これらチーム医療にかかわる学生たちのベースとなるべき知識の習得に役立つのではないかと思う．

　今後，読者からの意見をもとに，さらなるブラッシュアップを試みたいと考えている．
　終わりに，私の遅筆を辛抱強く後押ししてくれた南江堂の各位に心から感謝する．

2013年3月

金澤寛明

目次

1章 総論 — 1

- A. 解剖学と生理学 — 1
- B. 人類と人種 — 2
- C. 細胞 — 2
  - ① 細胞の一般構造 — 2
  - ② 細胞膜（形質膜）— 3
  - ③ 細胞質の内部 — 5
  - ④ 核の構造 — 6
- ⑤ 遺伝情報の伝達 — 6
- D. 組織 — 7
  - ① 上皮組織 — 7
  - ② 支持組織 — 8
  - ③ 筋組織 — 9
  - ④ 神経組織 — 12

2章 骨格系 — 15

- A. 骨の形状と構造 — 15
  - ① 骨の形状と種類 — 15
  - ② 硬骨と軟骨 — 15
  - ③ 骨化と成長 — 15
  - ④ 組成 — 16
- B. 主要骨格とその連結 — 17
  - ① 主要骨格 — 18
  - ② 骨の連結 — 26

3章 筋系 — 29

- A. 筋の形状と構造 — 29
  - ① 筋の形状 — 29
  - ② 筋の構造 — 29
- B. 主要骨格筋 — 30
  - ① 背部の筋 — 30
  - ② 頭部の筋 — 30
  - ③ 頸部・胸部の筋 — 32
  - ④ 腹部の筋 — 32
  - ⑤ 上肢と下肢の筋 — 33
- C. 筋の機能 — 35
  - ① 収縮のしくみ — 35
  - ② 収縮の様式 — 35
  - ③ 収縮エネルギー — 37
  - ④ 筋の神経支配 — 39

4章 循環系 — 41

- A. 循環系の構成 — 41
  - ① 心臓 — 41
  - ② 血管 — 44
  - ③ 血液循環系 — 45
- B. 心臓の機能 — 49
  - ① 心臓の役割 — 49
  - ② 心臓のポンプ作用 — 50
  - ③ 心臓の収縮のしかた — 50
  - ④ 心電図 — 51
  - ⑤ 心拍出量の調節 — 51
- C. 血圧 — 52
  - ① 血圧とは — 52

目次

　　② 収縮期（最高）血圧と拡張期（最低）
　　　血圧 ———— 53

5章　血液，リンパ，免疫　　55

A. 血　液 ———— 55
　① 赤血球 ———— 56
　② 白血球 ———— 57
　③ 血小板 ———— 58
　④ 止血機構 ———— 59
B. リンパ系 ———— 60

6章　呼吸器系　　67

A. 呼吸器系の構成 ———— 67
　① 鼻腔 ———— 67
　② 副鼻腔 ———— 68
　③ 咽頭 ———— 69
　④ 喉頭 ———— 69
　⑤ 気管 ———— 70
　⑥ 気管支 ———— 71
　⑦ 肺 ———— 71
　⑧ 胸膜腔 ———— 73
B. 呼吸器系の生理 ———— 73
　① 呼吸運動 ———— 73
　② 呼吸運動の調節 ———— 74
　③ いろいろな呼吸型 ———— 74
　④ 肺容量 ———— 75
　⑤ ガス交換 ———— 76

7章　消化器系　　79

A. 消化器系の構成 ———— 79
　① 口腔 ———— 79
　② 咽頭 ———— 82
　③ 消化管 ———— 82
　④ 肝臓・胆嚢 ———— 87
　⑤ 膵臓 ———— 90
B. 消化器の機能 ———— 92
　① 消化運動 ———— 92
　② 消化液の分泌 ———— 96
　③ 吸収 ———— 99

8章　泌尿器系　　103

A. 泌尿器系の構成 ———— 103
　① 腎臓 ———— 103
　② 尿管 ———— 105
　③ 膀胱 ———— 106
　④ 尿道 ———— 106
B. 腎臓の機能 ———— 107
　① 腎臓のはたらき ———— 107
　② 尿の生成 ———— 108
　③ 水・電解質の調節 ———— 109
　④ 尿の検査 ———— 109
　⑤ 排尿 ———— 110
　⑥ その他の腎臓の機能 ———— 111

9章　生殖器系　　113

A. 女性生殖器とその機能 ——— 113
　① 女性生殖器の構造と機能 ——— 113
　② 思春期と更年期 ——— 116
　③ 乳腺 ——— 117
　④ 基礎体温の周期的変化 ——— 118
B. 男性生殖器とその機能 ——— 119
　① 男性生殖器 ——— 119
　② 男性思春期とホルモン ——— 120

10章　内分泌系　　123

A. 内分泌系の構造と機能 ——— 123
　① 下垂体 ——— 123
　② 甲状腺 ——— 127
　③ 上皮小体（副甲状腺）——— 128
　④ 副腎 ——— 128
　⑤ 松果体 ——— 130
　⑥ 膵島（ランゲルハンス島）——— 130
　⑦ 性ホルモン ——— 130
　⑧ 消化管ホルモン ——— 130

11章　神経系　　133

A. 神経系の構成 ——— 133
　① 神経系の区分 ——— 133
　② 神経組織 ——— 133
　③ 神経の興奮と伝導 ——— 134
B. 中枢神経系の構成と機能 ——— 138
　① 脊髄 ——— 139
　② 脳幹 ——— 140
　③ 間脳 ——— 141
　④ 網様体 ——— 142
　⑤ 小脳 ——— 142
　⑥ 大脳基底核（大脳核）——— 142
　⑦ 大脳半球 ——— 142
　⑧ 脳室系 ——— 143
C. 末梢神経系の構成と機能 ——— 145
　① 脳神経 ——— 145
　② 脊髄神経 ——— 147
D. 自律神経系 ——— 147
　① 交感神経系の構成 ——— 147
　② 副交感神経系の構成 ——— 148
　③ 自律神経の機能 ——— 149
E. 神経系の伝導路 ——— 151
　① 下行性伝導路 ——— 151
　② 上行性伝導路 ——— 151

12章　感覚器系　　155

A. 感覚器 ——— 155
　① 感覚の種類 ——— 155
　② 感覚の特徴 ——— 155
B. 視覚器の構造 ——— 157
C. 視覚器の機能 ——— 161
　① 屈折異常 ——— 162
　② 暗順応・明順応 ——— 162
　③ 色感覚 ——— 163
D. 平衡聴覚器の構造 ——— 163
E. 聴覚器の機能 ——— 165
　① 伝音および感音機構 ——— 166
　② 難聴 ——— 167

F. 平衡感覚器の機能 ───── 169
G. 味覚と嗅覚 ───── 170
　① 味覚 ───── 170
　② 嗅覚 ───── 171
H. 体性感覚・内臓感覚 ───── 172
　① 体性感覚 ───── 172
　② 内臓感覚 ───── 173

13章　皮膚と体温調節　　　　175

A. 皮膚の構造と機能 ───── 175
　① 皮膚の肉眼的構造 ───── 175
　② 皮膚の顕微鏡的特徴 ───── 175
　③ 皮膚の付属器 ───── 176
　④ 皮膚腺 ───── 177
B. 体温の調節 ───── 178
　① 体温とは ───── 178
　② 産熱・放熱機構 ───── 179
　③ 不感蒸泄 ───── 179
　④ 体温調節 ───── 180
　⑤ 発熱と解熱 ───── 180
　⑥ 発汗 ───── 181

14章　栄養と代謝　　　　183

A. 物質代謝 ───── 183
　① 糖質（炭水化物） ───── 183
　② 脂肪（脂質） ───── 184
　③ タンパク質（たんぱく質） ───── 184
B. 栄養素の作用 ───── 185
　① 糖質 ───── 185
　② 脂肪 ───── 185
　③ タンパク質 ───── 185
　④ ビタミン ───── 185
　⑤ ミネラル（無機質） ───── 186
C. 先天性代謝異常 ───── 190
D. エネルギー代謝 ───── 190
　① エネルギーとは ───── 190
　② エネルギー必要量 ───── 190

15章　解剖生理実習　　　　195

実習1　実習レポートの作成 ───── 196
実習2　人体の体表と計測実習 ───── 198
　① 人体の体表区分 ───── 198
　② 姿勢とくに脊柱 ───── 203
　③ 身体計測 ───── 203
　④ 身長 ───── 205
　⑤ 体重 ───── 205
　⑥ 体格指数の算出 ───── 205
　⑦ 皮下脂肪のはかり方 ───── 206
　⑧ 体脂肪率（% fat）および肥満の判定基準 ───── 207
　⑨ 生体インピーダンス法による体脂肪率の測定 ───── 208
　⑩ 栄養と肥満 ───── 208
　⑪ 体表面積 ───── 209
実習3　生体観察実習 ───── 211
　① 口腔の観察 ───── 211
　② 舌の観察 ───── 211
　③ 乳歯の観察 ───── 212
　④ 永久歯の観察 ───── 212
　⑤ 歯肉の観察 ───── 212
　⑥ 咽頭の観察 ───── 212
　⑦ 腹部をみてわかること ───── 212

⑧ 腹部の聴診 ……………………… 213	⑩ 呼吸機能 ……………………… 226
⑨ 腹部の打診 ……………………… 213	**実習 5　動物の解剖実習** ─── 230
⑩ 腹部に触れてわかること ……… 213	① 動物の麻酔法 ………………… 231
⑪ 胃の触診・胃の運動性 ………… 214	② 骨格系の観察 ………………… 232
⑫ 腸の触診・腸の運動 …………… 215	③ 内臓器官の観察解剖術式
⑬ 肝臓の触診 ……………………… 215	（ラットの場合）……………… 232
⑭ 爪と健康・栄養 ………………… 215	④ 心臓の自動性の観察 ………… 242
実習 4　生理実習 ─────── 217	**実習 6　組織実習** ─────── 245
① 皮膚感覚 ………………………… 217	① 血球標本の観察 ……………… 246
② 視覚 ……………………………… 218	② 口唇の組織 …………………… 248
③ 味覚・味盲 ……………………… 219	③ 舌の組織 ……………………… 248
④ 嗅覚検査 ………………………… 222	④ 顎下腺の組織 ………………… 249
⑤ 重量感覚 ………………………… 222	⑤ 食道の組織 …………………… 249
⑥ 脈拍の触診 ……………………… 223	⑥ 胃の組織 ……………………… 249
⑦ 血圧 ……………………………… 224	⑦ 小腸の組織 …………………… 251
⑧ 運動時の循環機能 ……………… 225	⑧ 大腸の組織 …………………… 251
⑨ 小脳の機能検査 ………………… 225	⑨ 膵臓の組織 …………………… 252

索　引 ──────────────────────────── 255

1章 総論

A. 解剖学と生理学

　生物としての人間，すなわち"ヒト"の生命活動を知るということは，ヒトの健康に携わる者にとっては必修のことである．その中で，形から探る**解剖学**（形態学）とはたらきを探る**生理学**（機能学）は，最も基本的かつ古典的なものである．この形態と機能を切り離して考えることはできない．はたらきに対応した形というものがあるからと考えればわかりやすいだろうか．ヒトの身体や構造を自動車に例えることはかなり極端だが，自動車はエンジン，ブレーキ，タイヤといった駆動系に加え，シート，ライト，ドアなど異なった形とはたらきを持つ部品を組み合わせてつくり上げられている．また，それらの部品の故障が，ヒトにおける病気や外傷にあたると考えることもできるだろう．

　ヒトの身体をバラバラにして似たものを集めると，骨と筋（あわせて運動器系），心臓と血管，リンパ管からなる循環器系，肺と気道からなる呼吸器系，口腔から肛門につながる消化管と唾液腺，肝臓，膵臓といった消化器系など，はたらきにより分類することができる（これらの系を器官系と呼び，多くは複数の器官から構成されている）．さらに細かく，顕微鏡や電子顕微鏡を用いて組織，細胞，細胞内レベルでの観察もなされている．そして一つひとつの構造に名称がつけられている．これらの名称は地図上の地名や番地のように他者にその場所を示す場合などに必要になる．とくに解剖学では，骨や筋，神経，臓器の名称，さらにそれらの部分の名称をも，時に学び覚えなくてはならない．（けっして，これらの名称を覚えることのみが解剖学の学習目標ではない）．

　一方の生理学は理論的な学問であり，神経のはたらきを電気信号としてとらえたり，化学分析機器や電子機器を用いて免疫機構や記憶のメカニズムなどの生命現象を解明している．

　これら構造としくみについて，この教科書では，人体を機能的に臓器別に分類した項目に従って説明する．具体的には，骨格系，神経系，循環器系，呼吸器系などの一つの役割を持った系に分けて述べる．

Check List
- □ 解剖学
- □ 生理学

B. 人類と人種

"**人類**"という用語は、ヒトという生物をほかの生物と区別していうときの用語である。生物学的には *Homo sapiens* という学名がついており、この学名には、"知恵のある人"という意味がある。もう少し詳しく動物分類学的にいうと、**脊椎動物**（背骨を持った動物）門 哺乳綱 霊長目 ヒト科と表現され、**哺乳類**（綱）というグループの動物であり、唯一直立二足歩行をするという特徴がある。

直立二足歩行がヒトの脳を発達させ、上肢を自由に使うことを可能にしたのだが、それゆえに身体に弱点をつくりもした（簡単に述べると、重い頭を支える頸部と上半身を支える腰部があまりにも弱く、ヘルニアなどを生じる。また、痔などの病気も生じやすい）。

ヒトはこの地球上に広く住んでいるが、それぞれの地域の気候や風土に適応しながら、遺伝的に隔離されたいくつかの人種が生じた（見た目にはまったく違うのだが、みんな *Homo sapiens* であることは間違いないのである）。時が経ち、いつのまにか、形態においても機能においても、またある病気にかかるかどうかでも、人種間にかなりの差ができてきた。形態では、皮膚・眼の虹彩・毛などの色、身長、頭の骨、鼻や唇にいたるまで、はっきりと特徴がみられる。生理機能でも、汗腺の分泌量、血液型、味覚の分布、食物の好みなどが日本人と西洋人とでは違うことがある。

Check List

- ☐ 人類
    - ☐ 脊椎動物　哺乳類

C. 細　　胞

細胞は、動物と植物を通じて、構造上・機能上の独立した単位である。細胞には、核のあるものとないものがある。たった1個の細胞からなる動植物（単細胞生物）がある反面、ヒトのように多数の細胞からなる生物もある。

1 細胞の一般構造

ヒトを構成する細胞は60兆個といわれるが、その中には大きいもの・小さいものがあり、一定ではない。赤血球の直径は7.5 μm（μm：マイクロメートル、1,000分の1 mm）ほどである。一般の細胞はだいたい直径10〜30 μmで、中には卵細胞のように直径0.2 mmのものあり、神経細胞では長さ1 m以上にも及ぶ長い突起を

表 1-1 細胞の構成

細胞	細胞質	細胞膜（形質膜） リボゾーム 小胞体 ゴルジ装置 ミトコンドリア ライソゾーム（水解小体） 中心小体 その他
	核	核膜 染色質 核小体 核液

持つものもある．

　細胞の形もさまざまで，いつも定まった形を呈するものと，周囲の状況により形を変えるものとがある．脂肪細胞や卵細胞は球形で，腸の上皮細胞は円柱形，食道の上皮細胞は扁平形である．白血球のように，刺激に応じて偽足を出したり引っ込めたりして，固定されるまで一定の形を示さないものもある．これらの形態はそれぞれの機能を果たすために形づくられていると考えるとよい．

　細胞は通常，核とそのまわりを包む細胞質とからなるが，ヒトの赤血球のように成熟の過程で核のなくなるものや，皮膚の表皮細胞のように角化するとき核が消失するものがある．細胞を構成する物質を**原形質**という．いいかえると，原形質は**核**と**細胞質**からなる．しかし，植物の細胞膜はセルロースの殻であり原形質に属さず，動物の細胞膜は形質膜とも称し原形質の一部である．細胞質の中にあって一定の機能を有するものを細胞小器官（細胞内小器官）と呼び，ゴルジ装置，ミトコンドリア，中心小体などがみられる（表1-1）．

2 細胞膜（形質膜）

　組織をオスミウム酸などで固定し電子顕微鏡でみると，細胞膜ばかりでなく細胞内にも模様構造がみられ，これは単位膜という3層構造からなる．細胞膜の厚さは約75Å（Å：オングストローム，1,000万分の1mm）で，細胞の外面を機械的に包むだけでなく，膜を境に物質の移動や膜電位の発生にも関係する．

　小腸の上皮では，細胞が内腔に面した自由表面に小皮縁または刷子縁がみられる．これらの構造は細胞膜の働く面積を広げるための構造で，腸内腔中を流れてきた物質の吸収にあずかっている．電子顕微鏡でみると，微絨毛という太さ0.1～0.5μmの小突起が密集している（図1-1）．細胞膜が内部に陥入することにより生ずる小胞は飲小胞と呼ばれ，細胞が外部の物質を摂取する過程とされている．

　細胞膜の微細構造，とくに分子レベルでの組成やはたらきが明らかとなってきた．

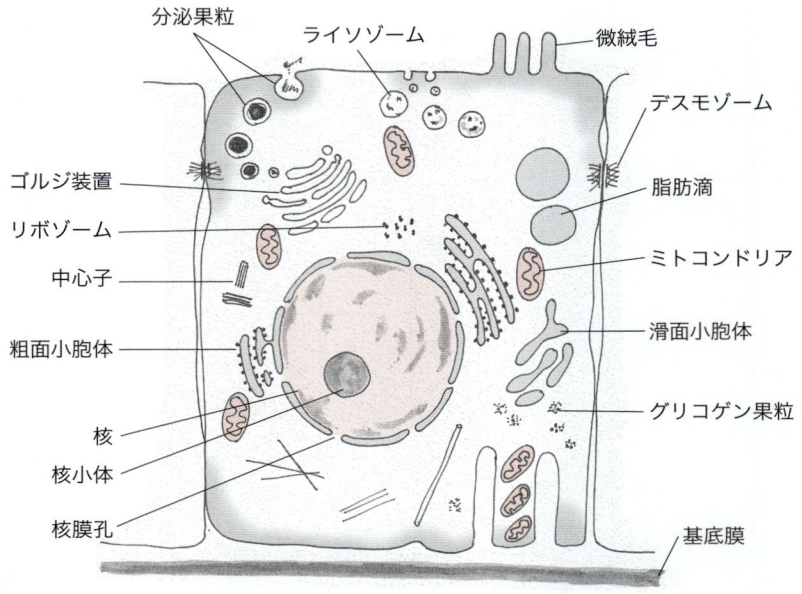

図1-1 細胞小器官

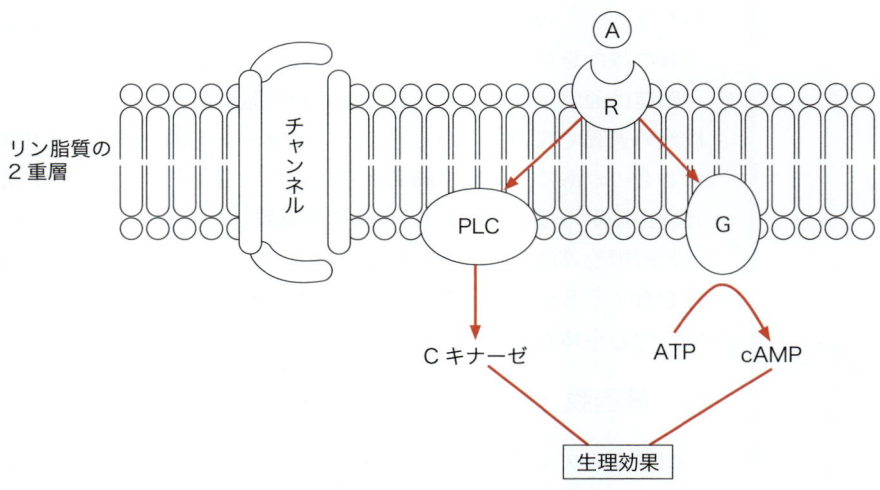

図1-2 細胞膜の微細構造
A：生理活性物質，R：レセプター，G：Gタンパク質，PLC：ホスホリパーゼC，
cAMP：サイクリックAMP，ATP：アデノシン三リン酸

図1-2にみられるように，リン脂質の2重層のところどころにはタンパク質がモザイク状に入り込んでおり，この部分がNa^+，Ca^{2+}などのイオンの透過を調節するイオンチャンネルや，ホルモンなどの生理活性物質の作用を受けるレセプター（受容体）の役目を持っている．図1-2は，レセプターで受け取られた情報がどのように細胞のはたらきに変えられていくかを示したものである．アセチルコリンやヒ

スタミンなどの化学伝達物質，またアドレナリンや成長ホルモンなどのホルモンが膜のレセプターと結合すると，Gタンパク質を介してcAMP（サイクリック・エーエムピー）のはたらきにより生理効果を示したり，イノシトールリン酸を介してCキナーゼのはたらきにより生理効果を示す．ホルモンなどの生理活性物質が，血液中を流れていても特定の細胞だけに働いて機能を高めていくことができるのは，このような機構のためである．

　また電解質イオンの膜の透過は，Na^+，K^+，Ca^{2+}などのそれぞれのイオンを通す通路（チャンネル）が膜にあり，このチャンネルが開閉することによりイオンを通したり通さなかったりすることで制御される．また特定のイオンについては膜の内外で交換する機構もあり，細胞外のNa^+濃度が高く，細胞内のK^+濃度が高い状態（表11-1参照）をつくり出すのはNa-Kポンプのはたらきとされている．Na-Kポンプは細胞外にNa^+を送り出し，K^+を細胞内に取り込むはたらきをしている．このほかNa-Caポンプ，K-Hポンプも考えられている．

3 細胞質の内部

　細胞質には，細胞小器官（細胞内小器官）と，その間に無形の基質がある．

小胞体とリボゾーム　小胞体は，その表面にリボゾームという粒子が付着しているものを粗面小胞体（rER），付着していないものを滑面小胞体（sER）といって区別されている．リボゾームはタンパク質合成装置で，RNA（後述）を多く含むという．リボゾームは消化器系の腺細胞にとくに多くみられる．粗面小胞体はタンパク質の合成にかかわり，滑面小胞体は脂質の合成に関係している．

ゴルジ装置　扁平なふくろのような膜が何枚も重なり，その間に多くの小胞，空胞がみられる構造である．ゴルジ装置にはタンパク質の糖の修飾に関係する酵素が含まれ，腺細胞で分泌果粒を生成する．

ミトコンドリア　ミトコンドリアは，細胞質中に多数認められ，形はだいたい粒状，棒状である．表面は2重の膜，すなわち単位膜で包まれ，内部に向かって内板（クリステ）という突起を出している．アデノシン三リン酸（ATP）という細胞のエネルギー源を合成供給する構造である．

中心子（中心小体）　1個の細胞中に通常1対あり，互いにその長軸を直角に向けている．円筒状の構造が3本ずつ1組になり，それが9組集まってできている．中心子は細胞分裂のとき働く構造物である．

ライソゾーム　リソゾームともいい，水解小体という日本名がある．ゴルジ装置でつくられ，1層の膜に包まれた球状をなす小体で，加水分解酵素を多く含有し，生体に不要な物

質を分解処理するはたらきがある．電子顕微鏡でみると，ライソゾームの内容はさまざまである．

その他 細胞質の中には，上記のほかに微細管があり，封入体には，グリコゲン果粒，脂肪滴，タンパク質，分泌果粒，色素果粒，結晶体，異物などがある．

4 核の構造

1個の細胞に存在する核の数は通常1個であるが，肝細胞では2個のことがあり，骨格筋細胞では多数の核がみられる．

核は2重の核膜で包まれていて，核膜のところどころには核膜孔という孔がみられる．核の主な成分は染色質であり，色素によく染まるのでこのようにいう．この染色質に，遺伝情報を持つDNA（デオキシリボ核酸）が含まれる．核の内部には核小体があり，これはRNA（リボ核酸）を含有する．

5 遺伝情報の伝達

細胞の性質や機能は細胞内を構成しているタンパク質によって決められるが，この細胞固有のタンパク質がつくられることは，その細胞の核のDNAに依存している．DNAはヌクレオチドの2本の鎖状連結からなり，ヌクレオチドの塩基部分はアデニン（A），グアニン（G），シトシン（C），チミン（T）のいずれかで，このAGCTの配列組み合わせによりつくり出されるタンパク質の情報が記号化，コード化されて組み込まれている．このDNAによってRNAがつくられる．このRNA（mRNA，tRNA）は，どのアミノ酸をどのような順序で結合させていくか，いいかえればどんなタンパク質をつくるかを決める役目を持っている．このようにしてつくられたタンパク質のはたらきによって，細胞が成長したり，臓器固有の細胞に分化したり，外分泌腺や内分泌腺の細胞のように特殊な成分を分泌したりする．

バイオテクノロジーとは，この遺伝情報の伝達機構を利用して遺伝疾患を治したり，特殊成分をつくらせて治療薬として利用する手法である．この新しい治療薬（タンパク質）をつくり出す方法では，まず染色体からこのタンパク質に相当するDNAを酵素のはたらきで切断して取り出す．これを細胞増殖が盛んな大腸菌などの染色体に移転させると，大腸菌が治療薬成分をつくり出すようになる．このような大腸菌を多数分裂増殖させれば，治療薬成分を多量につくり出すことができる．現在このようにしてつくられている薬剤としては，貧血に効果のあるエリスロポエチン，血栓を溶解するt-PA（ティーピーエー），糖尿病に効くインスリンなどのホルモンなどがあり，これらはリコンビナント製品と呼ばれている．

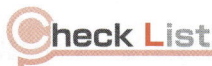

□細胞

□原形質
　　□核：核膜　核膜孔　DNA（デオキシリボ核酸）　RNA（リボ核酸）
　　□細胞質：細胞小器官（細胞内小器官）　ゴルジ装置
　　　　　　　　　　　　　　　　　　　　　ミトコンドリア
　　　　　　　　　　　　　　　　　　　　　中心子（中心小体）
　　　　　　　　　　　　　　　　　　　　　ライソゾーム
　　　　　　　　　　　　　　　　　　　　　cAMP　チャンネル
□遺伝情報の伝達
　　□DNA　ヌクレオチド
　　　　□アデニン（A）　グアニン（G）　シトシン（C）　チミン（T）

D. 組　　織

　同じような形をした細胞が，一定の規律に従って配列したものが組織で，上皮組織，支持組織，筋組織，および神経組織などに分けられる．

1 上皮組織

　皮膚などの体の表面の上皮や，口腔・食道など中空臓器の表面をおおっている．この上皮をつくっている上皮細胞は密接していて，細胞相互の間に間質はほとんどない．細胞の形，並び方，はたらきによって，上皮組織を次のように分類する（図

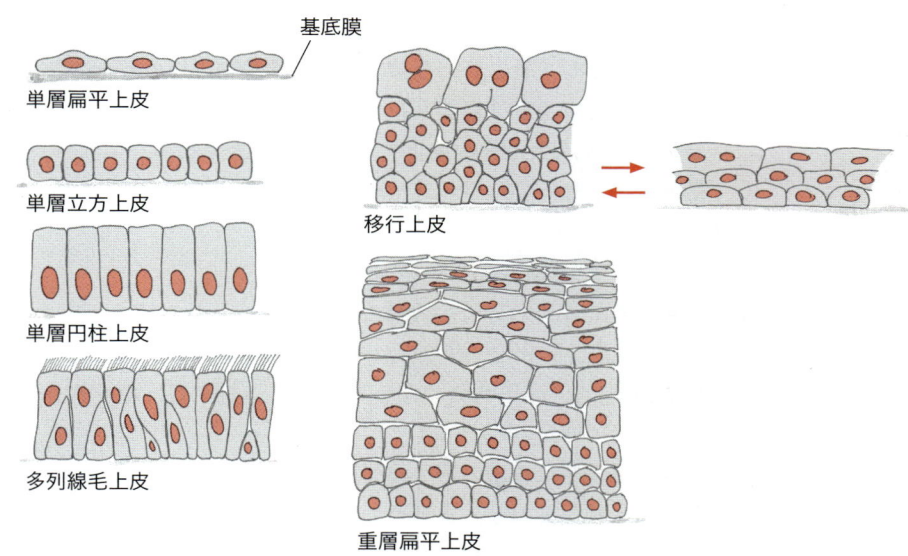

図1-3　上皮組織

1-3).

単層上皮　単層上皮は，血管の内皮のような単層扁平上皮，卵管の上皮の単層立方上皮，腸管内腔をおおい物質の吸収にかかわる単層円柱上皮など，細胞の丈によって分類される．

重層上皮　重層上皮はほとんどが重層扁平上皮で，これは底部に近い細胞が短円柱ないしは立方体をとり，表面にいたると扁平形をなす細胞が積み重なった石垣状の構造が皮膚表皮や口腔粘膜で観察される．このほか，多列上皮では，すべての細胞の一部が基底面に接しており，上皮の自由表面には達している細胞と達していない細胞がある．その自由表面に線毛の生えているものは気道の上皮にみられる．

移行上皮　移行上皮は腎盂，尿管，膀胱などにみられる．尿の貯留でこれらの臓器の内腔が押し広げられると，重層上皮の層の数が減少したり，上皮細胞の形が扁平になったりする．

2 支持組織

　支持組織は，細胞と細胞との間にあって，これらの細胞の配列，位置が移動しないように保っている組織であり，結合組織，軟骨組織，骨組織などに分類される．血液とリンパが支持組織に加えられることがあるが，これは血球という細胞の間に血漿という細胞間質が存在することによる．一方，リンパが凝固すると線維素が出現するために支持組織と考える．

結合組織　人体に広く分布する．組織の間を埋めたり，内臓の外表面をおおう被膜となったり，靱帯として骨と骨とを結ぶひも状構造や，筋の続きの腱をつくったりする．顕微鏡でみると線維性構造として膠原線維や弾性線維などがあり，これらの網目状構造の間には，その線維成分を産生する線維芽細胞，大食細胞（マクロファージ），肥満細胞，形質細胞，リンパ球，果粒白血球がある．脂肪組織も結合組織に含まれる．

軟骨組織　鼻や耳介が折れにくいのは，骨ではなく軟骨でできているためである．軟骨は，関節，喉頭，肋骨の一部などにもみられ，骨よりもやわらかく，外力に耐えられる．顕微鏡的に，硝子軟骨（ガラス軟骨），弾性軟骨，線維軟骨に分けられる．

骨組織　骨組織は膠原線維の密な規則正しい配列構造の間にカルシウム塩やリン酸が沈着して石灰化しており，きわめてかたい骨層板をつくっている．骨細胞はこの層板の間にはまり込んで骨組織を維持している．骨層板には，血管の通るハバース管を中心に，同心円状の構造がみられる（図1-4）．

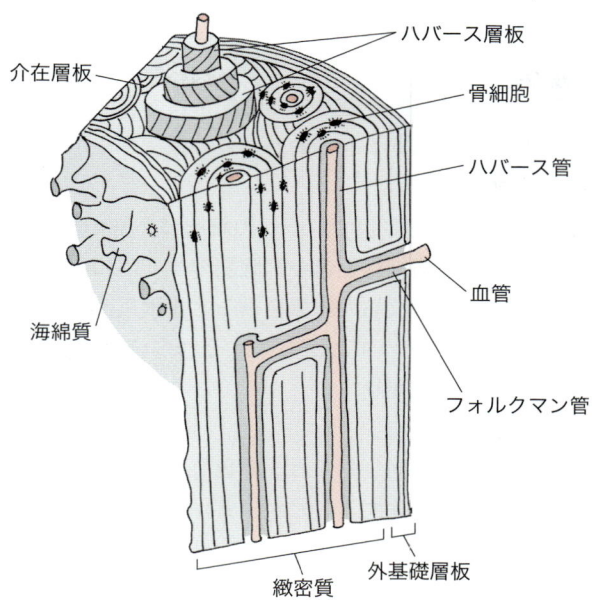

図 1-4　骨組織

3 筋組織

　筋には，骨格筋，平滑筋，心筋の 3 種がある．このうち骨格筋は，一つの骨からほかの骨へと関節を介して付着しており，収縮することにより体の動きをつくり出している．機能的には，自分の意思で自由に作動させることができるので随意筋ともいわれている．これを顕微鏡で観察すると，筋線維の長軸に沿って規則的な横紋構造が認められるので，組織上から横紋筋ともいわれている．生理学的には，強い収縮力と敏速な作動能力を有しているが疲労しやすいことが欠点である．骨格筋は人体に約 400 種ほどあり，体重の 40〜50％を占めている．

　内臓や血管壁に存在する筋は，組織学的に横紋構造が認められず，平滑筋といわれる．機能的には，自分の意思で動かすことができないので不随意筋といわれ，緩慢な蠕動運動を行い疲労を感じない．

　この骨格筋と平滑筋に対し，心臓を形成している心筋は，組織学的には骨格筋と同じ横紋筋に分類され，機能的には平滑筋と同じ不随意筋に属し，速い収縮弛緩の動作を恒久的に行うが疲労しない筋である．

平滑筋組織　食道，胃，腸などの内臓や，動脈，静脈などの血管壁に存在している．私たちの意思の伝わらない自律神経の支配によるため，自分の意思で胃や動脈を動かしたり縮めたりすることはできない．したがって平滑筋は不随意的に活動する筋である．細胞は細長い紡錘形で，その形に合うように細長い核がある．細胞の中には，きわめて細い筋フィラメントが大量に詰まっている．

骨格筋組織　一つの骨とほかの骨との間に骨格筋が付いていて，骨格筋が収縮すると二つの骨は引き寄せられ，いわゆる関節運動をする．ほとんどの骨格筋は自分の意思で収縮させることができるので，脳脊髄神経の支配下にある．すなわち骨格筋は随意筋である．私たちが手や足を思うように動かせるのは，手や足の骨に付着している筋が随意筋だからである．

骨格筋の細胞は細長い円柱状で，一つの細胞に多数の核がある．これらの核は，細胞の周辺部，すなわち筋細胞を包む細胞膜のすぐ下にあり，ここが平滑筋と異なる点である．縦断された横紋筋の組織をみると規則正しい横紋がみられる．この横紋部を拡大するといくつかのすじがあり，それらにはA帯やI帯といった名称がつけられている（図3-8参照）．

骨格筋の赤筋と白筋　肉眼的に各種動物の骨格筋をみると，赤色を呈する筋と白色を呈する筋，および双方の中間的な色の筋が存在することが，昔から経験的に認識されていた．この赤い筋の色調は，ミオグロビン（筋色素）という色素タンパク質によっている．このミオグロビンは，ヘモグロビン（赤血球の赤い色素であり，鉄を中心にしたタンパク質であり，酸素分子と結合する）が運んできた酸素を受け取って貯蔵し，骨格筋の活動時に酸素の分散や拡散をなし，筋細胞の内呼吸に関与している．したがって，ミオグロビンを多く含有している筋は赤色度が強いので赤筋，逆にミオグロビンを含まない筋は白筋と便宜的に分類されている．この赤筋と白筋の機能的な相違を調べた結果，赤筋は持続的な緊張性収縮を発揮する骨格筋に多く，白筋は赤筋のような持久力には欠けるが瞬発力に富む骨格筋であるというように，双方のエネルギー代謝の相違が次第に明らかにされてきた．その後，組織化学や生化学の観点から，赤筋や白筋が細胞単位で検討され，赤色筋由来の筋細胞はタイプIあるいは赤筋線維，白色筋由来のものはタイプIIあるいは白筋線維，さらに赤筋と白筋の中間色由来のものはタイプIIIの中間筋線維と分類されるようになった（表1-2，図1-6）．また，電子顕微鏡によって，3タイプの筋線維細胞の内容が一層明確にされている．

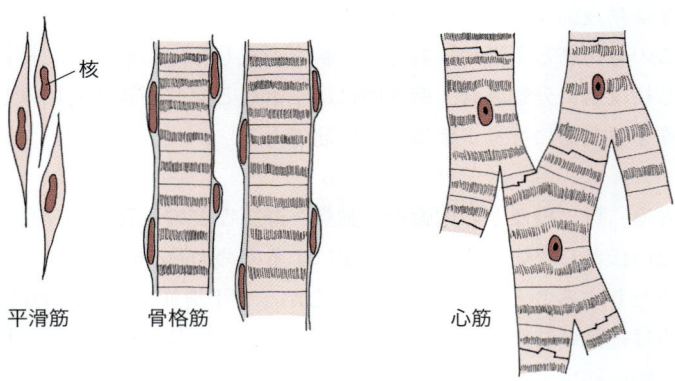

図1-5　筋組織の種類

表1-2 筋線維型の比較

筋線維の項目	筋線維のタイプ*	タイプI 赤筋線維	タイプII 白筋線維
形態	径の大きさ	小径	大径
	形	円形	多角形
	毛細血管の分布	多い	少ない
	神経線維	小径軸索	大径軸索
	神経終板	ダンゴ状	房状
	ミトコンドリアの分布	大型で多数	小型で少数
機能	収縮性	持続性	瞬発的
	疲労度	疲労しにくい	疲労しやすい
	神経の興奮伝導速度	遅い	速い
生化学	ミオグロビン	＋	－
	グリコゲン	－	＋
	脂質	＋	－
	乳酸脱水素酵素	⊕	⊖
	コハク酸脱水素酵素	⊕	⊖

＊タイプⅠとⅡの両形質と両機能性を有しているタイプⅢ（中間筋線維）がある．
＋：多い，－：少ない，⊕：活性型，⊖：不活性型

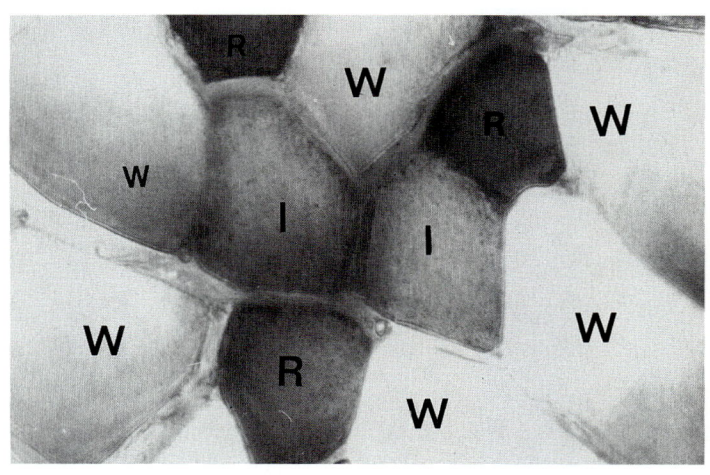

図1-6
R：赤筋線維，I：中間筋線維，W：白筋線維

ヒトの骨格筋では，とくに姿勢を維持している体幹の筋（脊柱起立筋群）に赤筋線維が多く分布しているのに対し，上肢や下肢の敏速な動きに関与する四肢の骨格筋では白筋線維が多く局在している．また，ヒト以外の動物における生態行動やロコモーション（体移動運動）をみると，赤筋，白筋によく対応している．たとえば世

界の海を回遊しているクジラやイルカの体側筋をみると，ミオグロビンを多く含有する赤筋型である．鳥類では，何万 km にもわたって移動する渡り鳥の飛行筋（胸筋）は赤筋型であるが，渡りをしない地域性の留鳥の飛行筋は白筋型である．魚類ではこの赤筋・白筋を肉眼的に認めることができる．つまり，遠洋を長距離にわたって常に回遊しているカツオやマグロの体側筋は赤筋（赤身）だが，沿岸や磯にいるタイやヒラメ，また河川や湖沼に生息している淡水産のフナやアユなど狭い範囲を行動している魚類では白筋（白身）である．こうしてみると，ヒトの陸上競技におけるマラソン選手には赤筋型のヒトが適応し，100 m を得意とする短距離選手には白筋型のヒトが適応していると考えられる．

心筋組織　心臓の壁の大部分は心筋組織でできている．心筋線維は骨格筋と同じように横紋構造を有するが，筋細胞の核は各細胞に 1 個ずつで，しかも細胞の中央部に位置している．この核の数，位置の点では平滑筋に似ている．細胞は分岐し，互いに網状をなし，どこかで隣の細胞と連絡し合っている．この連絡部では細胞膜が近接し合い，二つの細胞間にはギャップ結合が発達していて，一つの細胞からほかの細胞に興奮の伝達が行われる．

4 神経組織

神経組織は，神経細胞と支持細胞としての神経膠細胞から構成される．刺激を受け取る感覚器と反応を引き起こす効果器，すなわち筋や腺の間に存在し，それらを連結するのが神経系である．

神経細胞　神経細胞は一度できあがると分裂増殖することがないので，老齢になると細胞の数は減少するばかりである．神経細胞には 1 本の細長い神経突起（軸索）と呼ばれる突起があり，神経突起とそれを包む支持細胞を一緒にして神経線維という．この中を興奮が伝導される．このほか神経細胞には，樹状突起という多くの，刺激を受け入れる装置がある．ニューロンとは神経細胞体（核のある部分）と神経突起（軸索），および樹状突起を含めたもので，神経系の構成単位である（図 1-7）．

支持細胞　神経突起である軸索のまわりを包む細胞をシュワン細胞という．
　　　　　脳や脊髄などの中枢神経細胞の支持細胞は神経膠細胞と呼ばれる．

シナプス　一つのニューロンとほかのニューロンとの間にはシナプスという特殊な構造があり，この間で興奮の伝達が行われる．一般にシナプスは神経線維の末端（神経終末）とほかのニューロンとの間にあり，興奮の伝達は 1 方向に行われる．一つの神経細胞体の表面積の 60〜70％をシナプスが占めるという（図 11-3a 参照）．

神経線維が筋細胞に接して興奮を伝える場所を，神経筋接合部または運動終板という（図 11-3b 参照）．

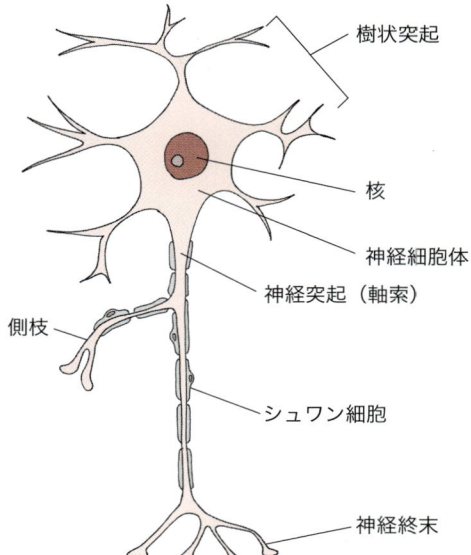

図1-7 ニューロン

Check List

□組織　上皮組織　支持組織　軟骨組織　骨組織　神経組織
　　　　筋組織　骨格筋　赤筋　白筋
　　　　　　　　平滑筋
　　　　　　　　心筋

練習問題

（1）細胞質にみられる細胞小器官（細胞内小器官）について述べよ．
（2）上皮組織を分類し，それぞれの所在部位をあげよ．
（3）軟骨組織はどこにあるか，どんな種類があるか説明せよ．
（4）骨組織の構造について説明せよ．
（5）筋組織を三つに分け，それぞれの特徴をあげよ．
（6）赤筋線維（タイプⅠ）と白筋線維（タイプⅡ）の収縮機能の差を述べよ．
（7）ニューロンについて説明せよ．
（8）シナプスの所在と役目は何か述べよ．
（9）構造と機能との関連について述べよ．
（10）生命とは何か考えよ．

2章 骨格系

ここでは，身体の骨組みをなす骨と軟骨の構造について学び，そのあとで全身の骨格をつくっている骨を部位ごとに学ぶ．さらに，これらの構造が年齢や性別によって異なっていることを学ぶ．

A. 骨の形状と構造

1 骨の形状と種類

全身にはおよそ200個の骨がある．その形や大きさはさまざまであるが，ふつう骨ときいてイメージするのは長いパイプ状の長管骨だろう．長管骨のほかには，サイコロのような短骨，板状の扁平骨，さらに独特の形状をした不規則骨がある．
長管骨（長骨） は主に上・下肢にみられ，管状をなす中央部を**骨幹**，両端の肥大した部を**骨端**という．骨幹は比較的かたく緻密質といい，内部に骨髄を容れている．骨端の内部はスポンジ状の海綿質からなり，ここにも骨髄が入っている．

2 硬骨と軟骨

一般に骨と呼ばれるものは**硬骨**で，軟骨とともに骨格系をつくる組織である．骨組織は，膠原線維でできた枠組みにカルシウム塩が多量に沈着した**細胞間質**と，細胞突起でつながった**骨細胞**からなっている．完成された骨組織では，みずからがつくったかたい壁に囲まれて骨組織は生き続ける．骨組織はかたく強靱で骨格系の主体をなしているが，曲げの力に対してたわむ力が小さく，しばしば骨折が起こる．これに対して**軟骨**は，弾性はあるけれども，張力よりもむしろ圧力に対してすぐれた抵抗力を持っている．**軟骨**は**軟骨細胞**と細胞間基質の**軟骨基質**からなり，さらに軟骨基質は膠原線維や弾性線維でできた線維間質からなり，ここに**コンドロイチン硫酸**や**プロテオグリカン**が含まれている．また，軟骨は軟骨基質に含まれる成分によって，硝子（ガラス）軟骨，弾性軟骨，線維軟骨に分類される．硝子軟骨は膠原線維が主で，骨端軟骨，関節軟骨，肋軟骨，気管軟骨などにみられる．弾性軟骨は弾性線維を多く含み，耳介軟骨や喉頭蓋がその例としてあげられる．線維軟骨はI型コラーゲンを含み，椎間板や恥骨結合にみられる．軟骨には血管や神経は入っていない．

3 骨化と成長

骨幹と骨端との境には**骨端板（骨端線）**という軟骨板があり，ここで骨の長さの

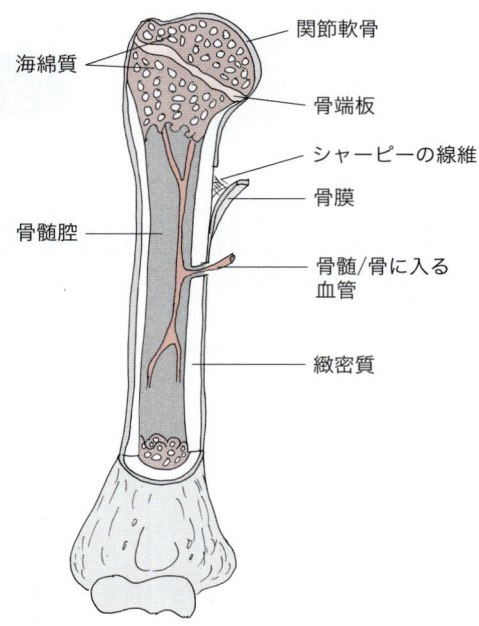

図 2-1　長（管）骨の構造

成長が起こる．成人になると，エックス線写真でみても骨端板は写らなくなる．これは骨の長さの成長が止まったことを意味する．

　骨は関節面以外では**骨膜**で包まれており，その内側の細胞には再生能力がある．骨折の際には，この骨膜下の骨の再生が起こることにより治癒する．ここはまた，骨の太さの成長の場でもある．

　骨の中には**骨髄**が入れられており，ここで**血液細胞**がつくられる．若いほど盛んに**造血**がなされ，造血されなくなると造血組織は脂肪組織に置きかわるため，小児では**赤色骨髄**が多いのに対し，成人では次第に**黄色骨髄**になる．全身の骨格で最後まで造血が行われているのは脊椎骨，胸骨，腸骨などである．とくに胸骨や腸骨は，造血能に問題があると考えられた際に，骨髄穿刺により骨髄組織の採取を行う部位である．反対に，上肢や下肢の長管骨では割と早い時期に造血が止まり，黄色骨髄に変化している．

　骨の成長には，下垂体前葉から分泌される**成長ホルモン**，**上皮小体ホルモン**，**甲状腺ホルモン**のほかに，栄養素として**ビタミンD**も関係する．発育ざかりの時期に成長ホルモンや甲状腺ホルモンの不足があると，身長が伸びない（小人症）．

4　組　成

　ビタミンDが不足すると，小腸における食物中のカルシウムの吸収が妨げられ，幼児ではくる病，成人では骨軟化症になる．**ビタミンC**は骨の膠原線維の形成に必要で，欠乏すると骨質の強度が弱くなる．

かたい骨質の主な化学的成分は**リン酸カルシウム**であり，そのほか**炭酸カルシウム**，**リン酸マグネシウム**も含まれる．

生体に含まれるカルシウムの99％は骨にあり，残りが血液と組織内に含まれている．カルシウムは生命活動に欠くことのできない物質であり，そのため，骨がかたさを持ち骨格を形成するとともに，カルシウムの貯蔵庫としての機能を持っていることを忘れてはならない．

Check List

- □ 骨の形状と構造
- □ 骨の形状と種類
    - □ 長管骨（長骨）：上・下肢　骨幹　骨端
    - □ 硬骨　細胞間質　骨細胞
    - □ 軟骨　軟骨細胞　軟骨基質　コンドロイチン硫酸　プロテオグリカン
- □ 骨化と成長
    - □ 骨端板（骨端線）　骨膜
    - □ 造血：骨髄　血液細胞　赤色骨髄　黄色骨髄
    - □ 成長ホルモン　上皮小体ホルモン　甲状腺ホルモン　ビタミンD　ビタミンC
- □ 組成
    - □ リン酸カルシウム　炭酸カルシウム　リン酸マグネシウム

B. 主要骨格とその連結

成人に達したヒトの骨格は，約200個の骨が連結されてできている．3個2対，計6個の耳小骨を除いた骨の数は，次のようである（表2-1）．

表2-1　全身の骨

体幹の骨	頭蓋	23
	脊椎	26
	胸郭	25（肋骨24，胸骨1）
体肢の骨	上肢	64（32×2）
	下肢	62（31×2）
合計		200

18　2章　骨格系

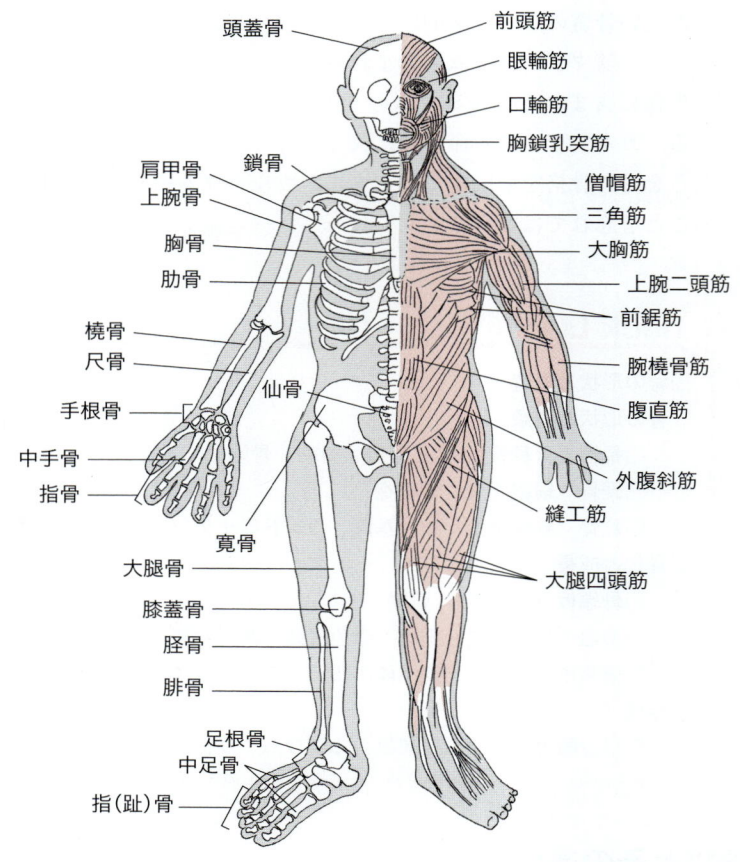

図 2-2　全身の骨格と筋

1 主要骨格

頭蓋　頭蓋骨は，15種23個の複雑な形をした骨からできている．下顎骨と舌骨を除く骨は，縫合という方法で固く結合して，ひと塊になっている．頭蓋骨は脳を入れる脳頭蓋と顔面の顔面頭蓋とに分けられ，次の骨からなる．

表 2-2　頭蓋の骨

前頭骨	1
頭頂骨	2
後頭骨	1
側頭骨	2
蝶形骨	1
篩骨	1
合計	6種8個

B. 主要骨格とその連結　19

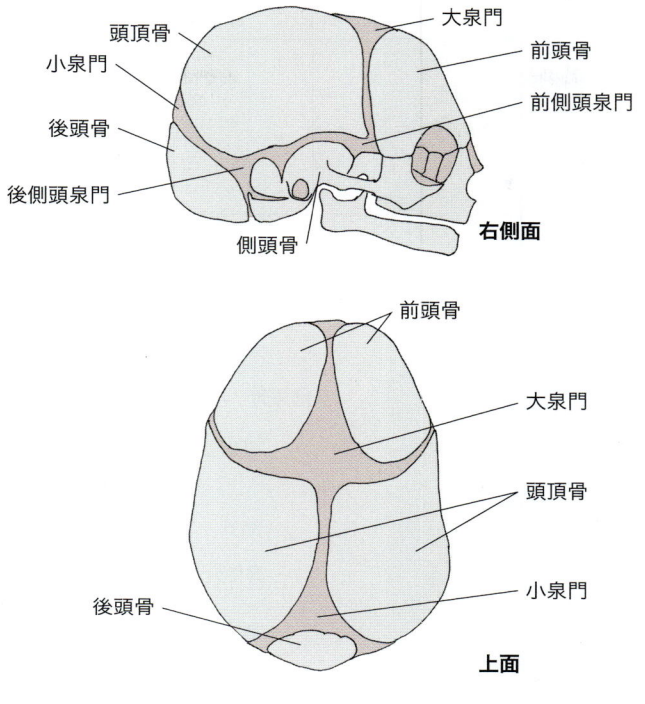

図2-3　新生児の頭蓋

　以上のうち，蝶形骨と篩骨は深いところにあるので，外から指で触れることはできない．
　前頭骨と頭頂骨との間に冠状縫合，左右の頭頂骨の間に矢状縫合，頭頂骨と後頭骨の間に人字（λラムダ）縫合がみられる．
　出生時には頭蓋骨の縫合がまだ完全ではなく，膜でつながっている．前頭骨と頭頂骨の間に大泉門，また頭頂骨と後頭骨の間には小泉門がある（図2-3）．これらの泉門は脳の発育による頭蓋内容積の増大に対応できるようにしている．大泉門は生後約18ヵ月，小泉門は生後約3ヵ月で骨化閉鎖する．
　頭蓋腔の底にあたる頭蓋底には，血管や神経の通る多くの孔が開いている．そのうち最も大きいのは脊髄の通る大後頭孔（大孔）である．側頭骨の錐体には平衡聴覚器があり，蝶形骨のトルコ鞍には下垂体が入る．
　眼窩，鼻腔，口腔などのある顔面は，次のような骨からなる（図2-4，2-5）．

表2-3 顔面の骨

鼻骨	2	口蓋骨	2
涙骨	2	鋤骨	1
下鼻甲介	2	下顎骨	1
上顎骨	2	舌骨	1
頬骨	2		
		合計	9種15個

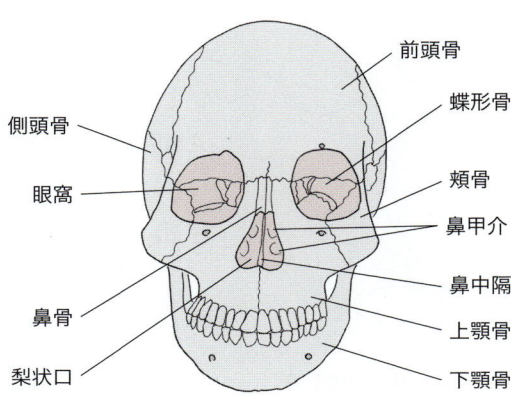

図2-4 頭蓋骨（前面）

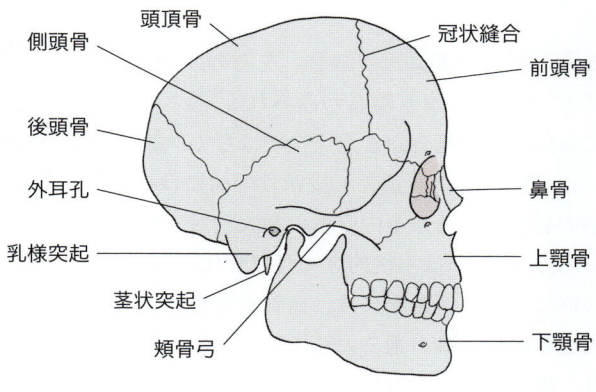

図2-5 頭蓋骨（外側面）

　前頭骨，上顎骨，蝶形骨，篩骨の中は空洞になっていて，それぞれに開口部があり，鼻腔と交通している．これらを総称し，鼻腔に対して副鼻腔という．もしこの空洞がなければ，頭部はきわめて重たいものになり，頸部で支えることができない

だろう．また発声時には，この空洞があることで音の共鳴が起こっている．副鼻腔の粘膜は鼻腔の粘膜と連続しており，風邪をひいたりして鼻腔の炎症が副鼻腔に及ぶことがある．すると，粘膜の分泌物，いわゆる鼻汁が産生される．この場合は鼻腔のものと違って排泄が難しく，蓄積することが多い．これにより頭重感などの症状が出る．これが副鼻腔炎で，慢性化すると慢性副鼻腔炎，一般に蓄膿症と呼ばれる状態になる．

脊柱 脊柱は腰から上の上半身の支柱であり，頚椎 7，胸椎 12，腰椎 5，仙骨 1，尾骨 3〜5 から構成される．幼児では仙骨は 5 個の仙椎からなるが，成長とともにこれら五つの骨は融合する．また，尾骨は数個の尾椎からなることがある．これらの椎骨が，突起などのかみ合わせにより上下に重なり連結している．各椎体の間には椎間板（椎間円板）（線維軟骨でできたクッション）がある．時に，荷重がかかって椎間板ヘルニアを起こし，脊髄神経を圧迫することがある．椎骨には椎孔があり，上下に連なると脊柱管というパイプになる．この中に脊髄が納まり保護される．

第 7 頚椎の棘突起はとくに長いので，うなじに手指をあててみると触れることができる．

脊柱を側面からみると生理的弯曲（頚椎と腰椎は前方に凸，胸椎は後方に凸）があり，これは直立したり，運動したりするために必要である（図 2-6）．

胸郭 胸郭は胸部にある肺や心臓などの内臓を取り囲み保護するための骨格であり，胸

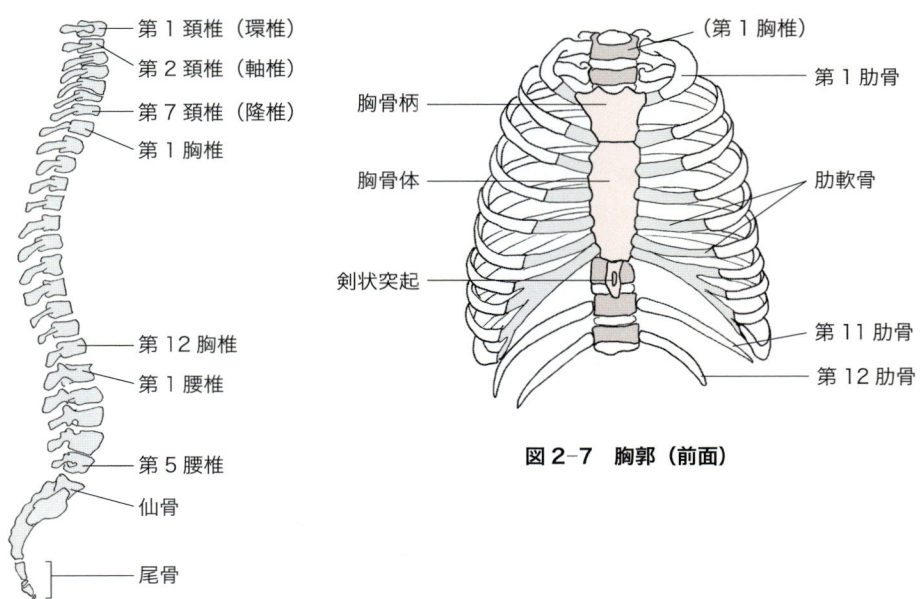

図 2-6　脊柱の全景（右側面）

図 2-7　胸郭（前面）

表 2-4 上肢の骨

上肢帯	鎖骨	1×2
	肩甲骨	1×2
自由上肢骨	上腕骨	1×2
	橈骨	1×2
	尺骨	1×2
	手根骨	8×2
	中手骨	5×2
	指骨	14×2
左右合計		8種64個

椎 12，肋骨 24，胸骨 1 の合計 37 個の骨からできている（図 2-7）．胸骨は前胸部の正中部にある平板状の骨で，上部より胸骨柄，胸骨体，剣状突起の 3 部からなり，左右の肋骨を連結する．胸骨柄と胸骨体の結合部は前方に突出しており，体表から触れることができる．ここは胸骨角と呼ばれ，第 2 肋骨が付く場所である．肋骨は細長い弯曲した骨で，胸骨に付く先端部は軟骨でできている．胸郭の前下の縁は第 7 から第 10 までの肋軟骨の弓なりの部分からなり，これを肋骨弓という．

上肢の骨　　上肢の骨は，体幹に連結する上肢帯の骨と，肩関節より指先の方にある自由上肢骨に分けられる．

　　肩甲骨は背中にあり，だいたい扁平で三角形をなしている（図 2-8）．肩関節は肩甲骨と上腕骨でできており，この関節はかなり自由に動かすことができる．腕を

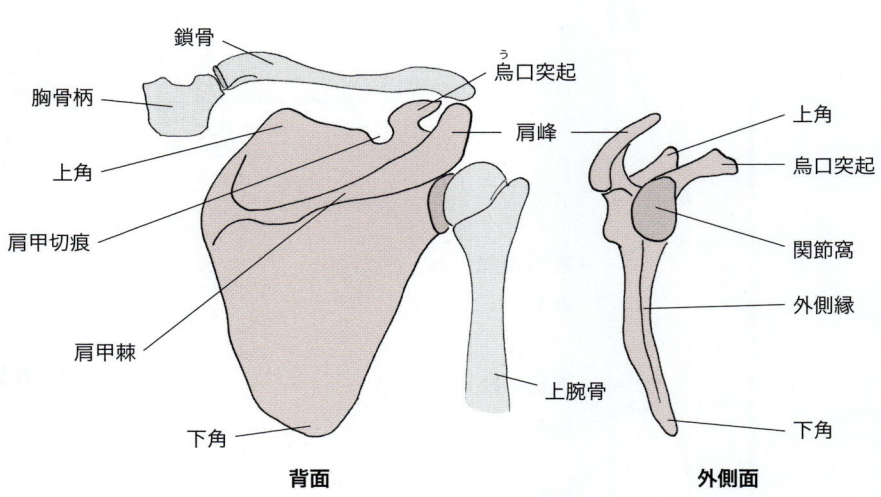

図 2-8　右肩甲骨

真上に挙上できるのは，肩甲骨が大きく回転するからである．肘の関節は上腕骨下端と橈骨，尺骨の上端からなり，前腕を回転するときに働く（図2-10）．

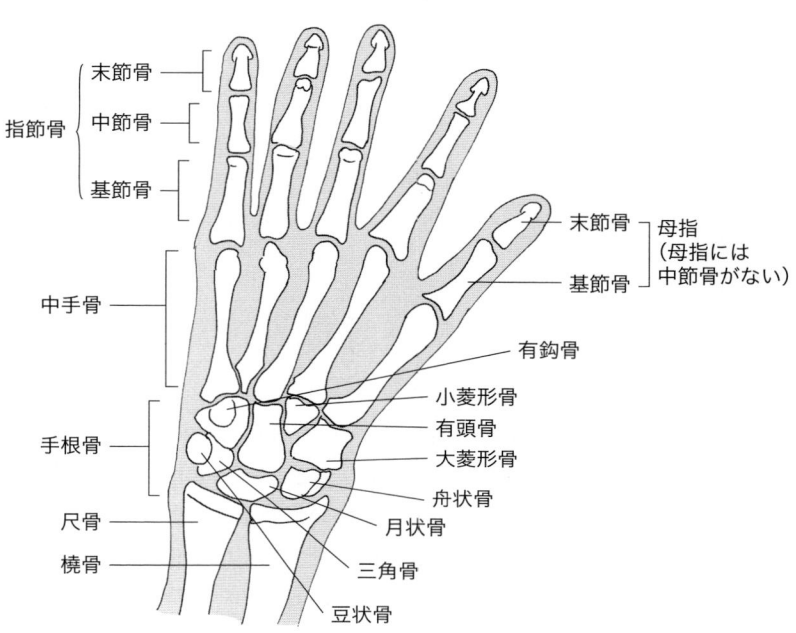

図2-9　手の骨（右側・掌面）

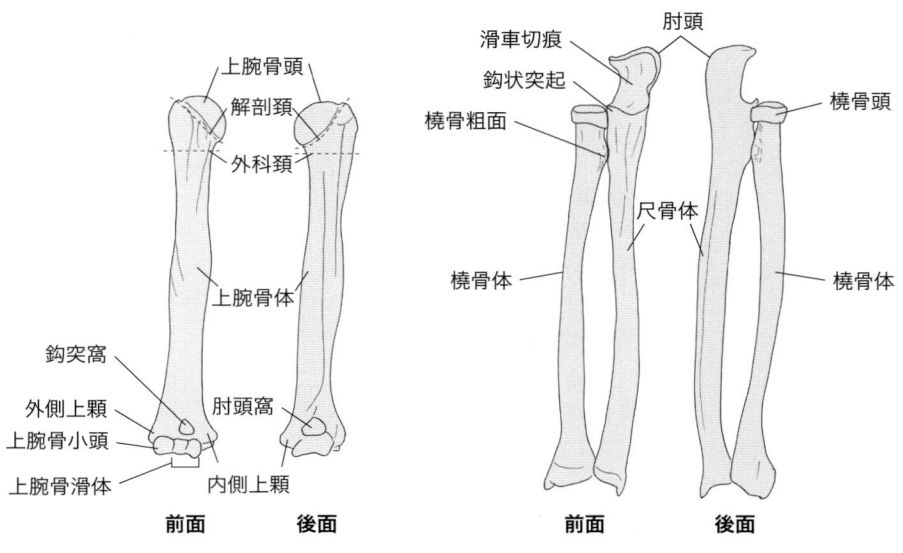

図2-10a　上腕骨（右側）　　図2-10b　前腕の骨（右側）

下肢の骨　下肢の骨は，体幹に連結する下肢帯と，股関節より足指にいたる自由下肢骨とに分けられる（図2-11, 2-12）.

表2-5　下肢の骨

下肢帯	寛骨	1×2
自由下肢骨	大腿骨	1×2
	膝蓋骨	1×2
	脛骨	1×2
	腓骨	1×2
	足根骨	7×2
	中足骨	5×2
	指骨	14×2
左右合計		8種62個

寛骨は骨盤を構成する骨で，外側には大腿骨頭と関節を構成する寛骨臼がある．膝関節は大腿骨の下端と脛骨の上端とがつくる関節で，前面に膝蓋骨という円板状の骨がある．膝蓋骨は大腿四頭筋の腱の中にできた骨であり，この腱が擦り切れないように働いている．足根骨は上肢でいえば手根骨に相当するが，手根骨より数が1個少ない．かかとの骨を踵骨といい，ここにつく腱が踵骨腱（アキレス腱）である．

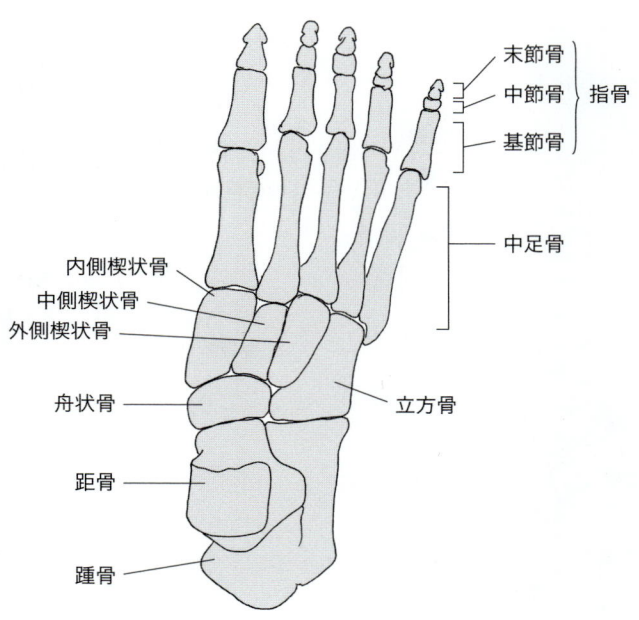

図2-11a　足の骨（右側・背面）

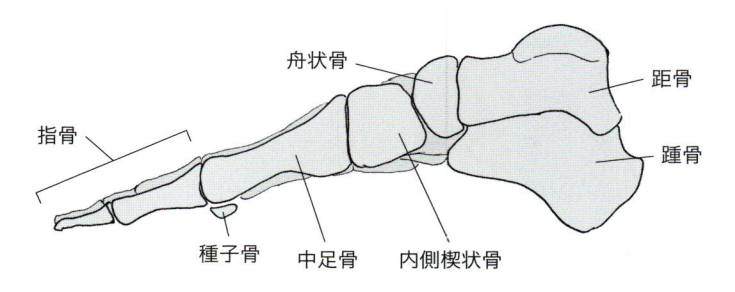

図2-11b　足の骨（右側・内側面）

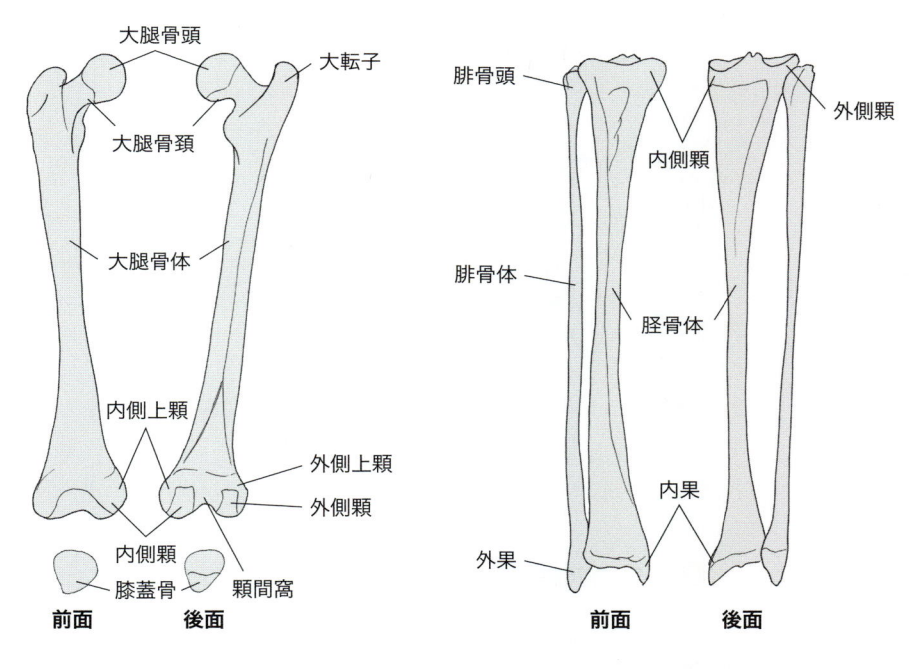

図2-12a　大腿骨と膝蓋骨（右側）

図2-12b　下腿の骨（右側）

骨　盤　骨盤は左右の寛骨，仙骨，尾骨でつくられる（図2-13）．なお寛骨は，思春期までは腸骨，坐骨，恥骨の三つの骨に分かれているが，成人になると寛骨臼で融合して，一つの寛骨になる．骨盤は，膀胱，子宮，卵巣，直腸などのいわゆる骨盤内臓を容れている．

　骨盤の形には男性と女性で大きな差がある．男性のものは横幅が狭く高さが高いのに対し，女性は平たく幅も広い．男性の骨盤の恥骨弓がなす恥骨下角は約60°で，女性の骨盤のそれは90°である．これらの違いは女性の骨盤が出産しやすいようにできていることによる（図2-14）．

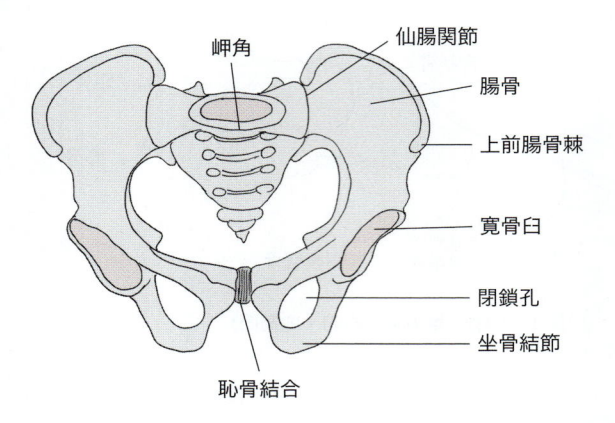

図 2-13　骨盤（前面，男性）

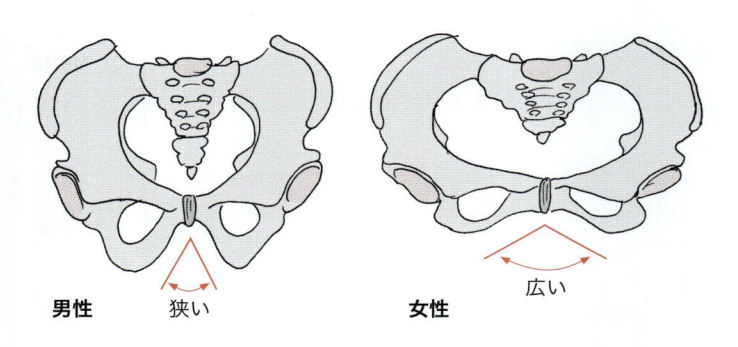

図 2-14　骨盤の性差

2 骨の連結

骨と骨の連結のしかたには，**不動結合**と**関節（可動結合）**とがある．不動結合は二つ以上の骨が**靱帯**や**軟骨**で結合されるもので，ほとんど動かない．頭蓋骨のように，鋸歯状の縁がからみ合って二つ以上の骨が結合するときは**縫合**と称し，これには冠状縫合などの例がある．

関　節　関節は二つ以上の骨の可動性の結合であり，一方の骨が関節頭をなすと，他方の骨は凹んで**関節窩**をなす（図2-15）．**関節腔**に向かう骨の表面は関節軟骨でおおわれ，全体は関節包に包まれている．関節包の内表面は**滑膜**でおおわれ，関節腔には少量の滑液が認められる．

関節の形から関節の種類を分けることができる（図2-16）．**球関節**は関節頭が球形をなした関節で，最も自由にどの方向にもよく動くことができる．肩関節や股関節は球関節の例である．**蝶番**関節は，ドアや扉にみられる蝶つがいのように1方向にしか動かない関節で，例として指の関節がある．**楕円**関節は関節頭が楕円形

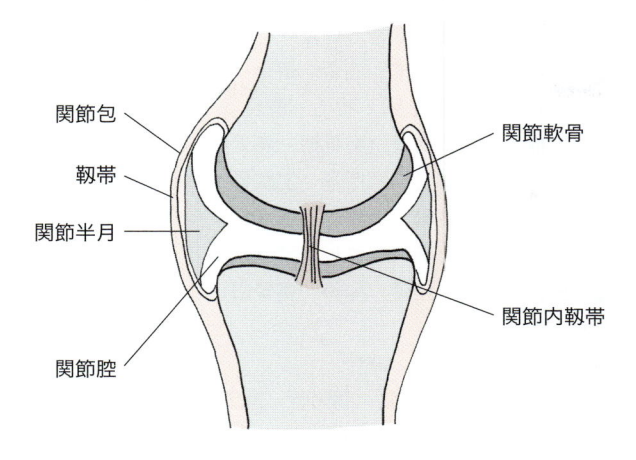

図 2-15　関節

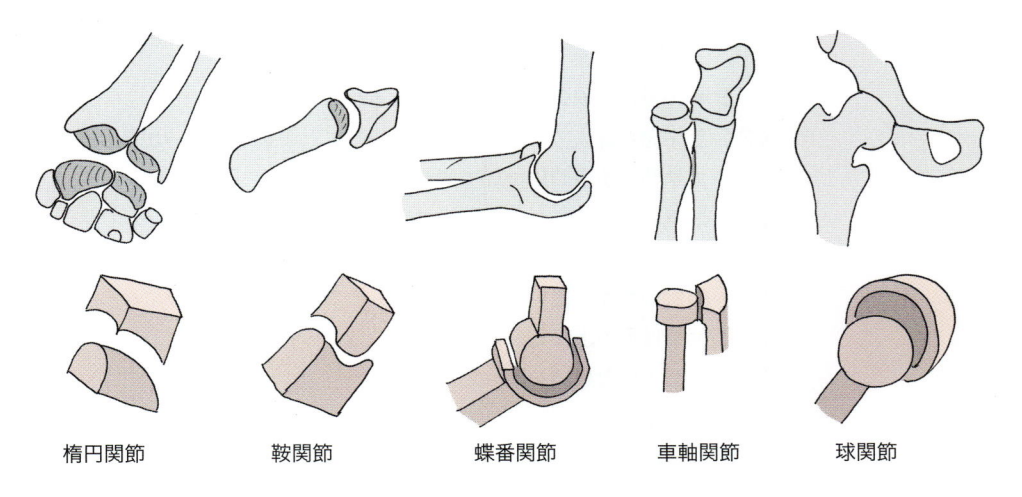

図 2-16　関節の形状による分類

楕円関節　　鞍関節　　蝶番関節　　車軸関節　　球関節

で，1方向の動きが最もよいがその他の方向にも動くもので，手首の関節が例としてあげられる．車軸関節は，関節頭が円形をなし，ほかの骨の関節窩の中で回転するものである．例として上橈尺関節がある．

Check List

- □ 主要骨格
    - □ 頭蓋：前頭骨　頭頂骨　後頭骨　側頭骨　蝶形骨　篩骨
      冠状縫合　矢状縫合　人字（λラムダ）縫合
      大泉門　小泉門　大後頭孔（大孔）　錐体　トルコ鞍

□顔面：鼻骨　口蓋骨　涙骨　鋤骨　下鼻甲介　下顎骨　上顎骨　舌骨　頬骨
□脊柱：頚椎　胸椎　腰椎　仙骨　尾骨
　　　　椎間板（椎間円板）　椎孔　脊柱管　生理的弯曲
□胸郭：胸椎　肋骨　胸骨（胸骨柄，胸骨体，剣状突起　胸骨角　肋骨弓）
□上肢骨：上肢帯　鎖骨　肩甲骨　上腕骨　橈骨　尺骨　手根骨　中手骨　指骨
□下肢骨：下肢帯　寛骨　大腿骨　膝蓋骨　脛骨　腓骨　足根骨　中足骨　指骨
　　　　　踵骨　踵骨腱（アキレス腱）
□骨盤：寛骨（腸骨，坐骨，恥骨　寛骨臼）　仙骨　尾骨
□骨の連結
　□不動結合　靱帯　軟骨　縫合
　□関節（可動結合）　関節窩　関節腔　滑膜
　　　球関節　蝶番関節　楕円関節　車軸関節

●●● 練習問題 ●

（1）骨の長さの成長はどこで行われるか答えよ．
（2）新生児と成人では，その骨格や骨髄にどのような違いがあるか説明せよ．
（3）大泉門と小泉門について説明せよ．
（4）頭蓋をつくる主な骨を列挙せよ．
（5）骨盤はどんな骨でつくられているか，子供と成人とでどこが異なるか述べよ．
（6）男女の骨盤の違いはどのようなもので，なぜそのようになっているか説明せよ．
（7）関節は形の上から，どんな種類に分けられるか答えよ．
（8）関節の一般構造を図解せよ．
（9）骨の役割を説明せよ．
（10）軟骨の種類とその違いを説明せよ．

3章 筋系

ここでは，筋の構造と機能，全身の分布について学ぶ．筋は収縮することによりその機能を発揮する．また，その収縮は筋原線維の収縮が集まって生じる．しかし筋だけで機能することはできず，基本的に筋は骨格系と密接に関連して，身体の動きをつくり出し，また呼吸運動にも関与している．さらに本章では，筋収縮にかかわるエネルギーや，筋とそれを調節する神経との関係を学ぶ．

A. 筋の形状と構造

1 筋の形状

筋系における筋とは**骨格筋**であり，その筋線維は横紋筋である．筋は基本的に，骨に腱という膠原線維の束を介して付着している．典型的な筋は図3-1のような紡錘形（ぼうすい）で，骨との付着部位で体幹（胴体）に近く，筋の収縮や動きの少ない方を**起始（筋頭）**，その反対の体幹から遠く動きの大きい方を**停止（筋尾）**と呼ぶ．真ん中のふくらみをなしている部分は**筋腹**と呼ばれる（図3-1）．体肢にみられる筋は少なくとも一つの関節をまたいで骨に付着し，収縮することによってからだの動きを生み出している．

2 筋の構造

筋は，顕微鏡的には多数の**横紋筋線維**の集合から構成されている．**筋線維（筋細胞）**は数十本から数百本といった単位で集まって**筋線維束**をつくり，それが血管や神経を通す結合組織でできた**筋周膜**で包まれている．この筋線維束がさらに束と

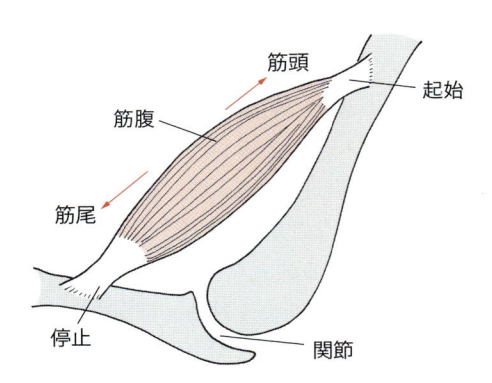

図3-1 骨格筋

なって筋膜でおおわれ，一つの筋となる（時にはいくつかの筋が筋膜でおおわれていることもある）．筋線維はいわば横紋筋細胞であり，その太さは10〜100μm，長さは5〜12 cmである．筋線維をさらに観察すると，筋原線維という横紋を持った構造のあることがわかる．横紋筋細胞の核は，筋原線維のため筋線維の外周にみられる．

カレーやシチューなどでよく煮込まれた肉は細長いひも状にほぐれるが，これが筋周膜で包まれた筋線維束にあたる．

Check List

□筋の形状と構造
　□骨格筋　起始（筋頭）　停止（筋尾）　筋腹
　□筋：横紋筋線維　筋線維（筋細胞）→筋線維束　筋周膜　筋膜　横紋筋細胞→筋原線維

B. 主要骨格筋

筋の数は1個体で400以上になり，体重の半ばに近いが，それら一つひとつの位置，形状，起始，停止，作用，神経支配について知ることは困難である．したがって，主要な骨格筋について述べる．

1 背部の筋

背部の筋（図3-2）はほとんど伸筋である．すなわち，上半身をまっすぐにするには背筋を収縮させることになる．浅い第一層には僧帽筋・広背筋などの大きい筋がある．第二層には，大・小菱形筋や肩甲挙筋がある．このほか，深層には上後鋸筋と下後鋸筋があり，胸郭を拡張する作用がある．

さらに背部の最も深い部分には，脊椎の棘突起と横突起の間を頭部から骨盤まで上下方向に走行する長短さまざまの脊柱起立筋の群がある．

2 頭部の筋

表情筋は，顔面の浅いところにあり，顔面神経に支配され薄く皮膚に停止している皮筋で，これらの筋の動きを組み合わせることで表情がつくられる．顔面の表情はヒトに特有のものである．表情筋は眼，口，鼻，額，耳介のまわりに存在し，目を閉じる眼輪筋，口を閉じる口輪筋などがある（図3-3）．

咀嚼筋は頭蓋と下顎骨とに関係する強大な筋で，下顎を動かして，ものをかむ．咬筋，側頭筋，内側翼突筋，外側翼突筋の4対の筋群がある（図3-4）．いずれも三叉神経に支配されている．咬筋は名前のとおり，ものをかむために働いており，

B. 主要骨格筋　31

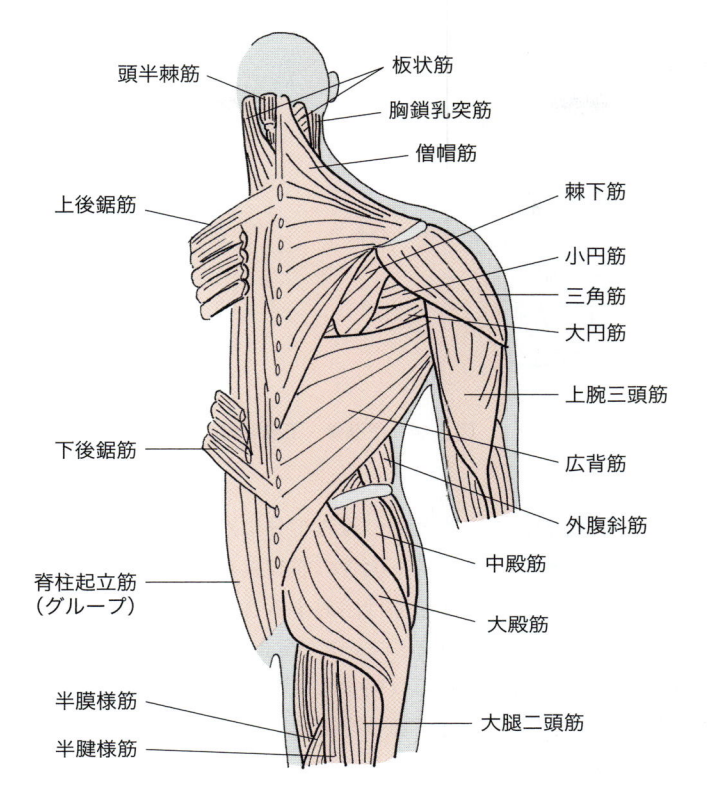

図 3-2　背部の筋

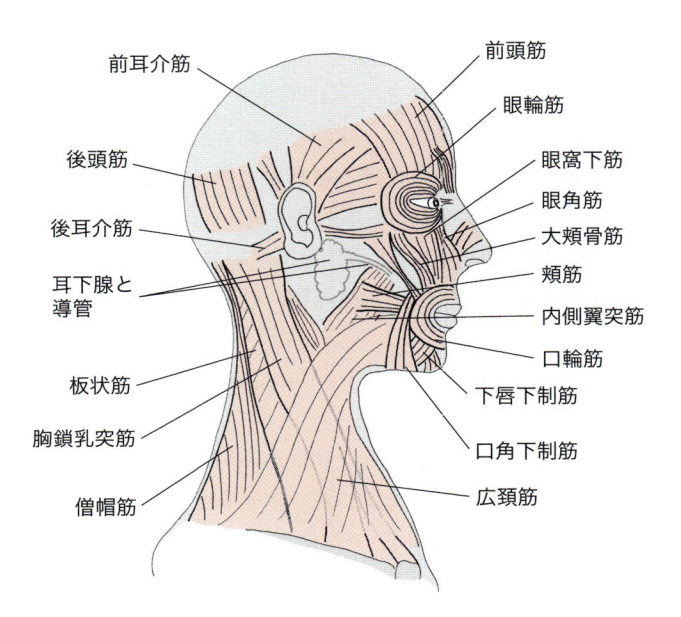

図 3-3　頭頸部の筋

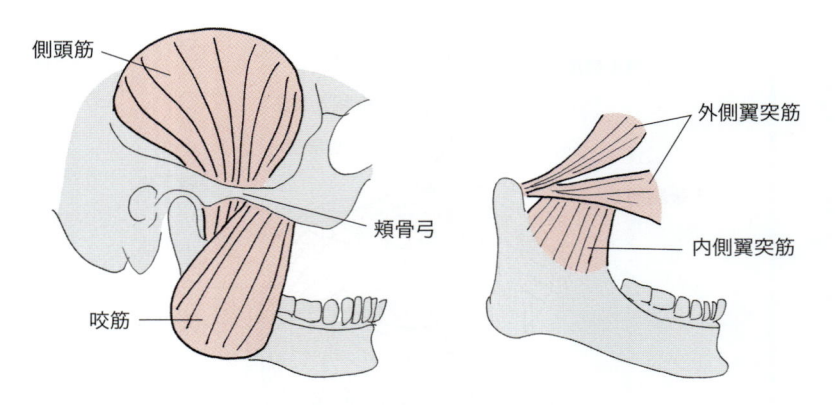

図3-4 下顎骨・下顎関節

　歯を食いしばる動作をすると頬の後ろ半分にかたく盛り上がるのがわかる．側頭筋は頭蓋骨の外側から起こって下顎骨の筋突起に付き，下顎骨を上方に引いてあごを閉じる筋である．これは口を開け閉めするとこめかみで動くのがよくわかる．内側翼突筋は下顎骨の内側に付着していて，咬筋とともに下顎骨を引き上げる筋である．外側翼突筋は，左右が同時に収縮すれば下顎骨を前に突き出し，片側だけなら下顎骨を横に動かす．いずれも下顎骨を閉じる運動にかかわっている．反対に，下顎骨を下げる運動には，舌骨や胸骨から起こり下顎骨に付く筋群がかかわっている（これらは咀嚼筋ではない）．

3 頸部・胸部の筋

　胸鎖乳突筋は胸骨と鎖骨から起こり，側頭骨の乳様突起に付く（図3-5）．くびの運動を担い，左右の胸鎖乳突筋を同時に収縮させることにより，頭を下げ，くびを縮める．右側だけを収縮させると，頭は斜め左上を向く．舌骨には約10種の筋がつき，咀嚼の補助をしている（主に下顎を下げて，口を開ける）．胸部の表面近くに大胸筋があり，これは鎖骨，胸骨と一部の肋軟骨，腹直筋鞘から起こり上腕骨に付く強大な筋で，ボールを投げる運動やものを抱きかかえるときに働く．強大といっても，鳥のものに比べれば比較にならないほど弱い（鳥はこの筋により羽ばたく）．呼吸運動に関係する筋には，肋骨を挙げ胸郭を広げて吸気時に働く外肋間筋と，胸部と腹部の境界に膜状に広がる横隔膜，呼気時に肋骨を下げ，胸郭を縮める内肋間筋がある．

4 腹部の筋

　腹部の筋は，腹腔を狭くし腹圧上昇にかかわる（"いきみ"の動作）．また脊柱を曲げる．腹直筋，外腹斜筋，内腹斜筋，腹横筋などがあり，咳，嘔吐，排便，分娩などでは強く収縮する（図3-5）．鼠径部には鼠径管があり，管内を男性では精索，女性では子宮円索が走っている．この管は腹圧に対して抵抗の弱いところで，男性

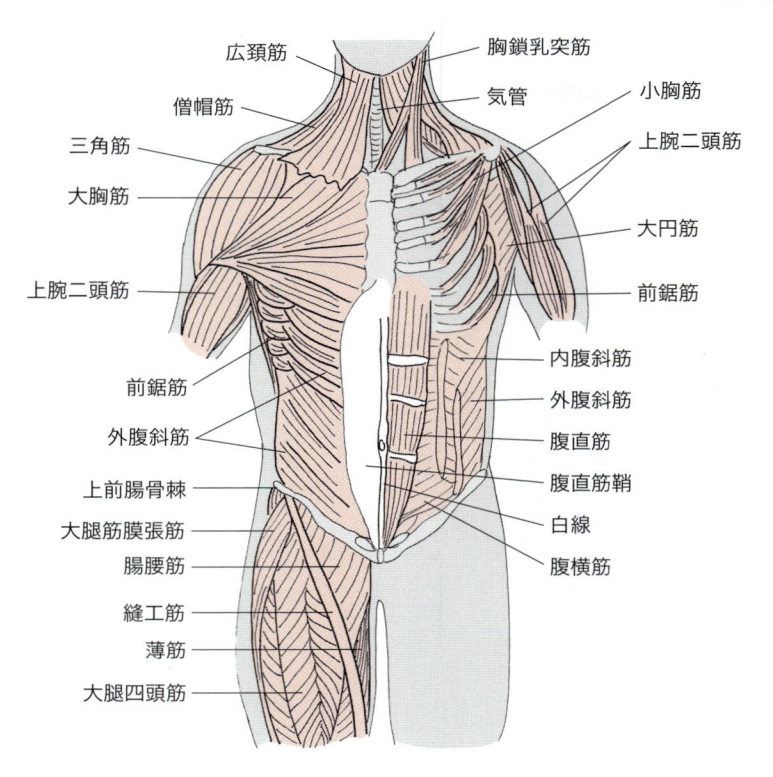

図 3-5　胸腹部の筋

において腸がこの部から陰嚢に（女性では大腿部内側の皮下に）出てくるものを鼠径ヘルニアという．

5　上肢と下肢の筋

上肢の筋　上肢の筋（図 3-6）は，体幹に近い方が起始部で，指先の体幹から遠い方が停止部である．収縮すると，関節を動かし，遠位の骨を動かす．三角筋は肩の高まりをつくり，体表から全景がみられる．上腕二頭筋は力こぶをつくる筋で，肘関節を曲げる（上腕の屈筋）．ほかに，上腕筋と烏口腕筋も上腕の屈筋に入る．これに対し，肘関節を伸ばす筋（上腕の伸筋）は上腕三頭筋だけである．このように，一つの関節の動きに関して反対の動きをする筋があり，動作が生じる．それだけでなく，ある姿勢を保つ場合には，このような反対の動きをする筋（互いに拮抗筋）や上腕の屈筋のように複数の同じ動きをする筋（協力筋，協働筋）がそれぞれ収縮することにより，一定の姿勢をとることができる．手首や手指を動かす筋は前腕部にあって，それらの筋の腱が手首の筋支帯の下を通って指の骨につながっている．

下肢の筋　下肢には，直立の姿勢の保持や，歩行に必要な筋がある（図 3-7）．大殿筋は身体で最大の筋で，殿部のふくらみをつくっている．大腿の伸筋群には，縫工筋と大

34 3章 筋　系

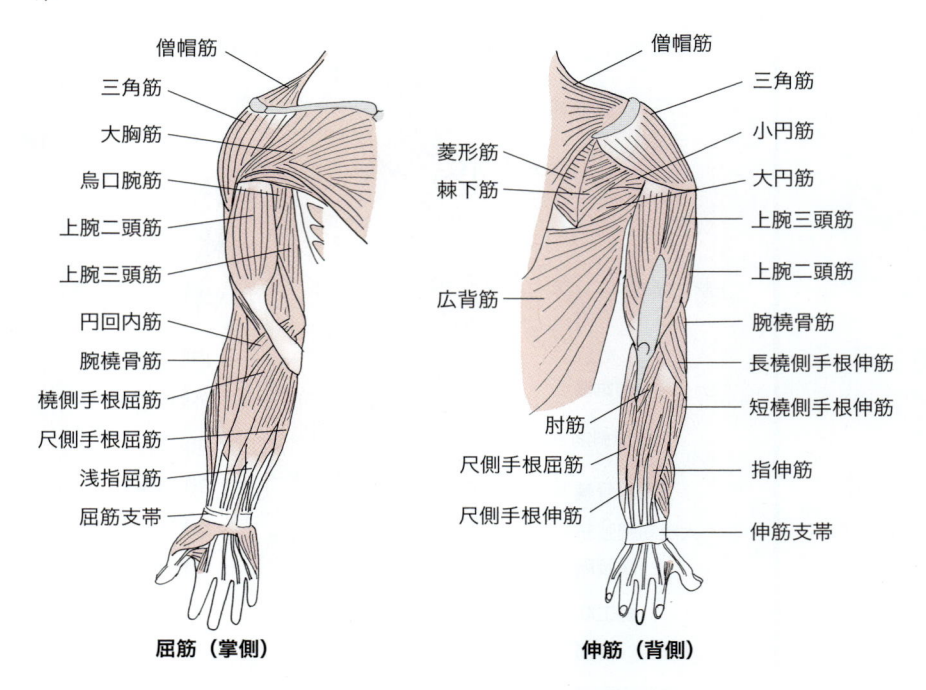

図 3-6　上肢の筋

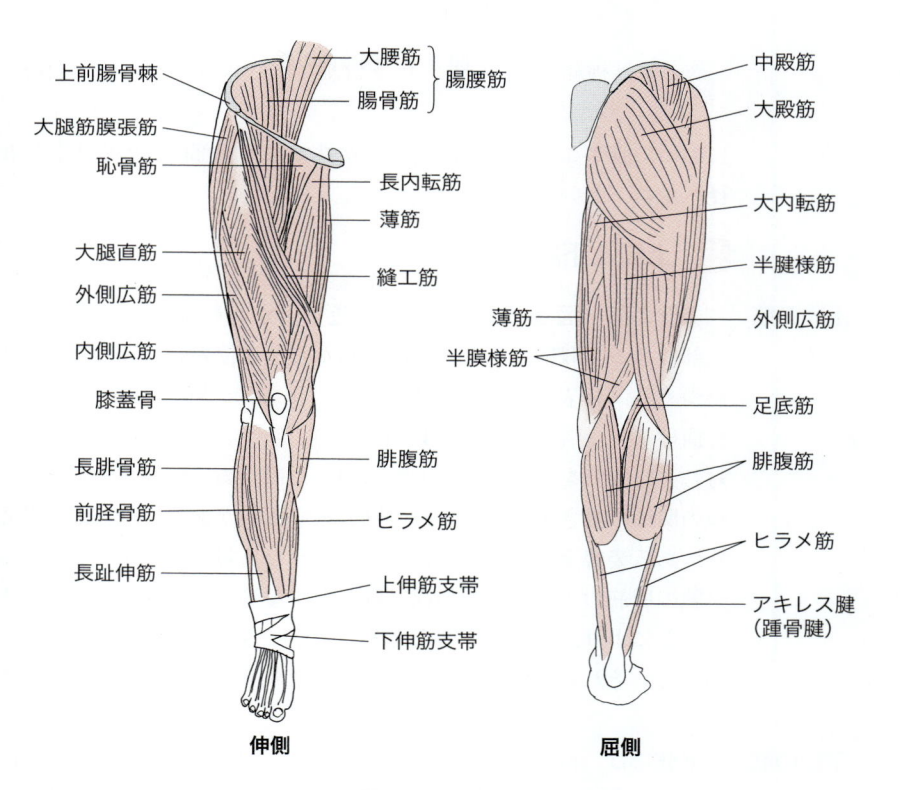

図 3-7　下肢の筋

腿四頭筋がある．下腿の後側に下腿三頭筋がある．その頭の一つの腓腹筋は，ふくらはぎをつくる強大な筋である．これらの筋は一緒になり，アキレス腱となって踵骨(しょう)に停止する．

> **Check List**
>
> □主要骨格筋
>   □背部：伸筋　僧帽筋　広背筋　大・小菱形筋　肩甲挙筋　上後鋸筋　下後鋸筋
> 　　　　　固有背筋群
>   □頭部：表情筋：眼輪筋　口輪筋
> 　　　　　咀嚼筋：咬筋，側頭筋，内側翼突筋，外側翼突筋
>   □頚部・胸部：胸鎖乳突筋　大胸筋　外肋間筋　内肋間筋
>   □腹部：腹直筋，外腹斜筋，内腹斜筋，腹横筋　鼡径管
>   □上肢：三角筋　上腕二頭筋　上腕筋　烏口腕筋　上腕三頭筋
>   □下肢：大殿筋　縫工筋　大腿四頭筋　下腿三頭筋　腓腹筋　アキレス腱

C. 筋 の 機 能

　筋細胞は神経細胞と同様に興奮性細胞と呼ばれ，電気的刺激を受けて興奮し，そして収縮をする性質を持っている（神経の項参照，134頁）．
　ヒトの運動はすべてこの骨格筋の収縮によって行われている．

1 収縮のしくみ

　筋は同じ長さの筋細胞の集合であり，筋細胞の微細構造は図3-8のようになっており，直径1～2μmの筋原線維が数百～数千本集まったものである．この筋原線維はまた，筋節と呼ばれる長さ2～3μmの同じ構造（これが光学顕微鏡で横紋として観察されるものである．心筋にも横紋はあるが，平滑筋にはみられない）が連なったものである．筋節は図3-8のE，Fにみられるように，細いアクチンフィラメントと太いミオシンフィラメントが規則正しく配列した構造をしている．収縮はこの筋節でも観察され，電気刺激を与えると筋節の長さは短くなる（正しくは，横紋と横紋との距離が短くなる）．当然ながら，この収縮による一つの筋節の長さの変化はわずかであるが，これが筋の長さだけ集まって，また筋原線維の数だけ，さらには筋細胞の数だけ集合して筋の収縮となり，長さと力を変化させて筋の運動を生じる．

2 収縮の様式

　筋は，それぞれの筋細胞に分布する運動神経に支配されており（運動神経の軸索

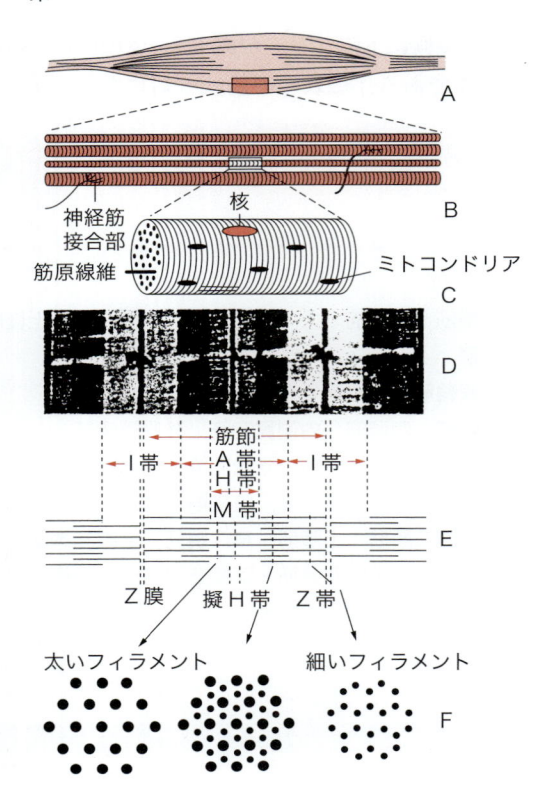

図 3-8　収縮のしくみ

は筋内に入ると枝分かれし，筋線維の中央付近に付着して終わる．この付着部を神経筋接合部または運動終板と呼び，ここでは化学伝達物質アセチルコリンの放出により興奮が伝達される化学的シナプスの形式がとられている）．この運動神経を1回だけ電気刺激すると，1回収縮が起こる（**単収縮**）．その収縮時間は100 msecと非常に短い．しかし刺激を反復して与えると，その刺激期間だけ収縮が持続する（**強縮**）．いいかえれば，筋の収縮時間はミリ秒単位であり，これをどれだけの時間続けるかによって実際の運動が行われており，筋の収縮している間，運動神経は活動電位を発生させていなければならない（図3-9）．筋は収縮して長さを変えるといっ

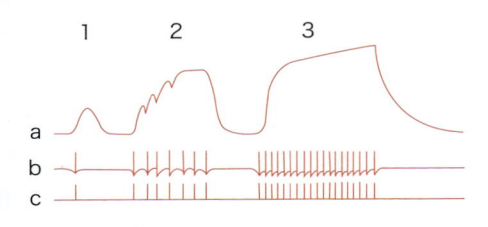

図 3-9　筋収縮曲線
1：単収縮，2：弱い強縮，3：強い強縮
a：筋の収縮曲線（機械的に記録したもの）
b：筋の活動電位（電気的に記録したもの）
c：刺激パルス

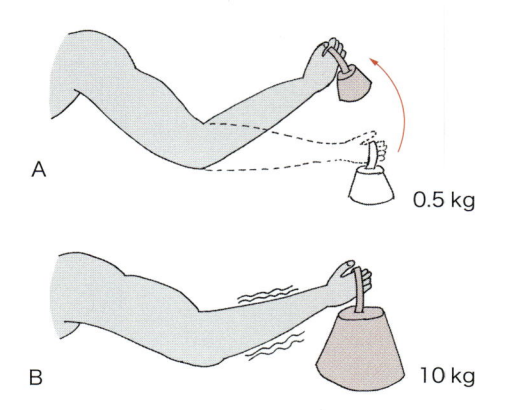

図3-10　等張性収縮（A）と等尺性収縮（B）

たが，これは一般にみられる収縮で**等張性収縮**（一定の荷重や抵抗をかけながら，張力は変えずに筋を収縮させる）と呼ばれ，図3-10 に示したようにものを持ち上げるときにみられる．また筋の長さを変えずに力を出さなければならない場合もあり，これはものを持ち上げたままその位置を保持しているときであり，このときの筋の収縮を**等尺性収縮**（関節の運動を伴わず，筋の長さを変えずに筋を収縮させる）という．等張性収縮は身体を動かす運動に有利で，ほとんどの運動はこの筋収縮によって行われており，姿勢を保持するときなどに等尺性収縮がみられる．

3 収縮エネルギー

筋細胞の収縮は，アクチンがミオシンの間に滑り込んで短くなることで起こるが（**滑走説**，**スライディングセオリー**），そのときにはエネルギーが必要である（また，筋小胞体から出た Ca^{2+} の細胞内増加が引き金となっている）．このエネルギーは **ATP**（アデノシン三リン酸）が **ADP**（アデノシン二リン酸）に加水分解されるときに生じる．筋内にはクレアチンリン酸のかたちでエネルギーが貯蔵されており，これが必要時に ATP に変換され，さらに分解されてエネルギーが放出される．しかしこれらのエネルギーの細胞内貯蔵量には限りがある．最も多く用いられるのは**グリコゲン**で，これは図3-11 にみられるように**クレアチンリン酸**や ATP の合成のために使用される（ADP は筋細胞内のクレアチンリン酸の分解によって生じたエネルギーを使って ATP に再合成されている）．使用されたグリコゲンは**乳酸**となる．一部の乳酸は **Krebs回路**で O_2 の供給により CO_2 と H_2O に分解され，その

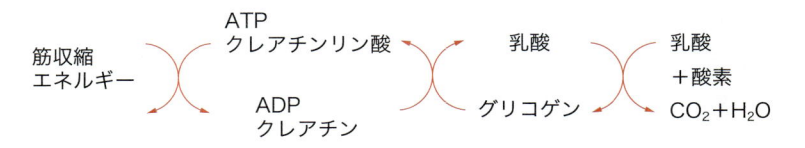

図3-11

表 3-1 非タンパク性呼吸商における炭水化物・脂肪の燃焼比

非タンパク性呼吸商	1 L 全熱量発生に関与する割合		1 L の酸素に対する熱量 (kcal)
	炭水化物（%）	脂肪（%）	
0.71	1.1	98.9	4.690
0.75	15.6	84.4	4.739
0.80	33.4	66.6	4.801
0.85	50.7	49.3	4.862
0.90	67.5	32.5	4.924
0.95	84.0	16.0	4.985
1.00	100.0	0.0	5.047

とき大部分の乳酸はグリコゲンに戻される．乳酸は筋の**疲労物質**と呼ばれているが，生成されても酸素の供給が十分であれば蓄積されることは少ない．登山やマラソンなどで疲労回復に最も有効なのは糖分で，これにより消耗したグリコゲンが回復する（クレアチンリン酸は**クレアチニン**となり，血液を介して腎臓に運ばれ，体外に捨てられる）．

　エアロビクス（**有酸素運動**）は，ATP やクレアチンリン酸を消費し乳酸の生成だけを生じる短時間の運動とは異なり，十分な量の酸素を取り込んで乳酸を分解させ，蓄積させない運動である．また運動は多くのエネルギーを消費するため肥満解消には運動療法が推奨されているが，これはエネルギー源として**遊離脂肪酸**が用いられるからである．しかし肥満解消のためには，表 3-1 に示したように，運動の強度によって炭水化物と脂肪で用いられる比率が異なることを十分に配慮しなければならない．すなわち，**呼吸商（RQ：CO_2/O_2）**は激しい運動となればなるほど 1 に近づき，このときには炭水化物のみが燃焼しており脂肪は利用されていない．このため，肥満の解消には軽度な運動を長時間続ける方が有効的である．それゆえにウォーキングが推奨される．

　筋収縮のときに使用されるエネルギーは，すべてが仕事エネルギーに変えられるのではなく，相当量が熱エネルギーに変えられる．このため運動をすれば体温が上昇し汗をかくことになる（また，寒いときに震えるのは，筋を細かく動かすことにより熱をつくり出しているためである）．

白筋と赤筋　筋線維には，白くみえるものと赤くみえるものがあり，それぞれ**白筋線維**と**赤筋線維**と呼ばれる．特徴として，白筋線維には解糖系酵素が多く，酸素を使わずに ATP をつくり出すので，瞬発力があるが疲れやすい．赤筋線維には酸化的酵素が多く，酸素を使って ATP をつくり出すので，持続的な力を生み出すことができ，疲れにくい．ヒトの筋は両者が混合したものであるが，固有背筋のような姿勢を保つ筋では赤筋線維の割合が多い．

4 筋の神経支配

運動の命令は大脳皮質の運動野から発せられ，錐体路や錐体外路を通って脊髄にいたる．さらに脊髄から運動神経（末梢神経）を経由してそれぞれの筋に軸索が分布し，最終的には運動終板で筋細胞に指令が伝わって運動が引き起こされている．このときの筋の収縮の程度は，筋内に埋め込まれている筋紡錘という特殊な感覚装置によりモニターされ，ここから絶えず情報が中枢神経に送られて運動の調整が行われている（この感覚は意識にはのぼらない）．これ以外にも反射と呼ばれる方法で運動が行われている．姿勢反射などは小脳が関係した反射であり，また脊髄を中枢とした反射が多い．つまり反射の特徴は，刺激による興奮が知覚路を通って大脳に伝わり，それから運動の指令が出されるのではなく，刺激→感覚神経→脊髄→運動神経→筋と伝わる反射弓という経路を形成している．この運動は意識されることなく起こり，非常に速い運動様式となる（たとえば，熱いやかんに指が触れた場合，大脳までその"熱い"という情報が行き，どうしようか考えてから行動に移すと，おそらく指先はやけどしてしまう）．膝蓋腱反射の例を図3-12に示す．これはかつて脚気などの診断にも用いられていた検査で（現在は反射の有無で脊髄の傷害などをみる検査が主である），"ひざのお皿"（膝蓋骨）の下部を軽く叩くと下肢の伸筋である大腿四頭筋が引き伸ばされる．この筋の伸長を筋の中にあるレセプター（受容器：この場合は筋紡錘）が感受し，その興奮が感覚神経を通って脊髄まで伝わり，脊髄で直ちに運動神経に指令が伝わって大腿四頭筋を収縮させ下肢を伸ばす運動と

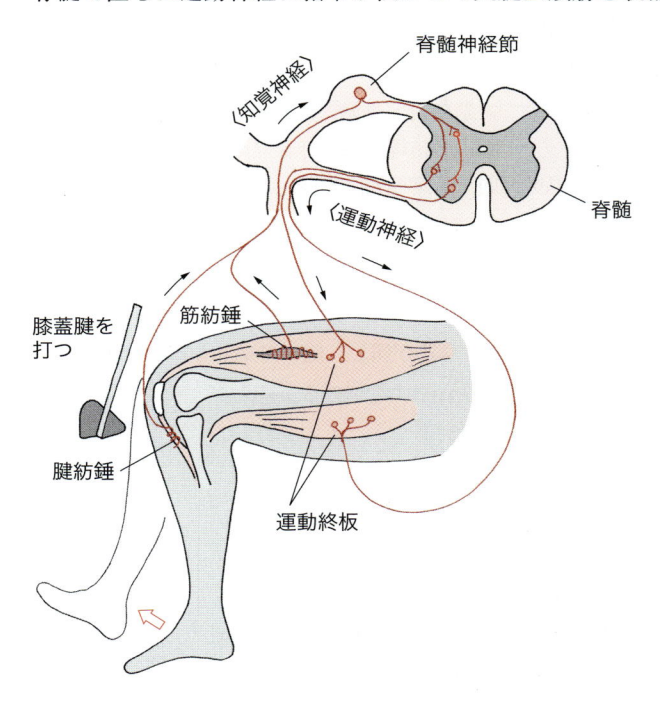

図3-12 反射弓（膝蓋腱反射）

なる．このような反射（伸展反射）にはほかにアキレス腱反射などがあり，そのほか，屈曲反射，腹壁反射，足底反射など，いずれも筋や神経系の障害の検査に用いられている．

筋の萎縮　筋は運動などの適度の負荷をかけることにより肥大（筋細胞の容積が増大）するが，逆に使わないでおくと萎縮する．たとえば，寝たきりでいると廃用性萎縮（1日で1％，1ヵ月で50％の筋力低下がみられる）が生じるし（このことがさらに寝たきりを助長する），食事をとらないでいるとエネルギー源として筋中のタンパク質が使われ萎縮する．また運動神経が障害されて筋に神経刺激が行かなくても筋は萎縮する．筋ジストロフィー症という筋萎縮を生じる疾患もある．

Check List

□筋の機能
　　□収縮のしくみ：興奮性細胞　筋原線維　筋節
　　□収縮の様式：単収縮　強縮　等張性収縮　等尺性収縮
　　□収縮エネルギー：滑走説（スライディングセオリー）
　　　　　　　　　　　ATP（アデノシン三リン酸）　ADP（アデノシン二リン酸）
　　　　　　　　　　　クレアチンリン酸　乳酸（疲労物質）　Krebs回路
　　　　　　　　　　　グリコゲン　クレアチニン
　　　　　　　　　　　有酸素運動　遊離脂肪酸　呼吸商（RQ：CO_2/O_2）
　　　　　　　　　　　白筋線維　赤筋線維
□筋の神経支配
　　□運動の命令：大脳皮質　脊髄　運動神経（末梢神経）　軸索　運動終板　筋細胞　筋紡錘　中枢神経
　　□反射：姿勢反射　感覚神経　脊髄　運動神経　筋

練習問題

（1）咀嚼筋にはどのような筋が属し，働いているか説明せよ．
（2）呼吸運動に関係する筋には何があるか答えよ．
（3）横隔膜について説明せよ．
（4）鼡径管の中を何が通っているか答えよ．
（5）腹圧に関係する筋には何があるか答えよ．
（6）上腕にある屈筋と伸筋について説明せよ．
（7）筋の微細構造について記せ．
（8）等尺性収縮と等張性収縮の差異は何か答えよ．
（9）筋収縮のエネルギーについて述べよ．
（10）膝蓋腱反射の反射弓を説明せよ．

4章 循　環　系

　ここでは，まず全身に血液を循環しているポンプとしての心臓と，パイプである血管の構造について学ぶ．次に血液の循環系，すなわち，血液を心臓から全身に送り心臓に戻す体循環（大循環）と，血液を心臓から肺に送り酸素化して心臓に戻す肺循環（小循環）について学んだ後，心臓の機能と心電図，心拍出量，血圧との関係を中心に学ぶ．

A. 循環系の構成

1 心　臓

　心臓は全身に血液を送り出すポンプの役割をしている．胸腔内に存在し，胸骨と肋骨でできた前胸壁の後方で左右の肺にはさまれている（この左右の肺にはさまれた位置を縦隔と呼ぶ）．心臓は左の胸にあるというが，その3分の2は正中線の左側，3分の1は右側にある（図4-1）．

　心臓の大きさはちょうどその人のにぎりこぶし大で，重さは250～300gである．長軸は右上後方から左下前方に傾いている．心臓の上方を心底と呼び，心底の前面から大動脈と肺動脈，後面から上および下大静脈と肺静脈が出入する．下方は心尖と呼ばれ少しとがっている．心尖は第5肋間で乳頭線あたりに拍動として触れる．

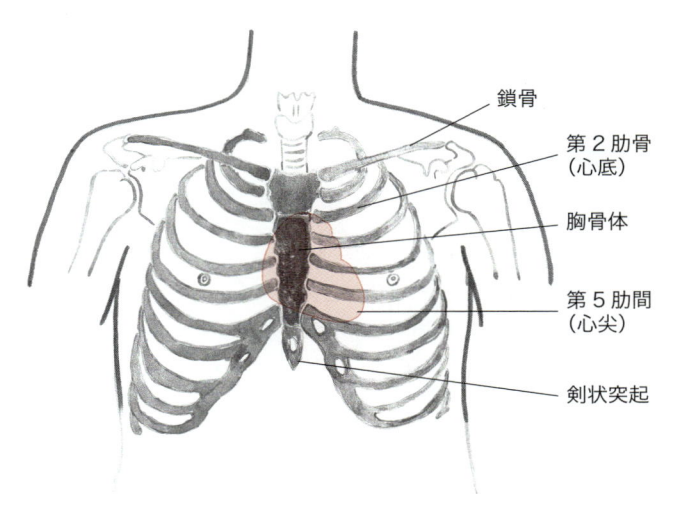

図4-1　胸郭と心臓の位置

心臓の内腔は，右心房，右心室，左心房，左心室の四つの部屋からなる．胎生期には心房中隔に卵円孔という孔があるが，ここは生まれてしばらくすると閉じて卵円窩となる．右心房と右心室の間には三尖弁（右房室弁）があり，右心室の収縮時に閉じることで右心房への血液の逆流を防ぎ，それとともに肺動脈弁が開いて血液は肺動脈へと向かう．左心房と左心室の間には僧帽弁（二尖弁または左房室弁）があり，これは左心室の収縮時に閉じて，血液は左心室から大動脈弁を通って全身に送り出される．（図4-2，4-3，4-4，4-5）．

　心臓の壁は内側より，心内膜，心筋層，心外膜の3層からなる．心筋の層は心房では薄く，心室で厚い．さらに左心室の壁は右心室の2～3倍の厚さがある．これは，上述のように右心系は全身から集められた血液を隣の肺に送るだけでよいのに対し，左心系では全身に血液を送り出さなくてはならないからである．心臓の壁をつくっている心筋は横紋筋であるが，骨格筋とは違って不随意筋である．最内層の心内膜は，血管の内膜と連続する1層の扁平な内皮細胞とわずかな結合組織からなり，次の心筋層の間には刺激伝導系と呼ばれる特殊な心筋線維がみられる．心外膜は，心臓と周囲の器官との摩擦を防ぐ袋状の心膜（心嚢）の，内側の臓側板（臓側心膜）にあたる．心膜の外側は壁側板（壁側心膜）で，心外膜と心膜の間の空所を心膜腔といい，ここには少量の心膜液があり，これにより心臓はなめらかに収縮弛緩を繰り返すことができる．また壁側板の外側には線維性心膜と呼ばれる厚い結合組織が

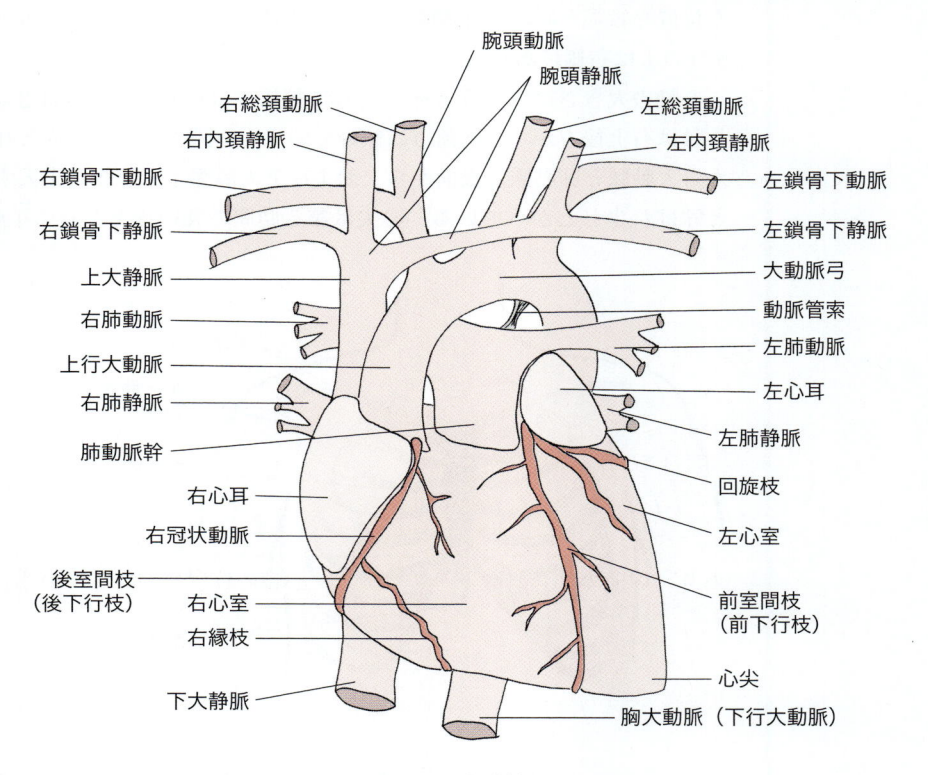

図4-2　心臓前面

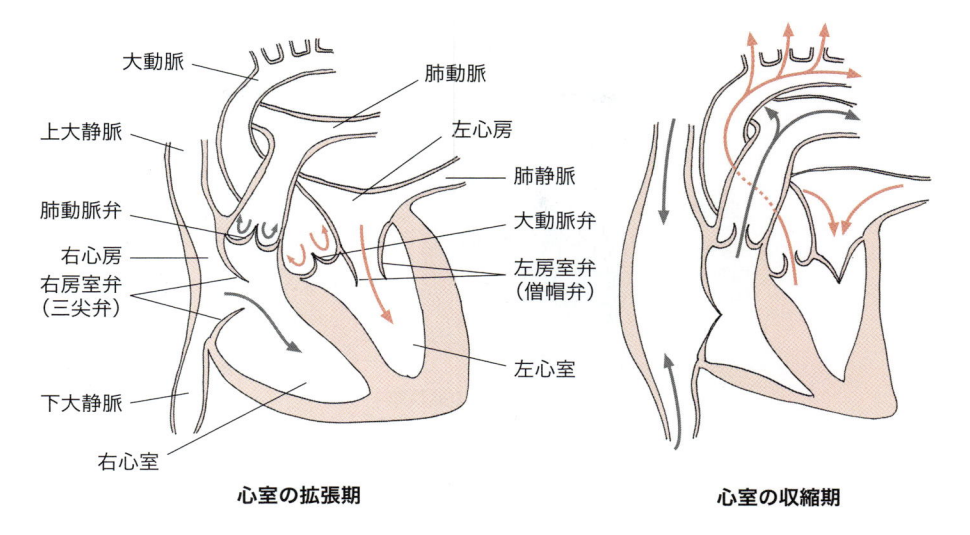

図4-3 心臓の四つの部屋と血液の流れ

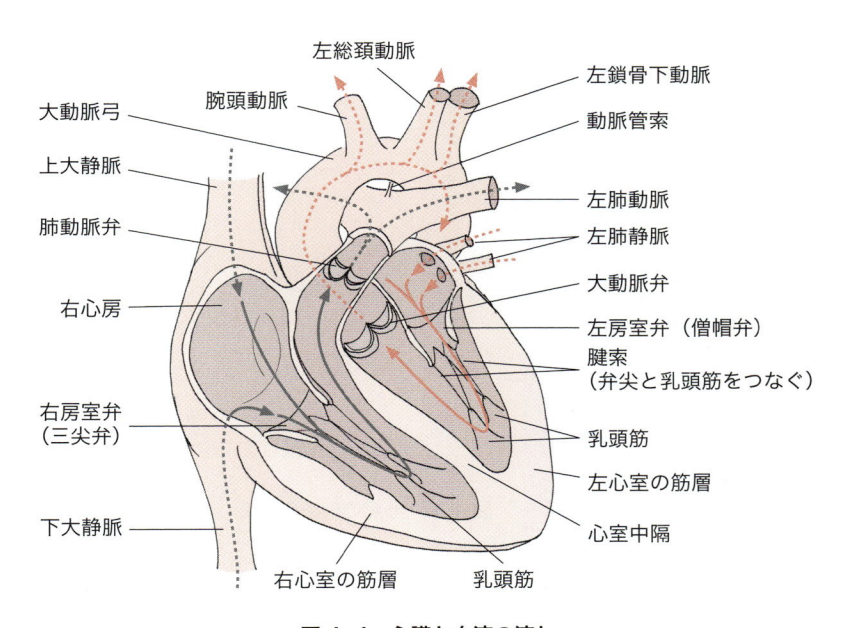

図4-4 心臓と血液の流れ

あり，周囲の結合組織とつながって，心臓の位置を固定している．

心臓の内面は心房や心室を流れる血液成分の浸透によって養われているが，心臓の大部分を占める心筋を養うための血管が左右2本の冠状動脈（冠動脈）である（図4-2）．冠状動脈は大動脈の起始部の膨大部（バルサルバ洞）から起こり，枝分かれして心臓の壁を通った後に冠状静脈洞に集められ，右心房に注いでいる．冠状動脈を流れる血液量は心拍出量の約5％になる．また，ほかの臓器と異なり，冠状動

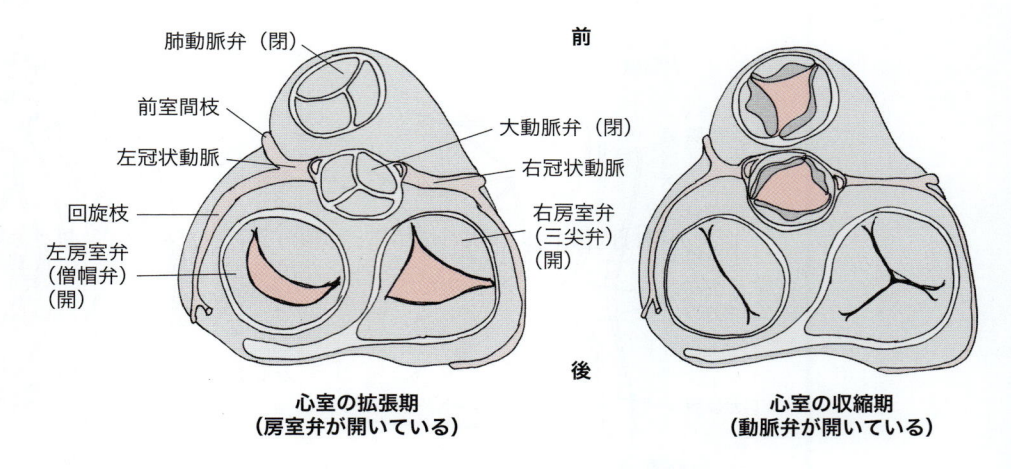

図 4-5 心臓の弁（心房を取って上からみたところ）

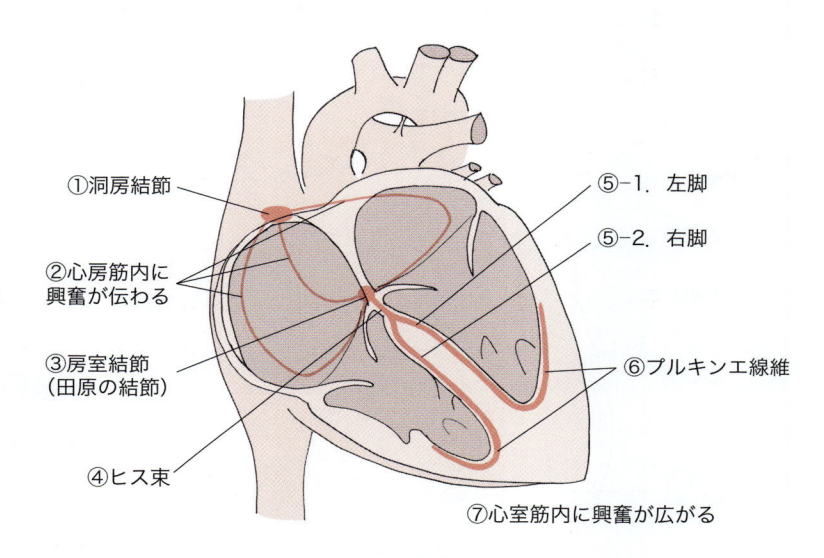

図 4-6 心臓の刺激伝導系

脈の枝の間には相互の血管のつながりがほとんどない．このため，もし冠状動脈のある枝が詰まると，その枝が分布している領域の心筋に血液が流れなくなって心筋が壊死を起こし，機能しなくなる．これが心筋梗塞である．

2 血　管

血管の構造　血管は血液を運ぶ管である．大きく，動脈，静脈，毛細血管に分けることができる．動脈とは心臓から血液を送り出している血管のことであり，静脈は逆に心臓に血液を戻す血管である．毛細血管は動脈と静脈との間にあるきわめて細い血管で，その存在は顕微鏡の発明とともに明らかになった．血液は心臓から動脈に送り出

れ，その動脈は枝分かれしながら細くなり，全身の臓器や組織に分布する．そして最後には直径 10 μm 程度の毛細血管になる．通常，毛細血管は網目状に組織内に分布する．この毛細血管を通じて血液から細胞に酸素と栄養素がわたされ，逆に細胞から二酸化炭素と老廃物が血液に送られる．毛細血管は集まって太くなり静脈となる．静脈を通って血液は心臓に戻される．

血管の壁は内側より，**内膜**，**中膜**，**外膜** の3層構造をしている．内膜は1層の内皮細胞と結合組織であり，中膜は平滑筋と弾性線維からなり，**外膜**は疎性結合組織からなる．ただし毛細血管の壁は内皮細胞とその外側を基底膜がおおうだけの薄いもので，だからこそ物質やガスの交換ができる．動脈は，中膜の構成によって**弾性動脈**と**筋性動脈**に区別される．心臓近くの大動脈や太い動脈は高い血圧に耐える必要があり，弾性板という弾性線維の集合体が目立つ弾性動脈である．一方，筋性動脈は平滑筋細胞が豊富で，細動脈や器官内の動脈のように心臓から離れた部分で血液を流す必要がある部分にみられる．静脈は，動脈に比べて中膜が薄い．また四肢の静脈には静脈弁があり，血液の逆流を防止している．

3 血液循環系

心臓から出た血液は，**体循環（大循環）**と**肺循環（小循環）**の2系統の血管系を通って全身に送られ，また心臓に戻ってくる．

(1) 体循環（大循環）

a. 動脈系

左心室から出た血液は大動脈を通り全身に送られる．

大動脈　肺に行く動脈以外は，すべて大動脈から分枝する．大動脈は左心室から出て上行大動脈となり，それが弯曲して大動脈弓となる．さらに下行して胸大動脈，横隔膜を通過して，腹大動脈となる．大動脈は身体で最も太い動脈で，直径 2.0 cm にもなる．心臓の栄養血管である左右の冠状動脈は，上行大動脈の付け根の膨大部（バ

表 4-1　大動脈弓からの分枝

大動脈弓	腕頭動脈	右総頸動脈 右鎖骨下動脈
	左総頸動脈	
	左鎖骨下動脈	

総頸動脈	外頸動脈	浅側頭動脈 顎動脈
	内頸動脈	大脳動脈 眼動脈

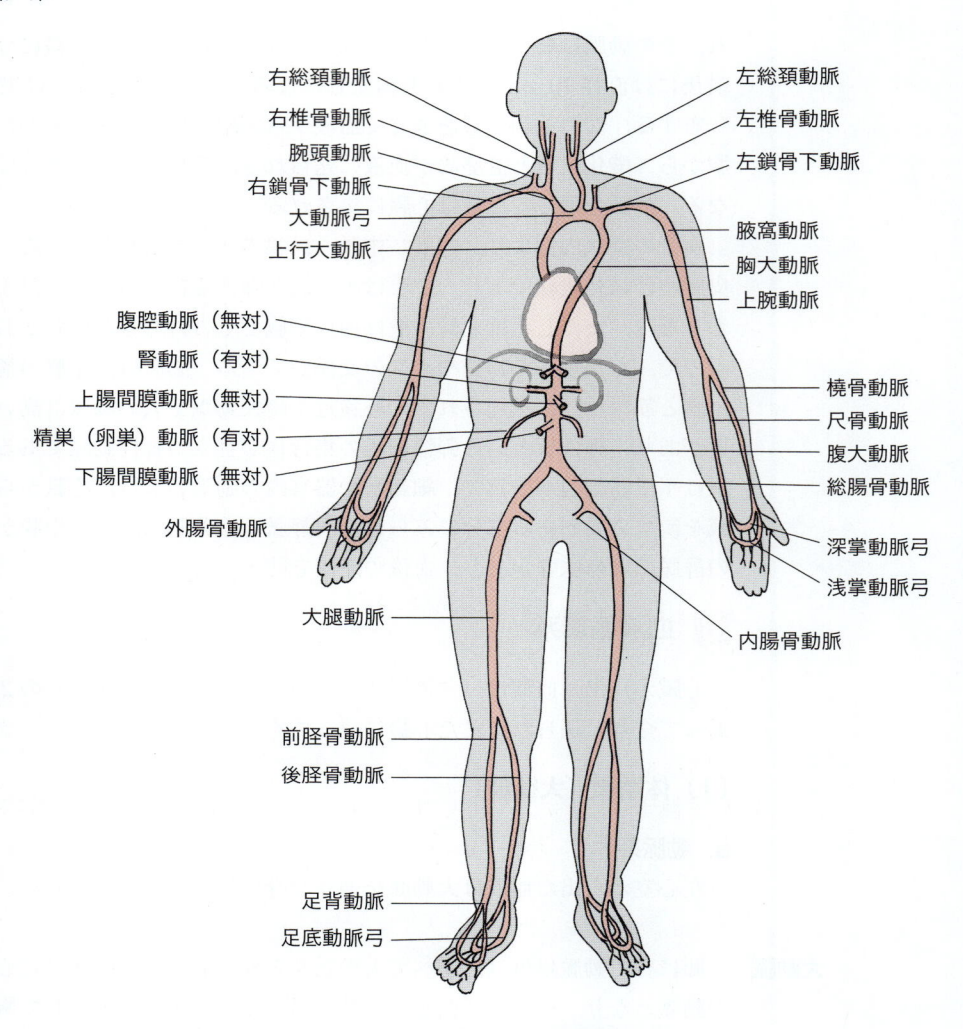

図4-7 全身の主な動脈

ルサルバ洞）から出ている．大動脈弓から出る枝は表4-1のようである．

鎖骨下動脈は，右側では腕頭動脈，左側では大動脈弓から枝分かれし，その走行途中で脳に行く椎骨動脈を出した後，主に上肢に分布する．次のようになる．

表4-2 鎖骨下動脈の分布

鎖骨下動脈 → 腋窩動脈 → 上腕動脈 → 橈骨動脈　浅掌動脈弓　→ 指動脈
尺骨動脈　深掌動脈弓

横隔膜の大動脈裂孔までを胸大動脈といい，胸大動脈は気管支，食道，胸腹部の筋，皮膚などに枝を出す．腹大動脈は，大動脈裂孔から左右の総腸骨動脈に分岐するまでの部である．主な枝と分布する領域は以下のようである．

表4-3 胸大動脈・腹大動脈の分枝

下横隔動脈（有対）	横隔膜，副腎
腹腔動脈（無対）	胃，肝臓，脾臓，膵臓，十二指腸
上腸間膜動脈（無対）	十二指腸〜横行結腸
腎動脈（有対）	腎臓，副腎
精巣または卵巣動脈（有対）	精巣（男），卵巣（女）
下腸間膜動脈（無対）	下行結腸，S状結腸，直腸

　総腸骨動脈は，腹大動脈が第4腰椎の高さで左右に分かれた部分である．これはさらに内腸骨動脈と外腸骨動脈とに分枝する．
　内腸骨動脈は，膀胱・精管または子宮・直腸・外陰部などに分布する．
　外腸骨動脈は主として下肢に分布する．

表4-4 外腸骨動脈の分布

外腸骨動脈 → 大腿動脈 → 膝窩動脈 ＜ 前脛骨動脈 → 足背動脈
　　　　　　　　　　　　　　　　　後脛骨動脈 → 足底動脈

b. 静脈系

　大循環の静脈は，上半身からの血液を集める静脈として頭部からの内頸静脈，上肢からの鎖骨下静脈が合流した左右の腕頭静脈，奇静脈が合流してできる上大静脈が，下半身からは下大静脈が，別々に右心房に注いでいる．奇静脈系を詳しくみると，肋間静脈や食道の静脈を集めて胸椎に沿って上行している静脈として右側の奇静脈と左側の半奇静脈があり，奇静脈と半奇静脈は合流して上大静脈と連絡している．
　手足には，動脈と同名の静脈（深静脈）以外に，皮下に皮静脈がみられる．上肢には母指側を走る橈側皮静脈と，小指側を走る尺側皮静脈があり，これらの両者を結ぶ肘正中皮静脈がある．前腕の内側において，静脈注射・採血が行われる．下肢には大伏在静脈があり，下肢前面の内側縁を上行し大腿静脈に注ぐ．
　腹壁を通る皮静脈もある．上半身と下半身の静脈は，腹壁皮下において互いに連絡する．腹部の腫瘍などのため静脈系の循環障害が起こると，腹壁の皮静脈は側副循環路となる．

(2) 肺循環（小循環）

　肺循環は，心臓の右心室から出て肺動脈を通り，左右の肺にいたり毛細血管となった後，肺静脈を通して心臓の左心房へ戻る血液の循環路である．
　肺動脈は，心臓の右心室から出て左肺動脈と右肺動脈に分かれ，肺門から肺に入る．肺門から心臓に戻る肺静脈は左右それぞれ2本で，左心房の背面でその左右に

つながっている.

肺循環では，肺動脈内に静脈血（全身で最も二酸化炭素の多い血液）が，肺静脈内に動脈血（逆に全身で最も多く酸素を含む血液）が流れている．肺でのガス交換によって，空気中の酸素を血中に取り込み，血液中の二酸化炭素を放出する．このように血管の名称とそこを流れる血液が異なるのは，前述のように，血管の名称が心臓を起点として，そこから出る血管を動脈，戻る血管を静脈としてつけられているためである.

(3)（肝）門脈系

（肝）門脈は，胃・腸など腹腔内の消化管および脾臓・膵臓などの血液を集めて1本となり，肝門から肝内に入る静脈である．主な枝は上腸間膜静脈，下腸間膜静脈，脾静脈である．口から摂取された食物は消化管の吸収作用を受け，これらの静脈に入った栄養素が門脈を通り肝臓内に入る（図4-8）．肝臓に入った門脈は肝臓の毛細血管（類洞）となり，この毛細血管を通る間に栄養素は肝細胞に取り込まれ，さまざまな物質がつくられたり，余分な糖質がグリコゲンとして貯蔵されたりする．毛細血管は肝静脈になって肝臓を離れ，下大静脈に入る．ここでは心臓（心室）→動脈→毛細血管→静脈→心臓（心房）という血液循環の原則が破られている．とい

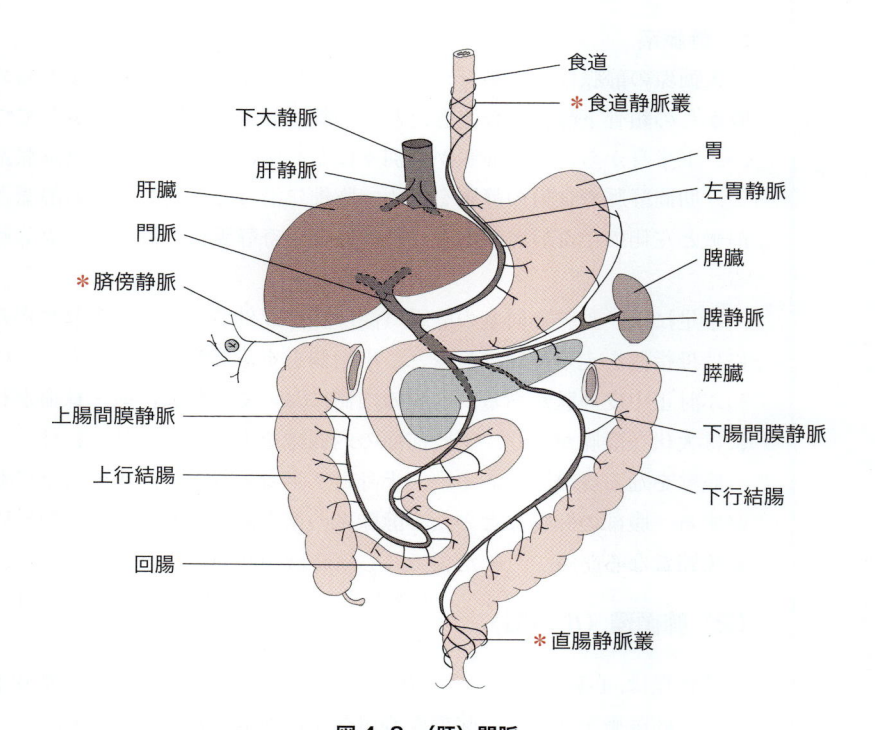

図4-8 （肝）門脈
三つの*のついた静脈が門脈圧亢進時に側副血行路となり，静脈瘤をつくる（通常はほとんど血流がない）.

うのも，門脈に入る上・下腸間膜静脈は主に小腸の絨毛内の毛細血管が集まってできたものであり，また門脈は肝臓内で毛細血管になる．つまり門脈の前後に毛細血管が存在しており，門脈は特殊な静脈であるといえる．

　肝門脈系は，末梢で食道の下部静脈，臍傍静脈，直腸下部の静脈系と吻合して側副循環路をつくっており，肝硬変などで門脈圧亢進症になると，血液がこれらの経路を通って心臓に戻ろうとする．これによりそれぞれの部位で食道静脈瘤，腹壁の皮静脈の怒張（メドゥーサの頭），痔核などが形成されることがある．

Check List

□循環系の構成
　　□心臓　縦隔
　　□右心房　右心室　左心房　左心室　三尖弁　僧帽弁
　　□心内膜　心筋層　心外膜　横紋筋—不随意筋
　　□刺激伝導系　心膜液　線維性心膜
　　□冠状動脈（冠動脈）　バルサルバ洞
□血管の構造
　　□動脈　静脈　毛細血管
　　□内膜　中膜　外膜
　　□弾性動脈　筋性動脈
□血液循環系
　　□体循環（大循環）　肺循環（小循環）
　　□動脈系　静脈系
　　□（肝）門脈系

B. 心臓の機能

1 心臓の役割

　血液は，体内で動脈→毛細血管→静脈と血管内を流れ続けることで機能することができる．この閉じられた血管ループ内で血液を循環させているポンプが心臓である．心臓は心筋層でできた袋で，心筋組織が収縮することにより血液がおし出されて圧力が加えられ（血圧），心臓から大動脈へと送られる．大動脈から動脈はさらに枝分かれして中・小動脈と細くなり，最後には赤血球がやっと通るほどの毛細血管となり，細胞に酸素と種々の栄養素を行きわたらせる．細胞に酸素と栄養素をわたした血液は細胞から二酸化炭素と老廃物を集め，小・中静脈から大静脈に集められて心臓に戻っていく．この流れは心臓がポンプの役割を果たすことにより可能になっている．

2 心臓のポンプ作用

　心臓は四つの室に分けられている．全身から上・下の大静脈に集められた血液は心臓の右側の心房に入り，さらに右心室に入って，ここからおし出されて肺に行く．肺ではガス交換により血液中の二酸化炭素が肺胞内に放出され，代わりに肺胞気中の酸素が取り込まれて血液は動脈血に変えられ，肺から肺静脈を通って左心房へ戻る（肺循環）．さらにこの動脈血は左心室から全身に送り出される（体循環）．この血液の流れを図4-9に示す．心臓の**ポンプ作用**を受けて血液が一定方向に円滑に流れるために，各部屋の出口には**弁**がついている．心臓は左右に分かれており，また部屋ごとに弁で仕切られているが（図4-5），これらに障害があると血液循環が円滑に行われず，日常生活や少しの運動にも耐えられなくなる．たとえば心房中隔欠損症のように心臓の左右の心房間を交通する孔があいていると，手術をしなければならないことがある．また，弁に異常があってうまく開かない（狭窄症），完全に弁が閉じずに血液が逆流する（閉鎖不全症）などの障害がある．

3 心臓の収縮のしかた

　心臓は1分間に約70回と規則正しく収縮している．収縮では，まず左右の心房の筋が弛緩（筋が伸びている状態）して血液をいっぱいに入れてふくらみ，次に心房の筋は収縮して血液を心室に送り込む．このとき心室の筋は弛緩している．次に，心室の筋が収縮して血液を動脈に送り出す．このように，心臓の各部位を一定の順

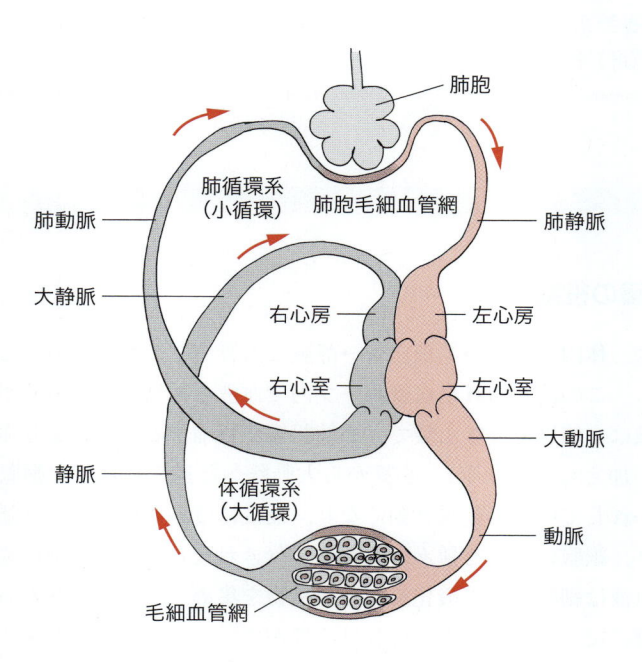

図4-9　体循環系と肺循環系

序で収縮・弛緩させることを繰り返さなければならない．このため心臓の内にその命令を伝える経路があり，刺激伝導系といわれる特殊な心筋組織が存在している（通常，臓器内でこのような命令を伝えるのは神経であることが多いが，心臓では特別な心筋がその役目を果たしている）．この刺激伝導系で起点となる部位は右心房の上大静脈がつながる部分で，ここは洞房結節と呼ばれ，心臓の収縮弛緩の歩調とり（ペースメーカー）としてのはたらきをしている．ここでつくられたリズムが心房全体に伝わり，次に房室結節（田原の結節）に伝わると，刺激はさらに房室束（ヒス束）を通って心室に伝わる．ここで刺激伝導系は心室中隔をまたぐように左右に分かれ（左脚と右脚），それぞれ左心室と右心室内を下り，最後にプルキンエ線維となって心内膜下を心室全体に広がる．以上のしくみにより心房と心室の収縮はコントロールされている．（図4-6）．

　これらの刺激伝導系に異常があると，規則正しく心臓が収縮しない不整脈を生じることがある．そのような場合は電気的除細動が行われたりする（これを一般人にもできるようにしたのが自動体外式除細動器；AEDである）．また体内埋め込み式の心臓ペースメーカーを使用して心筋に人工的に電気的刺激を与え，規則正しい心拍動を回復させることも行われている．

4 心電図

　心臓の検査にはよく心電図（ECG）が用いられる．手足や胸に電極を付けて測定するが，これにより心臓の心筋細胞が興奮収縮するときの電位変化を体表面から記録している．この電位変化から心臓の刺激伝導系や心筋の状態（心筋梗塞など）を知ることができる．心臓が1回収縮するたびに図4-10にみられるような波形が記録され，その波形の山をそれぞれPQRSTと名づけている．P波は心房，QRS波は心室の筋の興奮，ST波は心室筋の回復を表している．

5 心拍出量の調節

　心室の容量は約60 mL（60〜70 mL）とわずかであるが，安静時の心拍動を1分間に約70回（60〜80）とすれば，拍出量は60×70＝4,200で1分あたり約4Lとなる（成人の全血液量は5Lであるから，ほぼ1分間に全血液が全身を1周することになる）．これが1日になると約6,000 L，さらに一生は，と考えれば非常に膨大な量となり，心臓はそれだけ労働を強いられていることがわかる．脈拍数は人によって異なるし，また身体状態によっても変化する．たとえば運動選手は1回の拍出量が大きいため，1分間の脈拍数は50くらいの人もいる．また，運動時や精神的緊張・感情興奮などがあるときには，心拍数が2倍以上に増すことがある．これは神経やホルモンによって心臓の収縮が調節されているためで，心臓を速く強く収縮させることには交感神経やアドレナリンなどがかかわっている．

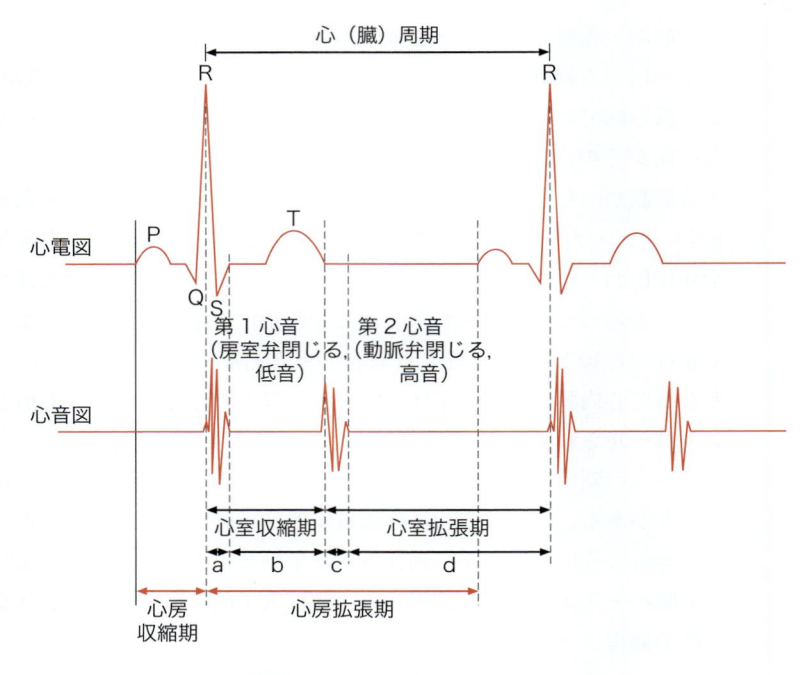

図4-10 心電図（上）と心音図（下）
a：等容性収縮期，b：駆出期，c：等容性弛緩期，d：充満期

Check List

- □心臓の機能
    - □ポンプ作用　弁
    - □弛緩　刺激伝導系　洞房結節　歩調とり（ペースメーカー）　房室結節（田原の結節）　房室束（ヒス束）　左脚　右脚　プルキンエ線維
    - □心電図（ECG）　P波　QRS波　ST波
    - □心拍出量の調節　交感神経　アドレナリン

C. 血圧

1 血圧とは

　心臓のポンプにより送り出された血液の通り道は，最初1本の太い大動脈だけであるが，体のすみずみまで行きわたらせるために次々に枝分かれして細くなっていき，末端では赤血球がやっと通る程度の毛細血管となる．このように枝分かれしていることと細くなっていることにより，相当な圧力を加えなければ血液は血管を円滑に流れない．血圧の変化を図4-11に示した．これをみると，血管が細くなる

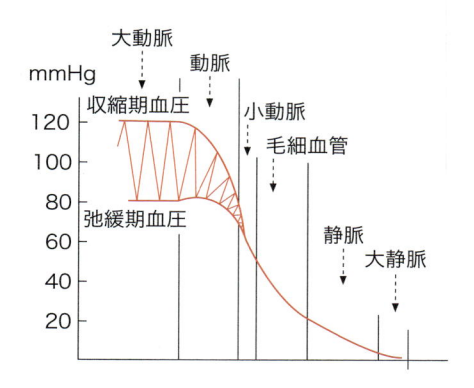

図4-11 動静脈各部位の血圧の移りかわり

に従って血圧は低くなり，静脈では0近くの値を示すようになる．よって血圧は，駆動力であるポンプの状態，循環する血液量，および血管の状態によって変わってくるといえる．

ここではまず，血圧＝心拍出量×末梢血管抵抗という式で表せることを覚えてほしい．

2 収縮期（最高）血圧と拡張期（最低）血圧

血圧はふつう，上腕で測定する（☞実習）．マンシェット（圧迫帯）を上腕に巻き水銀血圧計で測定すると，最高血圧120〜130 mmHg，最低血圧70 mmHgぐらいである．心臓が収縮し血液をおし出しているときは圧が高くなり，これを最高(収縮期)血圧という．これに対して心臓が弛緩しているときのものを拡張期（最低）血圧という．血圧はさまざまな要因で変動する．体位，精神的緊張，運動，季節などであるが，年齢による変化が顕著であり，加齢とともにどちらの血圧も上昇してくる（表4-5）．最近では電子血圧計が市販されるようになり，家庭でも手軽に血圧を測定できるようになったが，測定法を一定にしておかないと無用な心配をすることになる．たとえば，運動直後を避け，安静時，坐位か寝た状態か，また右手か

表4-5 日本人の血圧平均値　（単位 mmHg）

年齢	男子		女子	
	収縮期血圧	弛緩期血圧	収縮期血圧	弛緩期血圧
15〜19	110.7	66.7	107.2	64.5
20〜29	120.1	76.0	107.8	67.1
30〜39	123.1	79.7	111.5	70.6
40〜49	127.2	83.6	118.6	75.7
50〜59	135.4	86.3	129.0	80.0
60〜69	139.7	83.8	137.6	81.3
70歳以上	142.9	70.0	140.4	77.3

［厚生労働省：平成22年国民・健康栄養調査］

左手か，できるだけ一定の条件で計らねばならない．また測定時に脈拍数も同時に測られるものが多いが，この脈拍数を安静の目安としてもよい．一般に高血圧の指標は，収縮期血圧 140 mmHg 以上，拡張期血圧 90 mmHg 以上である．冬季は血圧が高めになる．これは寒さにより血管が収縮しているためで，高血圧の人が冬季にトイレに行き脳卒中で倒れたりするのはこのためである．

血圧は，先に述べたように心拍出量と末梢血管抵抗で規定される．心拍出量を変化させる要因には循環血液量，心拍数，心収縮力などがあり，末梢血管抵抗には血液の粘性や動脈壁の弾性などが関与してくる．全身の血圧は，これらの因子を主に内分泌系と神経系により調節することで細かく調整されているが，この調節機構がうまくいかないと，高血圧症などの血圧の問題が生じる．

Check List

□血圧＝心拍出量×末梢血管抵抗
　　□収縮期（最高）血圧　拡張期（最低）血圧

練習問題

（1）心臓とくに心尖の位置について説明せよ．
（2）心臓の弁の種類を説明せよ．
（3）刺激伝導系について説明せよ．
（4）冠状動脈について説明せよ．
（5）通常静脈注射を行う血管について説明せよ．
（6）門脈が一般の血管に比べ違うところは何か説明せよ．
（7）心電図とは何をみているのか説明せよ．
（8）最高血圧と最低血圧とは何を意味しているのか説明せよ．
（9）血圧の変動をもたらす因子を列挙せよ．

5章 血液, リンパ, 免疫

> 血液, リンパ, 免疫では, 血管の中を循環している血液や組織液（リンパを含む）の構成成分とそのはたらき, また止血機構を学ぶとともに, 私たちの体の防御を行っている免疫系とその異常についても学ぶ.

A. 血 液

血液は, 生体内で必要に応じてあらゆる物質（主に酸素, 二酸化炭素, 栄養物, 老廃物と体内に発生した熱）を運ぶはたらきを持っている. 血液は全体重の約 1/13～1/12（約7％）を占め, 成人男性（60 kg）なら約5 L, 女性ではやや少ない.

血液は結合組織に分類されているが, 生体内で唯一の流動性の組織であり, その内容は固形（有形）成分の血球と液体成分の血漿からなる. 通常, 血液を採取する場合には, 採血管にはあらかじめクエン酸ナトリウムのような抗凝固剤が入っており, 血液が固まらないようになっている. この血液を遠心分離にかけると, 下半分

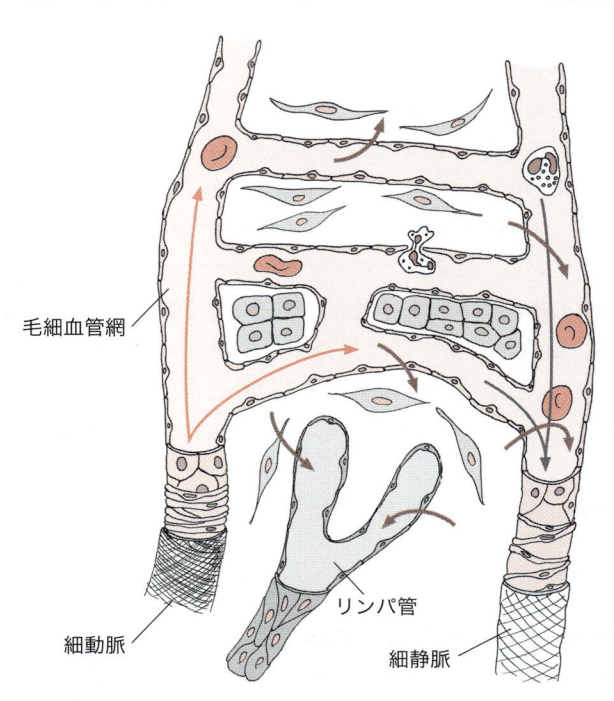

図5-1 血液とリンパ管の役割
⟶：組織液

表 5-1　血液の組成

固形（有形）成分　血液細胞 blood cells 45%	赤血球 red blood cells（erythrocytes） 白血球 white blood cells（leukocytes） 血小板 blood platelets
液体成分 55%	血漿 blood plasma

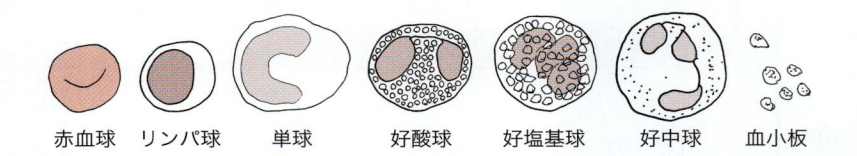

赤血球　リンパ球　単球　好酸球　好塩基球　好中球　血小板

図 5-2　血球の種類

に赤く細胞成分（主に赤血球），上半分にやや黄色（麦わら色）を呈する透明の液体成分に分かれる．両者の間にもわっとした白色の層がみられるが，これは白血球・血小板やフィブリノーゲンが集まった層でバフィコートと呼ばれる．

　血液全体に占める赤血球の容積をヘマトクリットと呼ぶ．

　血漿は血液中の液体成分でその約 90％ は水であり，その中に約 100 種類の物質が溶解しているといわれている．溶解している物質のうち最も多い成分はタンパク質であり，これは血漿中のタンパク質なので血漿タンパク質 plasma protein と呼ばれ，肝臓で生成される．その主なものは，アルブミン，凝固タンパク質，抗体である．アルブミン albumin は血漿の膠質浸透圧（膠質とはコロイドを意味し，直径 1～100 nm 程度のコロイド粒子が血液中に存在し，これは半透膜を通過しない）をつくり出し，水分を血管内に保持し，組織液から血管内に水や無機イオンを引き込む役割をしている．このアルブミン量が減少すると，低アルブミン血症となって血管から周囲の組織に水分が移動し，浮腫（むくみ）が生じる．凝固タンパク質は血管傷害時に血液の流出を防ぐ役目をしている．抗体は B リンパ球（形質細胞）により産生され，生体を病原体から守るはたらきをする．

　重要なのは，これらの血漿タンパク質が細胞に取り込まれて栄養や熱源にならないことである．

　また，血漿の pH は 7.4 ± 0.04 に保たれるようになっている．

1 赤血球

　酸素を組織，細胞に運ぶ円盤状の細胞で，中央がくぼんでおり，核がない．ヘモグロビン分子が詰め込まれている．寿命は約 120 日で，古くなってくると細胞膜がかたくなって柔軟性が失われ，脾臓を通る際にマクロファージに貪食・処理される．

　貧血 anemia は血液の酸素運搬能が低下した状態で，大量出血などにより赤血球

A. 血　液　57

数が減少した場合と，赤血球中のヘモグロビン量が減少した場合に生じることがある．鉄欠乏性貧血は赤血球内のヘモグロビンの減少によるものである．貧血の逆の状態が赤血球増加症で，赤血球の増加により血液の粘性が高まり，血液の流れが悪くなり，循環不全を起こすことがある．これには骨髄のがんの一種で起こる真性赤血球増加症と，高地など酸素濃度の低いところで生活すると生理的に赤血球が増加する続発性赤血球増加症がある．後者には，マラソン選手が試合前に高地での練習を行うなどのスポーツへの応用例もみられる．

2 白血球

　白血球は赤血球よりも数が少ないが，生体防御に非常に重要な役割を果たしている．白血球には核も細胞小器官もある．生体内で赤血球が血管外においてみられることは異常事態であるが，白血球は血管外に漏れ出て炎症反応や免疫応答に参加する．この現象は，傷害組織などから出される化学因子を白血球が感知して向かう正の走化性で生じる．

　白血球数は，ヒトが細菌感染しているかどうかの一指標になる．白血球数が11,000/mm^3 以上になると主に細菌感染が疑われ，精査がなされる（ウイルス感染ではあまり増加することがない）．逆に白血球数が正常よりも極端に減少した場合は，治療に用いられた薬剤の副作用を考える．白血病では異常に白血球数が増加するが，これは骨髄細胞のがん化で異常な白血球が大量に血液中に現れるためである．大量に出たこの白血球は残念ながら防御機能を持たないので，感染から生体を守ることができない．また，量が多すぎて血流の妨げとなる．

　白血球は特殊果粒を持つ**果粒**（白血）**球**と果粒を持たない**無果粒**（白血）**球**に分けることができ，それらはさらにいくつかに分類される．

表 5-2　白血球の分類

果粒球	好中球 好酸球 好塩基球
無果粒球	リンパ球 単球

　主に，血液塗抹標本をメイ・ギムザ染色した結果をもとに説明する．
　好中球は分葉した核と非常に細かい果粒を持つ．その果粒は染色すると灰白色で，ほかの2種類の果粒球に比べるとわかりづらい．細胞質の色は淡いピンク色である．好中球は急性細菌感染時に増加し，細菌を貪食することにより生体防御に役立つ．私たちがケガをした際に傷口にできる膿は，細菌を貪食し戦い終わって死んだ好中球の死骸の山である．
　好酸球は八の字型の核と赤色のやや大きめの果粒が充満しているのが特徴であ

り，アレルギー疾患や寄生虫感染時に急激に増加する．

好塩基球の核は不規則な形で，暗青色に染まるヒスタミンを含んだ大型の果粒が充満し，核の上にものっている．このヒスタミンは炎症性物質で，血管の透過性を亢進させ，これによりほかの白血球が炎症部位に遊走されてくる．

無果粒球の中で**リンパ球**は数が多く，濃い紫色の核が細胞のほとんどを占めるほどに大きい．細胞の大きさは赤血球よりもわずかに大きい程度である．多くはリンパ組織内に存在し，免疫応答時に重要なはたらきを担っている（B．リンパ系の項参照）．

単球は白血球の中で最も大きく，卵円形ないしU字型の核を持つ．血管から組織に移行するとマクロファージに変身し，貪食を活発に行う．

3 血 小 板

血小板は骨髄内にある巨核球の細胞質の断片であり，厳密にいうと細胞ではない．直径 2〜4 μm の碁石型で暗く染まり，ほかの血液細胞間に散在する．

約 10 万〜40 万/mm^3 存在し，血管が破綻した際に，血漿内での止血過程に不可欠なものである．

造血とは血球形成のことである．

造血は，出生後は赤色骨髄で行われる．胎生期には，はじめ卵黄嚢で起こっていた造血がその後肝臓や脾臓，骨髄でなされるようになるが，出生後は全身の骨髄でのみ行われるようになる．それも四肢の長管骨の骨髄での造血は，20歳頃には上腕骨や大腿骨の近位端でみられるだけとなる．一生造血を行うのは，頭蓋骨，寛骨，肋骨，胸骨などである．

骨髄生検：再生不良性貧血や白血病など，骨髄に問題のある疾患を疑う際には，体表に近い扁平骨である胸骨や腸骨に特別な針を刺して少量の骨髄を採取し（骨髄穿刺），顕微鏡で観察することがある．

血液細胞はすべて，未分化の**幹細胞** stem cell より分化して生じる．幹細胞は，リンパ球に分化する**リンパ球系幹細胞**と，その他の血液細胞に分化する**骨髄系幹細胞**の二つに分化する．

赤血球の産生を調整しているホルモンは**エリスロポエチン** erythropoietin で，通常は微量のエリスロポエチンが血液中に存在し，一定量の赤血球が産生される．エリスロポエチンは腎臓で産生されるが，部分的に肝臓でも産生される．エリスロポエチンによる赤血球数の調節は次のように行われる．血液中の酸素濃度が減少すると，腎臓からエリスロポエチンが放出され，骨髄に作用して赤血球の生成を促進する．すると末梢血液中の赤血球が増加するので，血液中の酸素濃度は増加して正常化する．この場合，赤血球数を増やすのではなく，生体の酸素需要に合わせて必要な赤血球が産生されている．

4 止血機構

血液は血管内をなめらかに流れているが，いったん血管の一部が破れると一連の止血機構が働く．これは①**血小板プラグ（白色血栓）の形成**，②**血管収縮**，③**凝固**の3段階からなる．

①血小板プラグの形成

血小板は正常の血管内皮細胞には付着しないが，血管壁が損傷し内皮細胞下の膠原線維が露出すると，そこに血小板が付着し，さらに血小板がほかの血小板を集める物質を出し，次々と血小板が付着し塊となる．これが血小板プラグである．

②血管収縮

一塊となり血管壁損傷部位に付着した血小板は，セロトニンを放出する．セロトニンは血管を収縮させ血流を低下させる．これにより，凝固が完了するまでの間，一時的に出血を抑えることができる．

＊血管平滑筋の直接的な傷害や局所の痛み刺激でも血管収縮は起こる．

③凝固

　a．血管収縮と同時に傷害された組織からトロンボプラスチンが放出される．
　b．血小板の表面をおおうリン脂質である血小板第3因子 PF3 がトロンボプラスチンや血液中の凝固タンパク質およびカルシウムイオンと作用して，一連の凝固機構を活性化する物質を形成する．

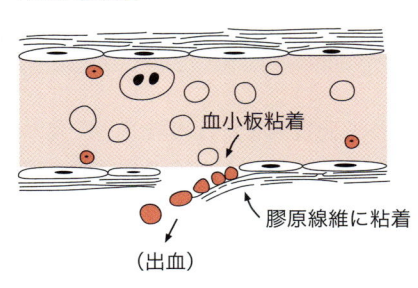

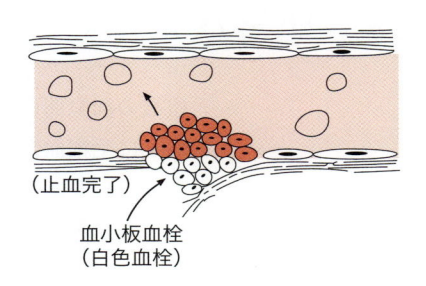

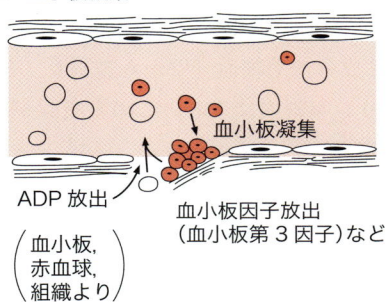

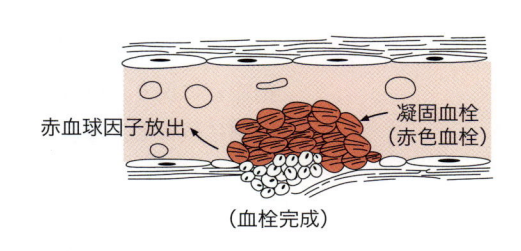

図5-3　血小板の役割

c. プロトロンビン活性化因子が血漿中のプロトロンビンをトロンビン（酵素の一種）に変換する．

d. トロンビンは可溶性のフィブリノーゲンを不溶性のフィブリンに変換する．フィブリンは細長い線維状の分子で，集まって網目構造をつくり，そこに赤血球をとらえて凝血塊の基礎をつくる．

Check List

- □ 血液
    - □ 血球　赤血球，白血球，血小板
    - □ 血漿　血漿タンパク質：アルブミン，凝固タンパク質，抗体
    - □ 赤血球　ヘモグロビン
    - □ 白血球　果粒球：好中球，好酸球，好塩基球
    　　　　　　無果粒球：リンパ球，単球
    - □ 血小板
- □ 造血　幹細胞　リンパ球系幹細胞
    　　　　　　　骨髄系幹細胞
    　　　　　　　エリスロポエチン
- □ 止血機構　血小板プラグ（白色血栓）の形成→血管収縮→凝固

B. リンパ系

　組織の細胞間に存在する液体を間質液または組織液（広義のリンパ）という．これは主に毛細血管壁を透過して出たもので，血漿成分に似た液体（タンパク質成分が少ない）である．この組織液が毛細血管と組織の細胞に介在し，運ばれてきた酸素や栄養素を細胞へ，また逆に細胞から二酸化炭素や老廃物を毛細血管へ移動させることを可能にしている（主に拡散の原理による）．組織液もまた毛細血管に再吸収されるが，それ以上の余分なものは，組織間にある毛細リンパ管網に流れ込み，さらにそれが集まってなるリンパ管を運ばれる（ここを流れる液体が狭義のリンパである）．1日に約24Lの液体成分が毛細血管壁から透過し，そのうちの20Lは毛細血管に戻り，残りの4Lがリンパ管内に入る．この再吸収が減少し組織液として過剰に残ると，浮腫がみられる．

　リンパ管には多数の弁が短い間隔で存在する．リンパ管はまた，何本かが集まってリンパ本幹になり，最後は静脈に注ぐことになる．リンパ管はその走行の途中に何度かリンパ節を通過し，そこで異物が処理される．

　小腸の粘膜絨毛の真ん中に中心乳糜腔という毛細リンパ管があり，ここには小腸で吸収された脂肪が取り込まれる．脂肪を多く含んだリンパは，腸間膜のリンパ管

から腸リンパ本幹，乳糜槽，さらに胸管（左右の下半身のリンパを集める）を経由して，最後は左側の内頸静脈と鎖骨下静脈の合流点（静脈角）に注ぐことになる．

　リンパ節はリンパ組織の集合体で，中にはリンパ球が詰まった髄索（その中心に胚中心と呼ばれる明るい部分がある）とリンパ洞という細網組織の隙間がある．輸入リンパ管を通って流れ込んだリンパは，リンパ洞を通る間に流れ込んだ細菌や異物が濾過され，リンパ球やマクロファージによって処理され，輸出リンパ管を通って流れていく．この処理過程が大きくなると，リンパ節は腫脹する（リンパ節炎）．医師が頸部や腋窩を触診するときには，リンパ節が腫れていないかを確認している．細菌の力が強い場合には，1ヵ所のリンパ節だけでは対応しきれずさらに下流のリンパ節で攻防戦が起こることもある．

　また，がんのときにがん細胞がリンパ管の中に入ると，このリンパ節内でがん細胞が増殖し，さらにそこで増殖したがん細胞が下流のリンパ節に，とリンパ管を介した転移がみられることがある．これをがんのリンパ行性転移と呼んでいる．

　頸，深頸，腋窩，鼡径，膝窩リンパ節などが体表面からよく観察されるものである．胃の周囲のリンパ節，肺門部のリンパ節などはそれぞれの臓器の疾患（がんや結核など）の際に問題となるが，体表面から触れることはできない．

　リンパ系に関係する臓器としては，扁桃，胸腺と脾臓がある．

　扁桃は口蓋扁桃，舌扁桃，咽頭扁桃などがあり，口腔や咽頭など消化器と呼吸器からの感染に対して生体防御の前線として働いている．リンパ節でも似たような構造が中にみられるが，リンパ節と異なり輸入リンパ管がなく，粘膜から入り込もうとする異物，微生物に対応している．

　胸腺は胸骨の後ろ，心臓の前に位置している．胎児から小児にかけては，発達し大きくわずかにピンク色の臓器であるが，思春期以降は次第に萎縮して脂肪に置き換わりはじめ，高齢者ではほとんどが脂肪になって黄色となる．リンパ球が集まって暗くみえる皮質と，それより明るい髄質からなり，髄質に上皮細胞が同心円状に集まったハッサル小体がみられるのが特徴である．骨髄でつくられたリンパ球の一部が一時的に胸腺にとどまり，Tリンパ球となって全身のリンパ性器官に血液によって送られる．

　脾臓は腹腔の左上部で横隔膜の直下に位置する．暗赤色で内側に血管の出入りする脾門がある．また前縁には2，3の切れ込みがみられる．脾臓はBリンパ球を産生するほか，老化した赤血球をとらえて処理する場所として重要である．その際にヘモグロビン（血色素）は分解されてビリルビンとなり，これは門脈から肝臓に運ばれて胆汁中に排泄される．また，回腸の管壁には楕円形のパイエル板と呼ばれる集合リンパ節があり，腸管内に入った細菌などの異物を積極的に取り込んで，これらに対する抗体をつくっている．

　次に，免疫という観点から血液やリンパ系の細胞のはたらきを説明する．

　私たちの身体は絶えず外から攻撃を受けているが，それらに対抗しているのが免

疫系である．この目にみえないはたらきがなければ，私たちは健康を維持できない．"目にみえない"といったが，指先をケガしたときなどに傷口が腫れたり，時には膿んだりするのを観察することができ，これは免疫系のはたらきの一端が表れたものである．"膿"は，傷口に侵入し増殖しようとした細菌を貪食して死んでいった好中球の死骸の山である．

傷口が"腫れる"と表現したが，細菌感染が生じ赤く腫れることを"炎症"という．詳しくは病理学で学ぶが，ここに炎症の特徴を記載しておくと，①発赤，②腫脹，③疼痛，④熱感，および⑤機能障害である．傷口は体表面から観察できる．肺炎，腎炎などで肺や腎臓のような内臓で細菌が増殖すると直接観察することはできないが，傷口と同様の炎症が生じている．ここで代表的な侵入者として細菌を示したが，いわゆる風邪やインフルエンザなどを引き起こすウイルス，水虫（正確には足白癬）の原因となる真菌（カビの仲間），回虫症を起こす寄生虫などが病原微生物に含まれる．また，侵入者以外でも，自己の細胞であったものが何らかの原因で変化した変性・変異細胞，老化した組織，さらに移植された他人の臓器などに対しても，排除しようとするはたらきが起こる．これらに対する私たちの体の反応は相手に対して少しずつ異なる．

基本的にヒトの体内に細菌などが侵入すると，まず細菌などを自分（自己 self，自分の細胞や組織）とは異なる異物（非自己 not self，自分の細胞や組織ではない）として認識する．次に，この異物を排除することが必要になる．非自己として認識されるものが抗原であり，この非自己を認識・排除するために働いている細胞には，好中球，リンパ球，マクロファージなどがある．リンパ球は大きくTリンパ球とBリンパ球に分けられ，Bリンパ球は抗体という攻撃ミサイルをつくり，Tリンパ球は免疫反応の調節を行っている．Bリンパ球はTリンパ球の指令を受けて抗体をつくっている．抗体は，抗原と結合することにより相手（非自己）をやっつける

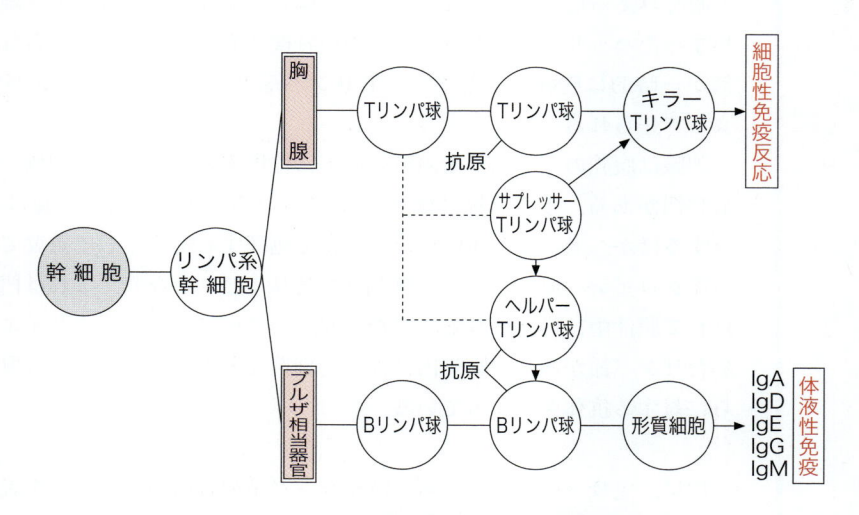

図5-4 リンパ球による免疫系の成り立ち

作用を持つ．抗体は血漿中のグロブリンタンパク質の一種で，免疫グロブリンとかγグロブリンとも呼ばれている．抗原と抗体の結合は特異性が高く，抗体は特定の抗原にのみ結合するという，ちょうど鍵と鍵穴の関係を持っている．この抗体の特異性の高さから，感染症にかかったかどうか，またその感染症に対する免疫力を持っているかどうかということに関して，抗体価を調べるという方法がとられる（よく行われているのは，予防接種の効果があるかを調べるなどである）．

抗原はおよそ1億種類はあるといわれているが，私たちはその1億種類の抗原に対する抗体をつくれないと身体を守ることができない．どのようにしてこれほどたくさんの抗体をつくり出しているかというと，5グループの遺伝子を組み合わせることによるのである．1987年，利根川進博士はこのメカニズムを明らかにしてノーベル生理学・医学賞を受賞した．

抗原抗体反応が常に私たちの体を守っているかといえばそうではなく，時に体に害を及ぼすこともある．その一つがアレルギー反応で，これは過剰な免疫応答である．またもう一つには，自己の細胞や組織を非自己と認識して攻撃してしまう自己免疫疾患がある．

最も基本的な免疫＝白血球による食作用

病気の原因となる細菌が体内に入ると，侵入してきた異物（この場合は細菌）を貪食して処理するしくみがある．細菌の場合には主に好中球が貪食するが，炭素粒のようなものの場合は，マクロファージが主に貪食する．これらの細胞は異物を細胞内の酵素で消化・分解するが，炭素粒などは取り込んだまま分解されずに保持され続ける．例として，肺胞マクロファージが取り込んだタバコ粒子や大気汚染物質の一部で肺は黒くなる．

アレルギー＝過剰な免疫防御反応

この"過剰な免疫防御反応"は，花粉のように常に体内に入ってくる可能性のある抗原（といっても，入ったところでそれほどひどい悪さをするわけではない）が体内に入った際に，おかしな防御反応を起こすものである．

アレルギー反応は古典的には，大きくⅠ〜Ⅳ型に分類されている（Gell & Coombs）．

Ⅰ型アレルギー

じんましん，アナフィラキシー反応，花粉症，アレルギー性鼻炎，気管支喘息，アトピー性皮膚炎，食物アレルギーなど．

特定の抗原に対するIgEの産生が原因である．
① 花粉などの抗原の体内への侵入
② 抗原提示細胞が抗原を取り込み，Th2細胞に抗原提示を行う
③ Th2細胞が抗原提示を受け，IL-4, 13などを放出する
④ B細胞がさらに増殖・分化して形質細胞へ

通常，形質細胞は花粉に対するIgGをつくるが，アレルギー性鼻炎にかかるヒトはなぜかIgEをつくってしまう．

抗原と結合した IgE が肥満細胞 mast cell に結合することで活性化し，肥満細胞は細胞質に蓄えていた果粒の内容を放出する（脱果粒）．そこでヒスタミン，セロトニンなどの生理活性物質が放出され，それが周囲の血管を拡張させて血管透過性を亢進させる．このことにより浮腫やかゆみを生じる（肥満細胞は皮下結合組織などに存在する．類似の好塩基球は血管内に存在するが，果粒球の約 1% と少ない）．

この反応は数分程度ではじまるので，即時型アレルギー反応と呼ばれる．花粉症やアレルギー性鼻炎では鼻粘膜の血管透過性が亢進し，鼻水が増加する．気管支喘息では気管支の平滑筋が収縮し，吸い込んだ空気を吐き出すことができずに呼吸困難を起こす．また，ハチ毒，薬物，食物によるアナフィラキシーショックでは急激な全身性血管拡張・血管透過性の亢進により血圧が低下し，時に死にいたることがある．

アトピー性皮膚炎や気管支喘息の慢性炎症，さらに慢性的アレルギー性鼻炎には，これらの肥満細胞の活性による即時型反応に続いて，好酸球が活性化する遅発型反応（あくまでも I 型アレルギーとしての）が関与している．

II 型アレルギー　細胞や赤血球などの膜表面の抗原に IgG や IgM などの抗体と補体が結合して，細胞や赤血球を破壊する細胞傷害型アレルギー反応である．

自分自身の身体の成分（自己抗原）に対する自己抗体によるものとして，抗赤血球抗体による自己免疫性溶血性貧血，抗血小板抗体による特発性血小板減少性紫斑病，抗甲状腺抗体による橋本病（慢性甲状腺炎の代表例）がある．

また，ABO 不適合輸血による溶血も同様のメカニズムで生じる．

III 型アレルギー　免疫複合体 immune complex 型あるいはアルサス Arthus 型と呼ばれるアレルギー反応である．

傷害される組織や細胞とは無関係の抗原に，IgG 抗体や補体が結合して免疫複合体がつくられ，それが血液中を流れて種々の組織の小血管に沈着すると，炎症反応が連鎖的に生じ組織が傷害される．

血清病（毒ヘビにかまれたときに使用される抗毒素血清や破傷風・狂犬病で使われる抗毒素血清は，ヒト以外のウマなどの動物を用いてつくられている．これらの異種血清中のタンパク質が抗原と認識されることがある），糸球体腎炎，間質性肺炎，関節リウマチ（RA）や SLE などの膠原病などが例としてあげられる．

IV 型アレルギー　I～III 型アレルギーが何らかの抗体による体液性免疫の異常であったのに対して，IV 型アレルギーでは抗体は関与せず，細胞性免疫の異常による組織傷害が生じる．抗原抗体反応に比べて細胞性免疫による反応には時間がかかることから，遅延型アレルギーと呼ばれるアレルギー反応である．

キラー T 細胞や活性化マクロファージが組織を攻撃する．また長期間にこれらの細胞による炎症が続くと，肉芽腫という結節がつくられ残る．

接触性皮膚炎（薬品や金属アレルギーなど）や過敏性肺臓炎（原因はカビや薬剤）などが例である．臓器移植の際にみられる拒絶反応やツベルクリン反応も同じ機序で起こる．

免疫不全　アレルギー反応が過剰な免疫反応であったのに対して，免疫機能がうまく働かないのが**免疫不全**である．これも詳しくは病理学で学んでほしい．

先天性免疫不全によりBリンパ球の異常があると，抗体がつくれず液性免疫が低下し，細菌感染に対して抵抗できない．X連鎖無ガンマグロブリン血症や，胸腺が低形成でTリンパ球がうまくつくられないと，細胞性免疫が低下する．ウイルスや真菌に対する抵抗力の低いディ・ジョージ症候群がこれにあたり，さらにBリンパ球もTリンパ球も両方ともに異常な重症複合型免疫不全症もある．チェディアック・東症候群では好中球がうまく働かず，慢性肉芽腫症では細菌の貪食がうまくいかない．

後天性免疫不全の代表例はAIDS（後天性免疫不全症候群）で，これはHIV（ヒト免疫不全ウイルス）の感染により起こり，細胞性と液性免疫の両方が機能しなくなるため感染防御がきわめて低下する．そのために本来ならほとんど感染しないような病原体が原因となって発症する日和見感染を起こしたり，悪性腫瘍にかかりやすくなったりする．

骨髄移植とGVHD　白血病は造血細胞の悪性腫瘍であり，その治療としては，患者の骨髄細胞を放射線照射や抗がん剤等で殺してしまい，代わりに正常なヒトの骨髄を移植し（この場合は白血球の血液型であるHLAを一致させる．ABO型は問わないので，骨髄移植後にABO式血液型が変わる場合もある），正常なヒトの造血幹細胞が正常な血液をつくり出すのを期待する骨髄移植を行うことがある．しかし，赤血球におけるABO型のようにHLAが完璧に一致することは難しい（一卵性双生児であれば，ほぼ完璧に一致する）．そのため骨髄移植後には合併症が起こることが多く，それをいかに抑えるかが成功の鍵となる．この合併症が**移植片対宿主病 graft versus host disease（GVHD）**である．これは骨髄移植後の白血球（移植された造血幹細胞がつくりだした）が患者の組織のHLAを非自己と認識し攻撃をはじめる状態で，通常の臓器移植で生じる移植片拒絶反応とは逆の関係になる．このような合併症を防ぐために，自己末梢血幹細胞移植（PBSCT）のような方法も一部の急性白血病では行われるようになってきた．

Check List

- 免疫　非自己：抗原
  リンパ球：Tリンパ球，Bリンパ球　抗体
  アレルギー反応，自己免疫疾患，免疫不全
  骨髄移植と移植片対宿主病 graft versus host disease（GVHD）

練習問題

（1）体重 60 kg の成人男性の血液量はどのくらいか答えよ．
（2）アルブミンのはたらきはどのようなものか説明せよ．
（3）血小板はどのようにしてできるか述べよ．
（4）免疫グロブリンとは何か説明せよ．
（5）アレルギーを分類して説明せよ．

6章 呼吸器系

ここではまず，呼吸器系を構成している器官について，そしてそれらがどのように働き，また調節されているかを学ぶ．さらに，ヒトが生命を維持するために呼吸運動により必要な酸素（O_2）を取り込み，また代謝産物である二酸化炭素（CO_2）を放出するしくみを学ぶ．

ヒトは食べ物を食べて生きている．しかし，食べることによって得られた栄養素はそのまま使われるのではなく，細胞が栄養素を燃焼することで活動エネルギーに変えられる．そのためには必ず酸素が必要であり，また燃焼により生じた二酸化炭素は体外に排出されなくてはならない．呼吸には，体外から酸素を取り込み二酸化炭素を排出する**外呼吸**と，血液によって全身に運ばれた酸素を細胞が取り込んで代謝を行い，生じた老廃物としての二酸化炭素を血液に出す**内呼吸**があるが，ここでは主に外呼吸について学ぶ．外呼吸とは，外気と血液とのガス交換，すなわち肺におけるガス交換のことである．つまり外呼吸は，胸郭の運動により胸郭を拡大して肺に空気を入れ，胸郭を縮小して空気をおし出すことといえる．吸息運動と呼息運動をあわせて呼吸運動という．

A. 呼吸器系の構成

呼吸器系は，**気道**と**肺**に分けられる．気道は肺と外界とをつなぐ空気の通り道であり，鼻腔，副鼻腔，咽頭，喉頭，気管，気管支からなる．肺は肺胞からなり，ここでガス交換がなされる．肺は胸腔にあり，ここは胸郭に囲まれた空所である（図6-1）．

1 鼻腔

鼻腔（図6-2）は鼻前庭と固有鼻腔に分けられ，後者はさらに呼吸部と嗅部とに分けられる．

鼻前庭は顔面の皮膚の続きが鼻腔に入り込んだ部分で，毛が密生している．

呼吸部は鼻腔の大部分で，粘膜は粘液を分泌する．冷たい外気を温めるために，粘膜には静脈叢がよく発達している．鼻腔は鼻中隔により左右に分けられ，呼吸部の気道は，側壁から突き出した上・中・下鼻甲介によって，上・中・下鼻道に分けられる．鼻道には副鼻腔や鼻涙管の開口部がある．

嗅部は鼻腔の最上部にあり，そこに分布する嗅細胞が嗅粘膜の粘液に溶け込んだ

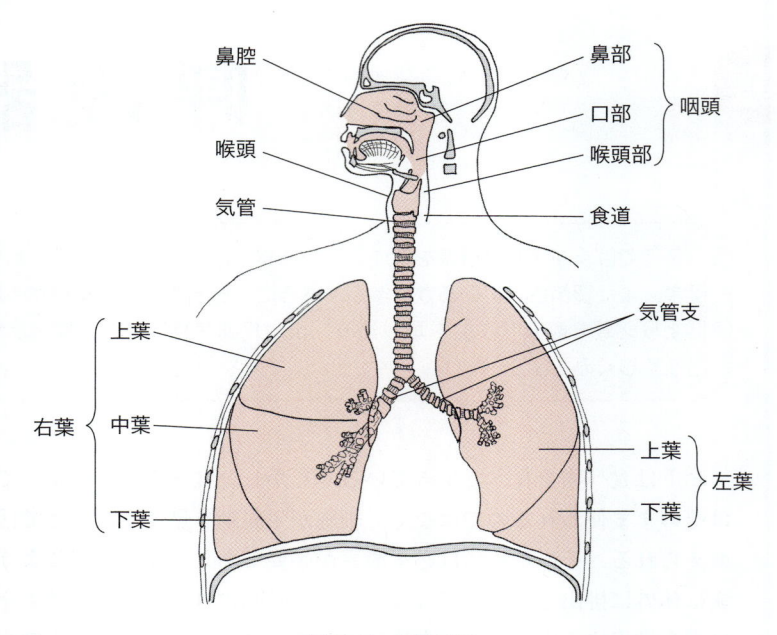

図6-1　呼吸器系

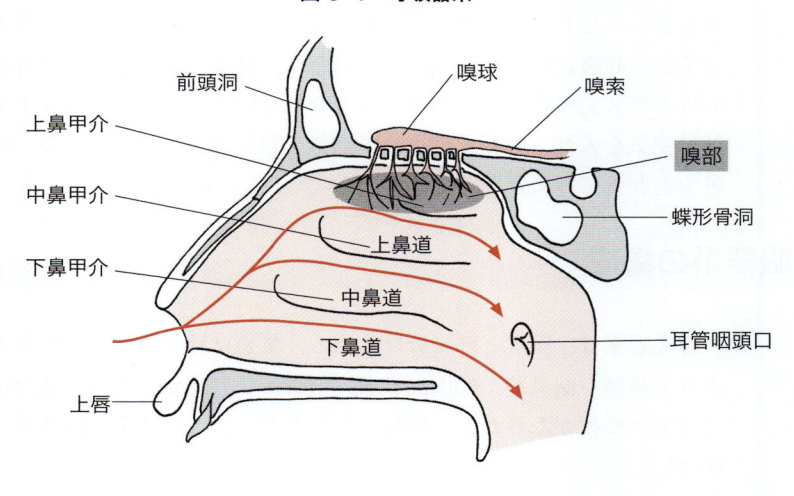

図6-2　鼻腔

におい物質（化学物質）を感知して，中枢に伝える．

2 副鼻腔

　副鼻腔（図6-3）は鼻腔の周囲にあって鼻腔と交通している．副鼻腔には，頭蓋骨を軽くする，外部からの衝撃を吸収する，声の共鳴腔になるなどのはたらきがある．その一方で，鼻粘膜は副鼻腔に連続しており，風邪をひくと鼻粘膜同様に副鼻腔にも炎症が起こり，鼻汁（鼻粘膜の分泌液）が分泌される．この場合，鼻腔と違って副鼻腔の開口部は小さいため鼻をかんでもほとんど出てこず，副鼻腔内に鼻

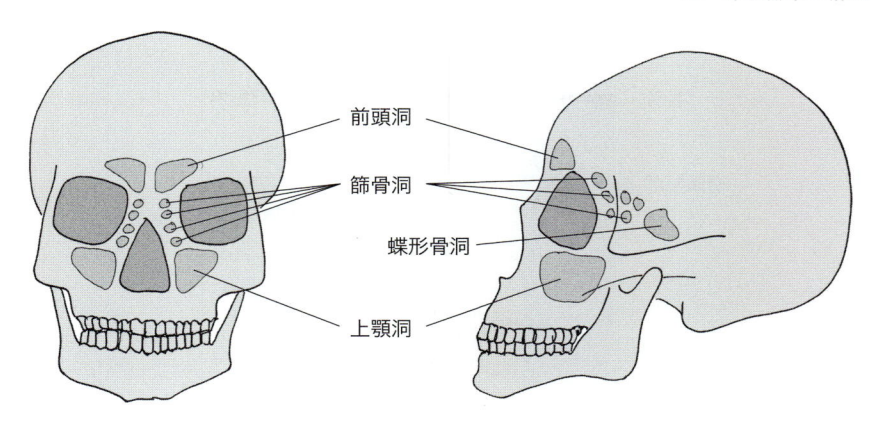

図6-3 副鼻腔

汁がたまり，頭重感を生じることがある（この状態が持続するものを慢性副鼻腔炎といい，一般に蓄膿症と呼ばれるものである）．副鼻腔の種類として，前頭洞・篩骨洞，蝶形骨洞，上顎洞がある．前頭洞と上顎洞は中鼻道に開口している．

3 咽　　頭

咽頭は俗にのどと称され，鼻部・口部・喉頭部に分けられる．咽頭口部は口腔の後壁を形づくっている部分で，口腔や食道と同じように重層扁平上皮でおおわれている．同時にこの部は気道の一部であり，食物と呼吸気がここで交叉する．

4 喉　　頭

咽頭の前方にあって軟骨が組み合わさってできた空気の通り道で，気管に続く部分である．ここには声帯があり，その動きを調節する筋もある．喉頭の粘膜は多列線毛上皮のところが多い．喉頭には横紋筋があり，声帯の調節と嚥下運動に関与している（図6-4, 6-5, 6-6）．

喉頭は，喉頭蓋軟骨，甲状軟骨，輪状軟骨，披裂軟骨などからなっている．喉頭

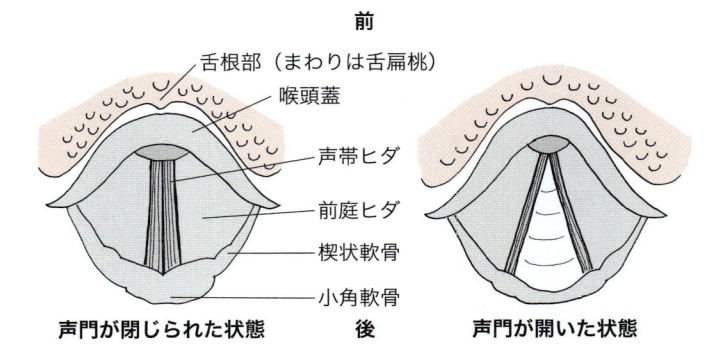

図6-4 喉頭（声帯を上方よりみたところ）

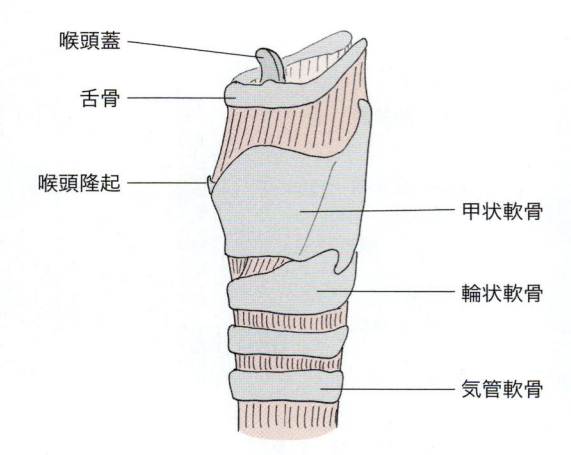

図6-5 喉頭（左側よりみたところ）

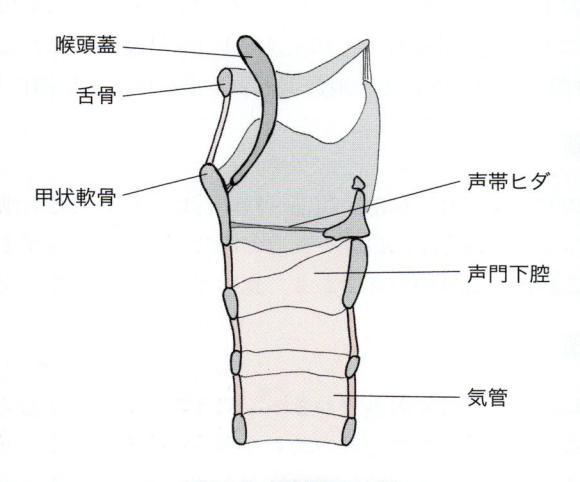

図6-6 喉頭の正中断

蓋は嚥下運動のとき喉頭の入口を閉鎖し，食物が気道に流入するのを防ぐ．甲状軟骨は皮膚の上から手で触れることができる（のどぼとけ）．男性では思春期にこの軟骨が大きくなって声帯がのびるため，声変わりが起こる．

声帯とは，左右の喉頭内の粘膜壁が突出して声帯ヒダをつくったもので，その間の狭い隙間を声門裂という．声門の中が狭くなり，ここを通る空気が声帯ヒダを振動することにより声が生じる．

5 気　管

喉頭・気管・気管支と続く（図6-7）．気管は長さ10 cm，太さ2.0 cmくらいで，前方に向かって凸の馬蹄形をした気管軟骨が20個ほど上下に並び，それらの間を平滑筋がつないでいる．気管の粘膜は多くの杯細胞を含む多列線毛上皮におおわれ，軟骨を欠く後壁には平滑筋がある．気管の背側には食道が走行している．気管に軟

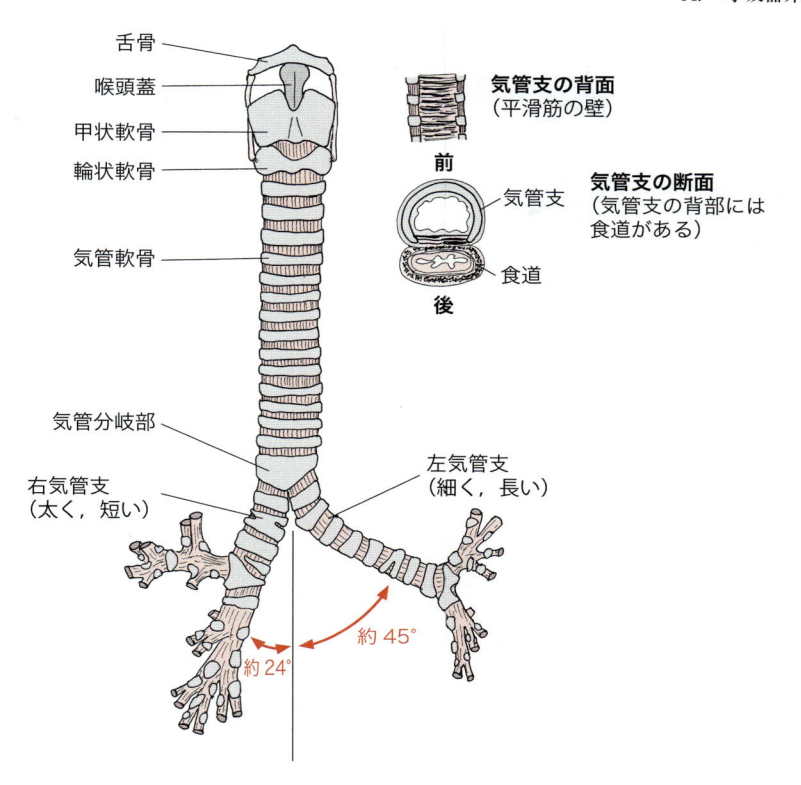

図6-7 気管と気管支

骨があるために気道はつねに空間として開き，窒息しないようになっている．食道の方は食べた物が通らないときには前後に圧平されている．

6 気管支

　気管から肺にいたる部分が気管支である．気管が左右の気管支に分岐するとき，垂直線に対し，右気管支は約24°，左気管支は約45°の角度をなしている．左側には心臓があるため，角度が大きく，また細長い．そのため，誤って異物が気管に入ったときには，角度と太さの関係で，多くは右の気管支に落ち込む．

7 肺

　気道に続いて肺がある．肺では終末部の肺胞でガス交換が行われており，肺循環により，心臓からCO_2の多い血液を受け，これにO_2を加え新鮮な血液にして心臓に送る．
　肺は**右葉**と**左葉**に分かれ，右葉は上・中・下の3葉に，一方の左葉は上葉と下葉の2葉に分けられる（図6-8）．肺の上端部を肺尖，下部の横隔膜に接している部分を肺底と呼ぶ．内側面の中央部を肺門部と呼び，気管支，肺動・静脈，気管支動・静脈や神経，リンパ管が出入りしている．気管支は肺の中に入り繰り返し枝分かれ

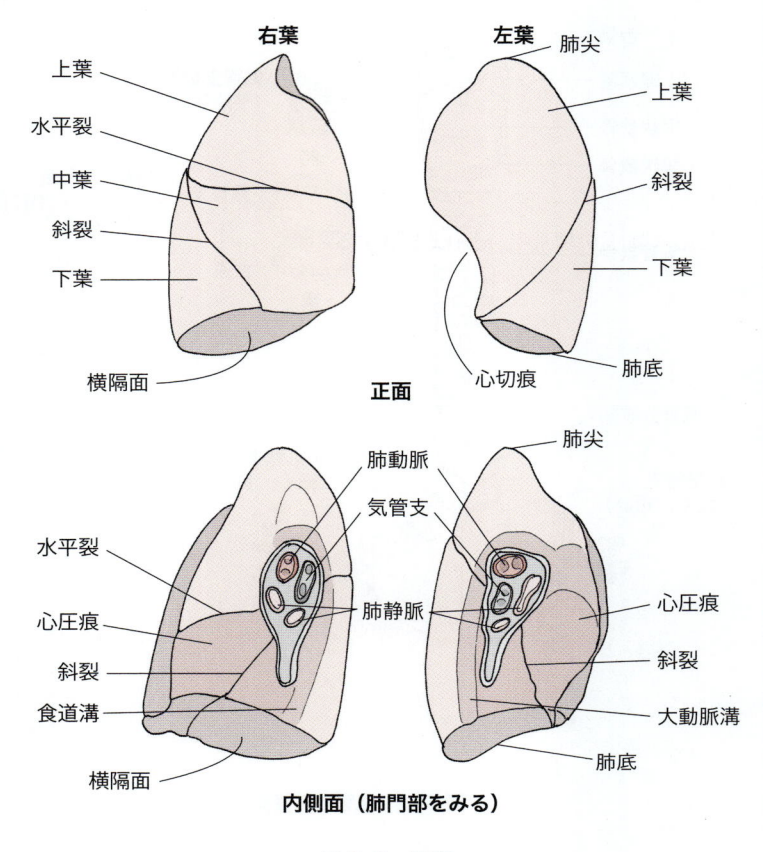

図 6-8 肺葉

して細くなり，葉気管支→区域気管支→区域気管支枝→細気管支→呼吸細気管支→肺胞管→肺胞嚢と変わり，最後にブドウの房のような肺胞となる．基底膜を介して肺胞を取り巻いている毛細血管の内皮細胞はきわめて薄く，肺胞の上皮細胞にはこれと接するⅠ型肺胞上皮細胞がある．この薄い壁を通じて赤血球が運んできた CO_2 は肺胞に出され，肺胞に吸い込まれた空気からは O_2 が赤血球に取り込まれて，酸化ヘモグロビンが形成される．もう1種類の肺胞の上皮細胞として，丈の高いⅡ型肺胞上皮細胞も肺胞腔に面して存在しているが，こちらはサーファクタント（界面活性剤の一種）を分泌し，肺胞内面の表面張力を弱めて呼気時に肺胞がつぶれるのを防いでいる．肺胞腔内にはマクロファージがいて，肺胞腔にまで入ってきた微粒子（タバコの煙物質など）を取り込む．気道系の鼻腔から細気管支までには線毛細胞があって，粘液に取り込んだ微粒子や細菌などを排除するために肺から鼻腔の方に向けた線毛の流れをつくっている．しかし呼吸細気管支から肺胞には線毛がないので，このマクロファージが異物処理に働いている．また，気管からずっとあった軟骨は直径2 mm程度の細気管支でなくなってしまう．

8 胸膜腔

肺に密着する臓側胸膜と，胸壁の内側に密着する壁側胸膜との間が胸膜腔である．ここにはわずかな量の液体（胸水）があり，肺の胸膜腔での運動をなめらかにしている．胸膜は肺門部で反転し，胸膜腔は完全な密室になっている．吸気のとき，胸膜腔は陰圧が増加し，肺は膨張する．

Check List
- □ 内呼吸と外呼吸
- □ 呼吸器系の構造
  - □ 気道　鼻腔・副鼻腔・咽頭・喉頭・気管・気管支
  - □ 肺　肺胞　右葉　左葉

B. 呼吸器系の生理

1 呼吸運動

肺は2重の胸膜におおわれており，外側の膜が付く胸郭を広げ，胸膜腔の陰圧を増して外気を肺の中に入れる（図6-9）．外気を肺に取り込むときには，外肋間筋の収縮により肋骨を持ち上げること（胸式吸息）と，横隔膜（胸腔と腹腔を境している膜状の骨格筋）が収縮して胸腔の容積が増えること（腹式吸息）によって吸息

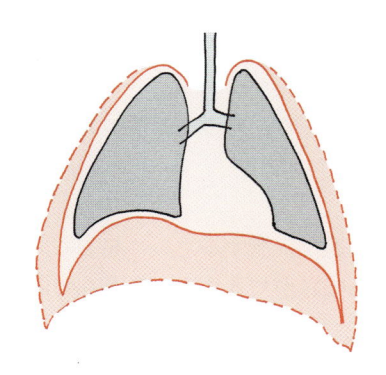

呼気時には実線で描かれた状態が，吸気時には破線で描かれているように縦方向と横方向に拡張することにより，胸腔内圧の陰圧が増加し，肺が拡張して肺内圧が陰圧となって外界から空気が入る．

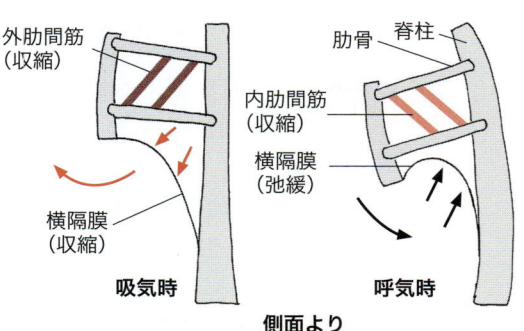

吸気時には肋骨と胸骨の挙上（外肋間筋の収縮による）と横隔膜の収縮により胸腔は拡張する．
呼気時には外肋間筋の弛緩（収縮をやめる）と内肋間筋の収縮と横隔膜の弛緩により胸腔は縮小する．

図6-9　呼吸に伴う胸郭の変化

が行われる．胸腔が広がることにより胸腔内圧の陰圧が増して，肺は大気圧（760 mmHg）でおされて広がり，空気が肺に入る．呼息時には外肋間筋や横隔膜筋が弛緩することで胸腔の容積が減り，胸腔内圧の陰圧が減少して肺から空気がおし出される．同時に，肺自身の弾性によって肺が縮小するため空気をおし出すことになる．努力して呼息する場合には，内肋間筋や腹筋の収縮が加わる．これらの呼吸運動は，胸腔が密封されていること，肺を包んでいる2重の胸膜腔の間にわずかな漿液が入っていてなめらかに肺が収縮・弛緩を行えることが条件であり，胸壁や肺に穴があいた場合（気胸）や，胸膜腔が癒着したり，液体が貯留するとうまくいかない．

2 呼吸運動の調節

呼吸は意識しないときでも吸息・呼息運動を交互に規則正しく行えるが，意識して大きく呼吸したり呼吸運動を止めたりすることができる点で，ほかの自律神経系の調節を受けている生命活動とは異なる．安静時には，呼吸運動は延髄にある呼吸中枢で調整されている．ふつう無意識に吸息・呼息の交互運動を調節しているものの一つに，ヘーリング・ブロイエル反射（肺迷走神経反射）がある．これは，肺がふくらむと肺胞壁にある迷走神経の知覚枝がそれを感知して呼吸中枢に伝え，吸息運動を抑制させ呼息運動に変えさせるものである．またスポーツをした後には呼吸のリズムが速くなるが，これは血液の状態を感知して呼吸中枢に知らせる機構のためである．血液のO_2分圧やCO_2分圧，pHを感知する装置（これを化学受容器という）が頸動脈洞や大動脈弓，呼吸中枢の近くにあり，O_2分圧の低下やCO_2分圧の増加，pHの低下（酸性化）を感知して神経路を通って呼吸中枢に働き，呼吸運動を促進させている．意識的に呼吸運動を変えられるのは，大脳皮質からの命令が神経路を通って呼吸中枢に働くからである（図6-10）．

3 いろいろな呼吸型

くしゃみ　気道内，主に鼻腔内の異物を排泄するための一過性の大きくかつ急激な呼息運動で，反射によるものである．

咳（せき）　断続的な呼息運動で気道内の粘膜を排泄するために起こる．せき込むと息苦しいのは，連続的に呼息を続けるため吸息ができなくなるからである．

しゃっくり　横隔神経に異常な命令が伝わり横隔膜が収縮して急激な吸息運動が起きたもので，呼息中でも吸息に変わるので驚かされる．

あくび　酸素不足による反射的な大きな吸息運動とされている．

これらのほか，"笑い"や"ため息"なども不規則な呼息運動としてあげられる．

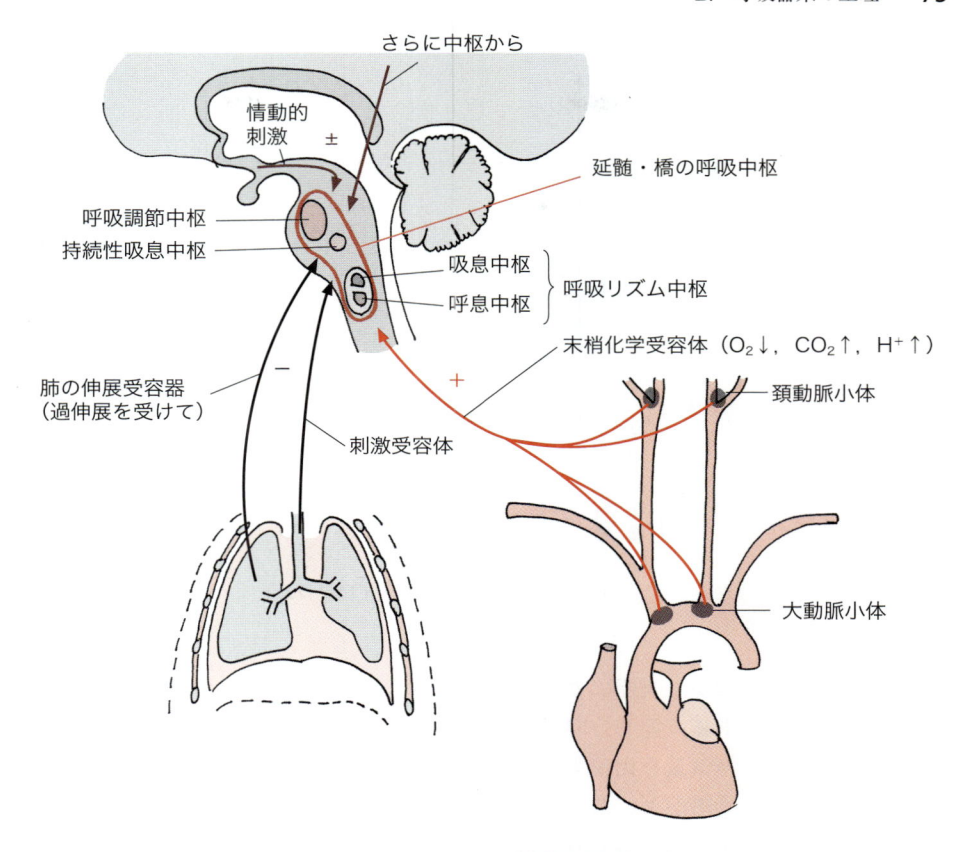

図6-10 呼吸の反射性調節と化学性調節

4 肺容量

　肺容量は肺に入る空気の容量で，成人では5〜6Lほどある．しかし1回の呼吸で肺に入る空気の量，1回呼吸気量は約500 mLと，肺容量のほぼ1/10である．肺容量の中の区分には，図6-11にみられるように，1回呼吸気量のほか，大きく吸息運動をしたとき余分に吸うことができる予備吸気量，また大きく空気を吐いたときの予備呼気量があり，**予備吸気量＋1回呼吸気量＋予備呼気量**を**肺活量**（成人男性3〜4L，成人女性2〜3L）という．また最大呼息時にも吐き出しきれない空気があり，これを**残気量**という．ふつうの呼吸時には，残気量と予備呼気量の和の約3Lのところに500 mLの空気が混合している．しかしこの場合，呼吸された500 mLの空気がすべてガス交換に関係しているわけではない．肺のガス交換は肺胞上皮のある部分でのみ行われるので，鼻もしくは口から気管を通り，気管支さらに細気管支を経て肺胞に達するまでの，いわゆる気道にあたる部分にある空気の量150 mLはガス交換にあたらない．この気道の占める空間を死腔と呼び，その量を**死腔量**という．通常，呼吸数は1分間16回なので分時呼吸気量は500×16＝8,000 mL

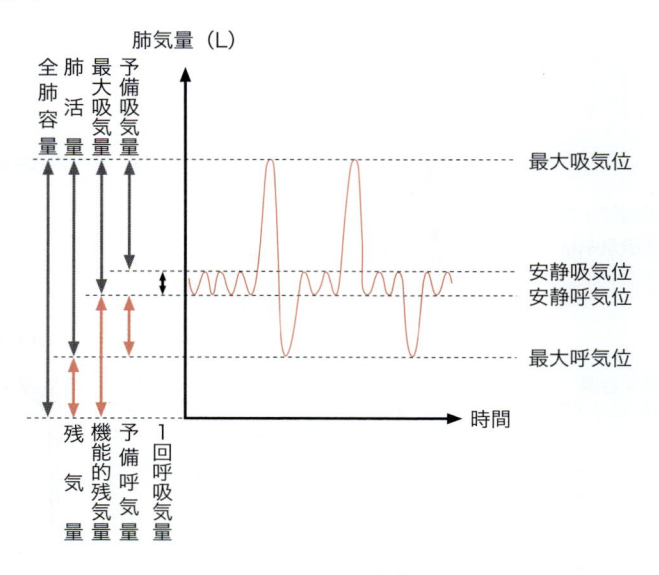

図 6-11 肺気量（スパイログラム）

だが，実際にガス交換に関与する**分時肺胞換気量**は（500 − 150）× 16 = 5,600 mL である．同じ分時呼吸気量で呼吸数が半分の 8 回および倍の 32 回のときの分時肺胞換気量を比較すると，分時肺胞換気量は 6,800 mL および 3,200 mL であって，最も効率がよいのは呼吸数 8 回で 1 回の呼吸気量が 1,000 mL のときである．このように，呼吸はゆっくりと大きくした方がガス交換の効率はよい（図 6-12）．スポーツ時の呼吸調整方法や運動後の深呼吸運動はこの点を考慮すれば理解される．毎分 30 回以上の呼吸を浅速呼吸といい，見かけ上呼吸しているようにみえるが，実質的にはガス交換は不十分な状態である．

5 ガス交換

吸息運動によって吸入された空気（酸素分圧 160 mmHg）は気道を移動する間に暖められ，水蒸気で飽和されて，肺胞に残っている空気（機能的残気量）と混ざり，酸素分圧 100 mmHg にまで下がった肺胞内ガスになる．しかし右心室から肺動脈を通り肺に入る静脈血中の酸素分圧は 40 mmHg と低いので，肺胞と血液間のガス分圧差による物理的拡散によって，酸素は肺胞から薄い肺胞壁を介して血液中に移動し，逆に二酸化炭素は血液中から肺胞内に移動する．呼吸が行われることにより肺胞内ガスは交換され，また血液が流れることによりこの拡散は続く．表 6-1 に大気と肺胞気の組成を示す．肺胞気では，大気中に約 20% あった O_2 は約 13% に減少し，7% の酸素が利用されたことになり，代わりに CO_2 と水分が増加したこととなる．ガス交換は分圧で示したように物理学的要素と赤血球の **Hb** との化学反応によって行われるが，この化学反応も O_2 や CO_2 の分圧によって反応速度が異なっている．O_2 は赤血球中のヘモグロビンと結合して全身の組織や細胞に運ばれる．

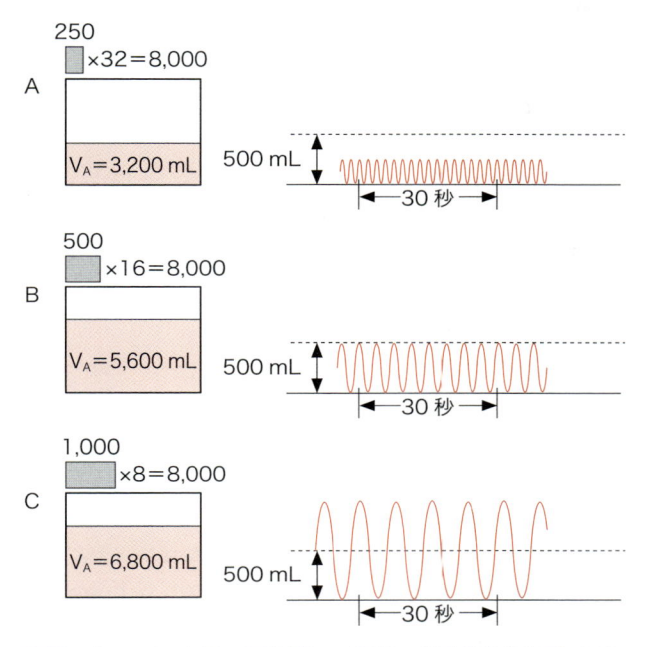

図6-12　1回呼吸気量と呼吸数との変化が分時肺胞換気量に及ぼす影響（Comroeによる）
A：速くて浅い型，B：正常，C：遅くて深い型の呼吸
A，B，Cの1回呼吸気量はそれぞれ，250，500，1,000 mLとする．
A，B，Cの大きな区画の全面積（着色の部分と白い部分の和）はすべて等しく，8,000 mL．
区画中の着色部分の面積は分時肺胞換気量（V_A）を示し，この値はC＞B＞Aとなる（死腔量は150 mLと仮定）．右のグラフは30秒間の呼吸記録図．

表6-1　ガス分析値

	分圧（mmHg）					
	吸気	呼気	肺胞気	動脈血	静脈血	組織
O_2	158.0	116	100	95	40	40
CO_2	0.3	32	40	40	46	46
N_2	596.0	565	573	573	573	573
水蒸気	5.7	47	47	47	47	47
計	760	760	760	755	706	706

CO_2 は血液の液体部分（血漿）に溶けて**重炭酸**（HCO_3^-）となり血中 pH の緩衝作用を果している．

Check List

- □ 呼吸器系の生理
    - □ 呼吸運動の調節　ヘーリング・ブロイエル反射（肺迷走神経反射）　化学受容器
    - □ 肺容量　予備吸気量＋1回呼吸気量＋予備呼気量＝肺活量　残気量　死腔量
    - □ 分時肺胞換気量
    - □ ガス交換　O_2　CO_2　Hb　重炭酸

練習問題

（1）鼻腔と副鼻腔との関係を説明せよ．
（2）食べ物を嚥下するとき，気管に入らないのはなぜか答えよ．
（3）誤って異物を気管に入れたとき，右気管支に入りやすいのはなぜか答えよ．
（4）胸膜腔の存在理由は何か説明せよ．
（5）呼吸に関係する筋にはどのようなものがあり，またどのように働いているか説明せよ．
（6）呼吸に影響を与えるものは何か，またそれはどのように感知されているか答えよ．
（7）肺容量について説明せよ．
（8）肺胞でのガス交換はどのようにしてなされているか説明せよ．

7章 消化器系

ここでは消化器系の構造と機能を学ぶ．消化器系には，口から肛門に続く消化管と，そこに付属する消化腺がある．口腔での歯と舌および消化管の運動といった物理的な消化，また消化腺から出される消化液のはたらきによる化学的な消化により栄養素を吸収することが，この消化器系の役割である．

A. 消化器系の構成

消化器は，口腔から肛門までの長い**消化管**と，消化液を出す**消化腺**からなる（図7-1）．消化管の基本的な組織構造は，内から外に向かって，**粘膜・粘膜下層・筋層・外膜または漿膜下層**からなる．

```
          ┌ 粘膜上皮
     ┌ 粘膜 ┤ 粘膜固有層
     │    └ 粘膜筋板
消化管 ┤ 粘膜下層
     │    ┌ 内輪筋層
     ├ 筋層 ┤
     │    └ 外縦筋層
     └ 外膜または漿膜下層
```

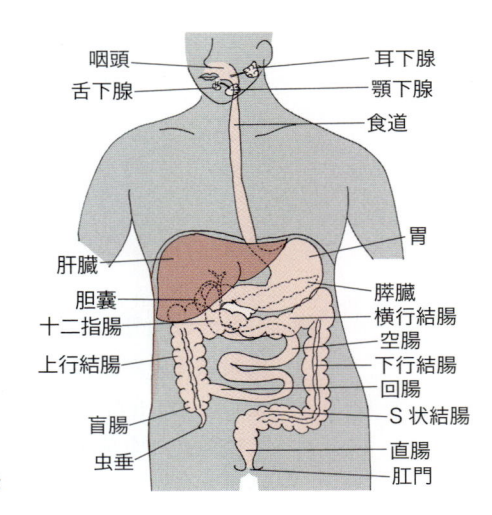

図7-1 消化器系の全景

1 口　腔

口　腔　消化管のはじまりは口腔で，上唇と下唇が入口にある（図7-2）．口腔（こうくう）を分けると，口腔前庭と固有口腔とになる．歯列と頬部（きょう）・唇部（しん）の粘膜との間が**口腔前庭**，歯列より内側で舌などがあるところが**固有口腔**である（図7-3）．口腔の上部を**口蓋**（がい）といい，骨が芯となっているかたい部分が**硬口蓋**，後の方のやわらかい部分が**軟口蓋**である．口腔の底部には**舌**があり，後方は口峡となり，**咽頭**に移行する．口腔に開口する消化腺には**大唾液腺**と**小唾液腺**とがあり，前者には**耳下腺・舌下腺・顎下腺**（がく），

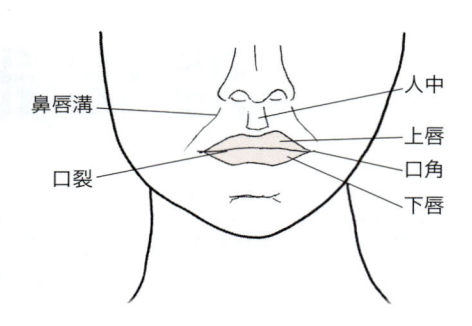

図7-2 口

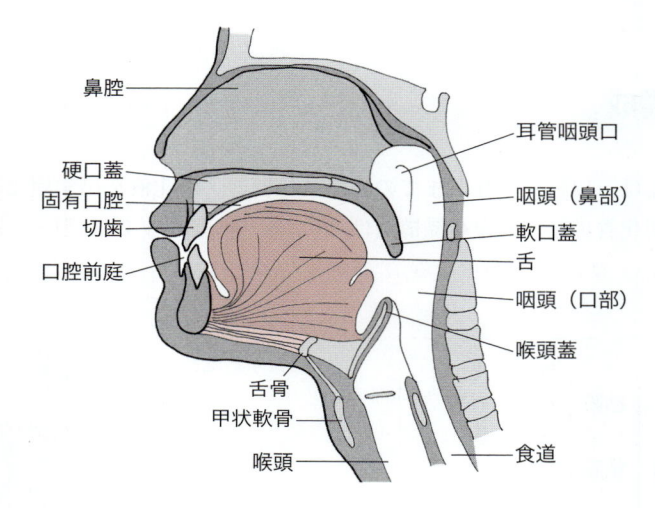

図7-3 口腔（頭部の矢状断）

後者には**口唇腺**・**頰腺**・**臼後腺**・**口蓋腺**・**舌腺**などがある．

歯　乳歯は顎骨の十分に発達していないときに生える歯で，合計20本ある．個体の成長に伴い，顎骨が発達すると**永久歯**と生えかわる．乳歯は生後7ヵ月くらいで生えはじめ，6歳から13歳くらいではなお残存している．永久歯は乳歯の抜けたあとに生え，全部生え揃うと32本であるが，第3大臼歯（智歯または親知らず）は一生涯生えないこともある（表7-1，図7-4）．

　歯は**エナメル質**・**象牙質**・**セメント質**の3種の硬組織と，中心部の**歯髄**とからできている（図7-5）．このうち，とくにエナメル質は，人体のうち最もかたい組織の一つである．歯頸より上の歯冠と称するところは，エナメル質でおおわれている．**セメント質**は歯根の部分にあってエナメル質の続きで，表面をおおっている構造である．象牙質はエナメル質と歯髄との間にある組織で，歯の基本的な部分である．**歯髄**はその中に神経・血管などが入っている．むし歯（齲歯）になってエナメル質や象牙質が損なわれると，歯髄の神経が刺激を受け，激しい歯痛に見舞われる．

舌　舌は口腔底にあって中心部は横紋筋からなり，外表面は粘膜でおおわれている．

表 7-1 乳歯と永久歯の数

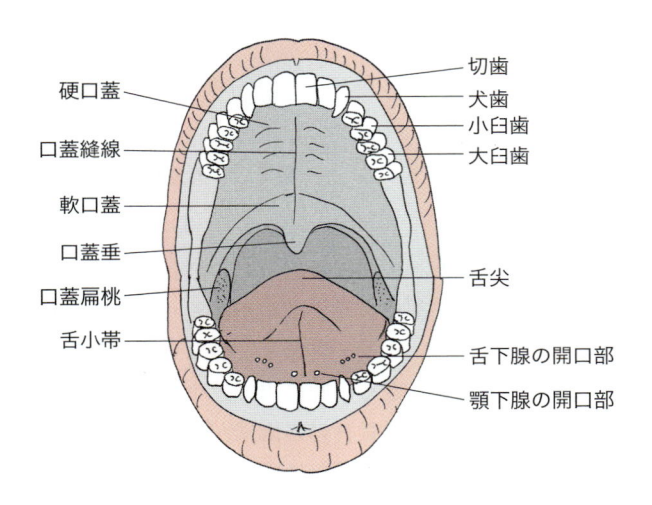

	左				右			
乳歯　20本	臼歯	犬歯	切歯		切歯	犬歯	臼歯	
	2	1	2		2	1	2	
	2	1	2		2	1	2	
永久歯　32本	大臼歯	小臼歯	犬歯	切歯	切歯	犬歯	小臼歯	大臼歯
	3	2	1	2	2	1	2	3
	3	2	1	2	2	1	2	3

図7-4　口腔（舌を上にあげ，舌下面をみせている）

図7-5　歯の構造（切歯，縦断面）

この粘膜には舌乳頭や味蕾が存在する．舌には消化器，味覚器，構音器としての機能がある．

　舌の前2/3を**舌体**といい，**舌根**との境に**分界溝**がある．舌体には**糸状乳頭**・**茸状乳頭**・**葉状乳頭**・**有郭乳頭**などが存在する（図7-6）．**糸状乳頭**は最も数が多く，それらの先端は角化していてかたく，食べ物を削り取る，のどに送るなど機械的なはたらきをしており，味蕾はない．**茸状乳頭**は先が扁平で，その頂部の粘膜には味蕾がある．この乳頭は舌背に散在していて，肉眼で赤くみえる．**葉状乳頭**は舌体の後部外側縁にみられ，味蕾が多数みられる．**有郭乳頭**は最も大きく，分界溝の前に数個が1列に，全体としてV字状に並び，それぞれが囲いを持っている．有郭乳頭には，乳頭の側壁に多数の味蕾がある．

味蕾　味蕾は舌に最も多いが，舌以外の口腔粘膜，また咽頭・喉頭にもみられることがある（舌以外ではいわゆる"味"ではなく，のどごし感などを感じるといわれる）．乳頭の側面の重層扁平上皮からなる粘膜中に，花のつぼみのような細胞の集まりが

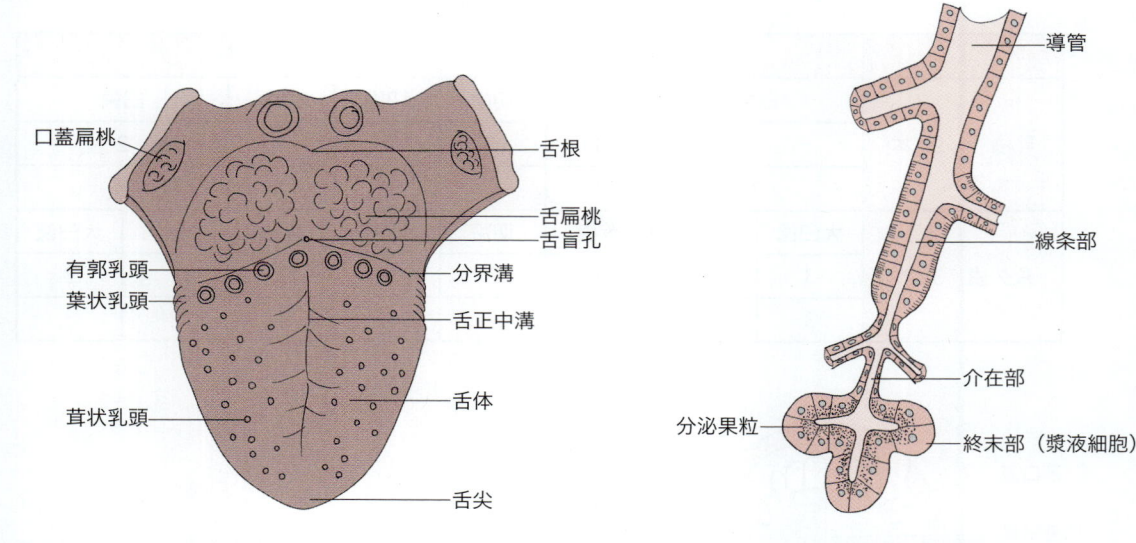

図 7-6　舌（舌背＝舌上面）

図 7-7　外分泌腺

あり，これが味蕾である．顕微鏡でみると，表面に垂直方向の細長い味細胞と，これらに混ざって支持細胞があり，味蕾の底部には基底細胞がある（光学顕微鏡でははっきりと味細胞を区別することはできない）．味細胞の先端，すなわち口腔面に向かうところに味毛がある．この味毛が味孔から口腔に出て，唾液などの液体に溶けた味物質を感知する．味細胞の基底部には味覚神経の末端がきており，孤束核を介して味情報を脳の味覚中枢に伝達することで，脳では味として感じられる．

唾液腺　　口腔に唾液を出す唾液腺には，大唾液腺と小唾液腺とがある．大唾液腺には耳下腺・顎下腺・舌下腺がある．

　　耳下腺は，耳下から頬の後部に広がる最も大きい唾液腺である．漿液を分泌し，導管の開口部位は口腔臼歯部の粘膜にある．顎下腺は大部分が漿液性，一部粘液性である．顎下部にあり，舌下部で両側の舌小丘に導管の開口部がある．舌下腺は大部分が粘液腺中心の混合腺で，舌下部に存在し，これにより舌下ヒダが生じている．また導管は舌下小丘の大舌下腺管として開口している（図 7-4，図 7-7）．

2　咽　頭

　　咽頭は俗にのどといい，鼻部・口部・喉頭部に分けられる．咽頭の粘膜上皮は重層扁平上皮からなる．

3　消化管

食　道　　食道は咽頭から胃にいたる筋性中空の管で，その長さは約 25 cm である（図 7-8）．食道には生理的な狭窄部が 3 ヵ所ある．すなわち，食道の開始部・気管分岐部・横

図7-8 食道の生理的狭窄部位

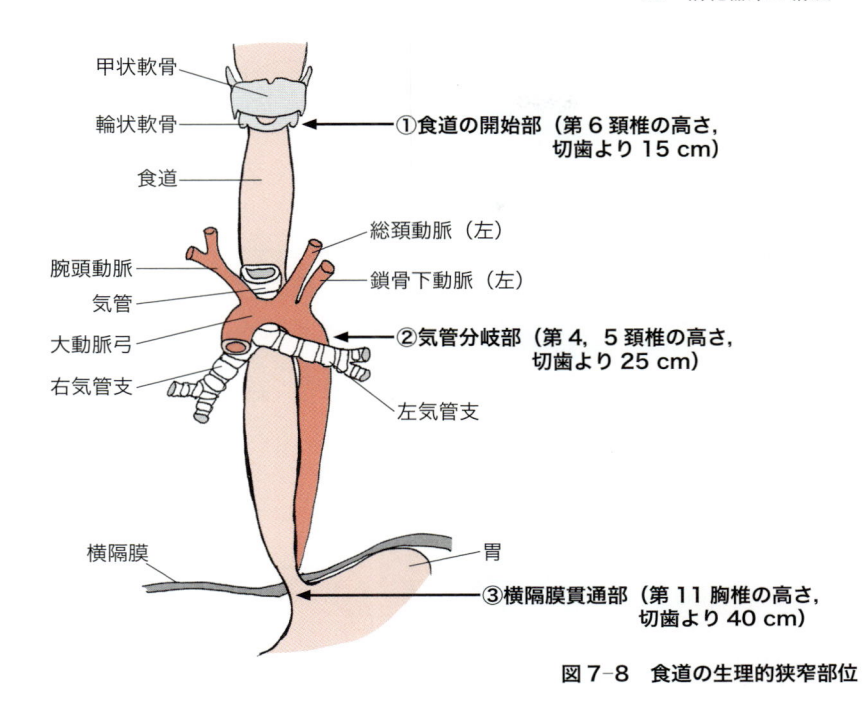

隔膜貫通部である．食道の壁は内腔から順に，粘膜・粘膜下組織・筋層・外膜になっている．粘膜上皮は，口腔・咽頭と同じく重層扁平上皮である．食物の通らないときは前後に圧平している．食道筋層は内輪走筋層・外縦走筋層の2層からなる．ヒトの食道の上1/3は横紋筋で，下1/3は平滑筋，中1/3では両者が混在している．食道には食道腺があり，粘液性である．腺の本体は粘膜下組織にあり，その導管が表面に開口している．食道で重要なところは，最外層に漿膜がなく，結合組織（外膜）で周囲の組織に移行していることである．そのため，食道がんなどでは周囲の組織にすぐに移行することが多く，治療成績を下げている．

胃 食道が横隔膜を貫くと胃につながる．消化管のうちで，胃は最もふくらんだ部分である．これは，胃は食べたものをしばらく入れて消化するためである．

胃の各部の名称では，食道から胃に入るところを噴門，噴門より左に盛り上がるところを胃底，中央の大部分を胃体，胃体から十二指腸に移行する部を幽門という．また，噴門から幽門にいたる上方の縁を小弯，下方の縁を大弯という（図7-9）．小弯は胃の右側，大弯は胃の左側ということもできる．

胃壁の構造は，内腔より，粘膜上皮・粘膜固有層・粘膜筋板・粘膜下組織・筋層・漿膜に分けられる．粘膜上皮は単層円柱上皮である．胃の粘膜は多くの小区画に分割されて胃小区と呼ばれ，その間に多くの胃小窩という孔がある．この孔は固有胃腺の開口部である（図7-10）．噴門には噴門腺，幽門には幽門腺があって，いずれも粘液を出す．胃の筋層は，ほかの消化管が基本的な内輪走・外縦走の2層か

図 7-9　胃

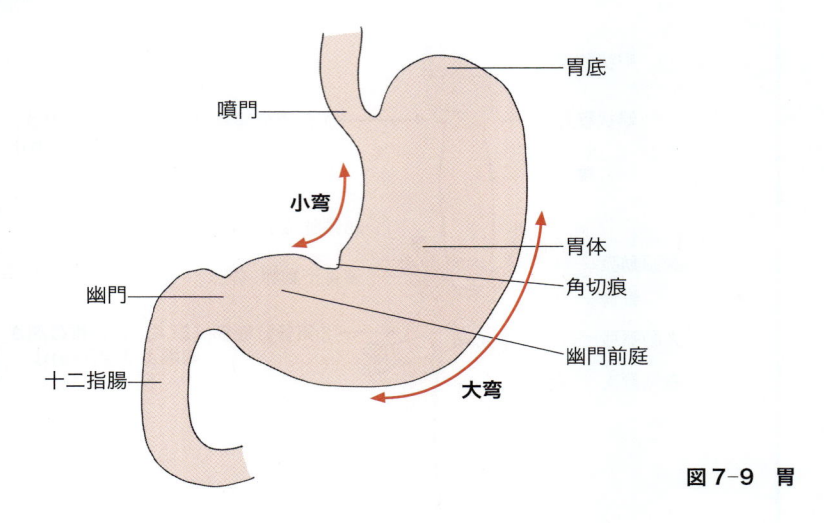

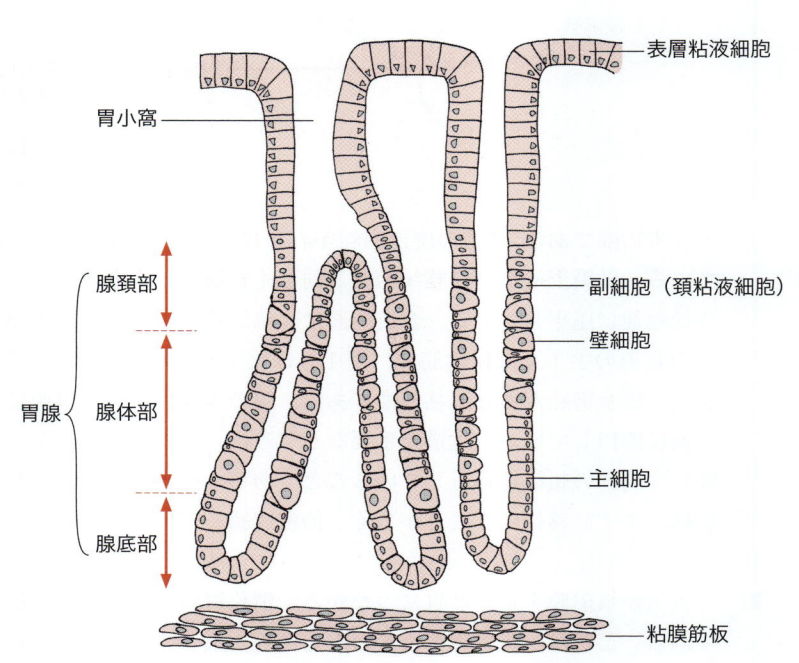

図 7-10　胃小窩と胃腺

らなるのに対して，3層の平滑筋からなる．最も内側に斜走する筋層が加わり，中層の輪走筋層，外層の縦走筋層である．幽門では中輪層が発達し括約筋を形成している．

　上で述べたように，胃の腺には，**固有胃腺・幽門腺・噴門腺**がある．**固有胃腺**は3種の分泌細胞からなる．**副細胞**は腺の出口に多く，粘液を分泌する．この粘液は表層粘液細胞とともに胃の粘膜上皮を防御するはたらきがある．**主細胞**は腺管の深部にあって，酵素原果粒を持っている．この果粒の内容はペプシノーゲンで，胃酸

の作用によりタンパク質分解酵素ペプシンになる．**壁細胞**は別名**傍細胞**ともいい，腺の上部の浅いところに多い．この細胞は単独に存在し，胃酸（塩酸）と内因子（ビタミン B_{12} の吸収に関与）を分泌する．これら3種類の外分泌細胞とともに，固有胃腺には消化管ホルモンを分泌する内分泌細胞が混じっている．とくに幽門前庭部に多いG（ガストリンの頭文字）細胞は胃液（とくに胃酸）の分泌亢進作用を持つガストリンを分泌する．

幽門腺は幽門部に存在し，粘液を分泌する粘液腺である．噴門腺は噴門部に存在する．

小腸 腸は小腸と大腸とに分けられる．小腸はさらに，口側から肛門側に向かって十二指腸・空腸・回腸に分けられ，全長約7mである．十二指腸と空腸との境界は十二指腸空腸曲であるが，空腸と回腸との境界は明らかでない．

十二指腸 十二指腸は，幽門に続く十二指腸膨大部からはじまる約25cmの部分である．"十二指"とは，長さを表す"横指"（約2cm）12本分という意味である．全体としてC字型をなし，**下行部・水平部・上行部**がある．下行部には，主膵管と総胆管とが一緒になり開口する**大十二指腸乳頭（ファーター乳頭）**がある．これよりやや上方には，副膵管が開口する**小十二指腸乳頭**がある．十二指腸の内腔には，よく発達した**輪状ヒダ**がある．また，粘膜の表面には無数の**絨毛**が突出し，栄養物吸収のため，吸収面積を広くしている（図7-11，図7-14）．十二指腸には**腸腺（リーベルキューン腺）**と**十二指腸腺（ブルンネル腺）**とがあり，後者は粘液を分泌する．

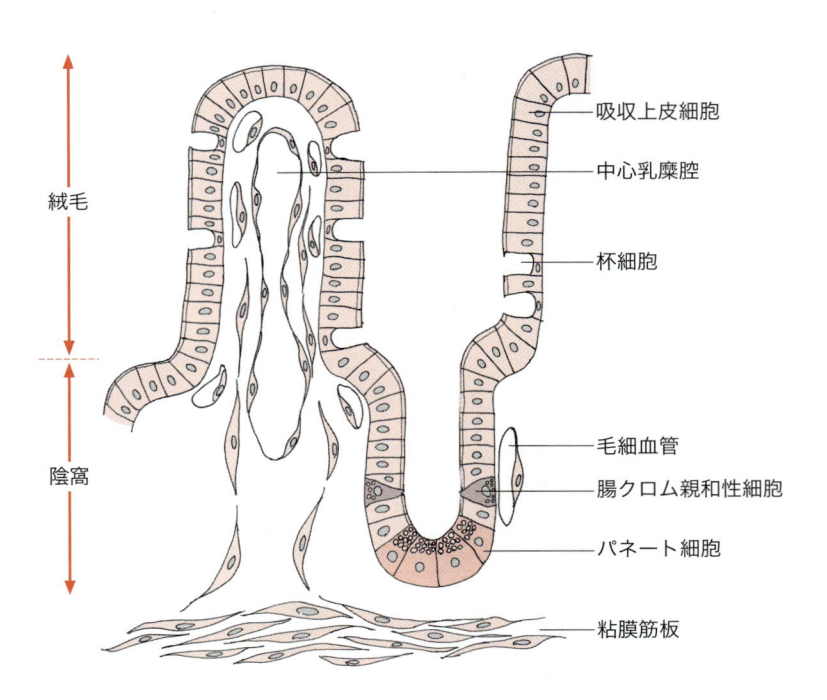

図7-11 小腸絨毛

腸腺は絨毛底部の上皮が陥没してできた管状腺である．この腺には，粘液を分泌する杯細胞，腸内細菌を取り込むのではないかといわれている細胞頂部に大型果粒を持ったパネート細胞，腸液を分泌する腺上皮細胞，セロトニンなどの消化管ホルモンを分泌する腸クロム親和性細胞（腸内分泌細胞）がみられる（図7-11）．

空腸・回腸　空腸・回腸は十二指腸に続く小腸で，両者の境界は不明確である．空腸は吸収がさかんに行われる部位である．空腸よりも回腸の方にリンパ組織が多い．孤立リンパ小節は，小腸壁の浅いところのリンパ小節が粘膜の表面に単独で突出したものである．また集合リンパ小節はパイエル板とも称し，前記の孤立リンパ小節が平板状に集まったものである．

　回盲弁（バウヒン弁）は，回腸の終末部が大腸のはじまりである盲腸になるところに突出したヒダであり，大腸に入った内容物が回腸の方に逆流しないための逆流防止装置である．

大　腸　大腸は盲腸・結腸・直腸に分けられる（図7-12，図7-13）．大腸の肉眼的な特徴は，小腸よりも太いだけでなく，外層の縦走筋層が3本のひも状になった結腸ヒモのあること，輪走筋の収縮のためにできた結腸膨起（ハウストラ）がみられること，結腸ヒモに沿って脂肪を入れた腹膜垂があることなどである（図7-14）．

　盲腸は大腸のはじめの部分で，その左下部に長さ3～4 cmの細長い突起があり，これを虫垂という．通常，虫垂の内腔はほとんど閉じている．虫垂の粘膜固有層には多くのリンパ小節が集合しているので，虫垂扁桃といわれる．

　結腸は大腸の大部分を占め，上行結腸・横行結腸・下行結腸・S状結腸に分けられる．結腸は小腸と異なり絨毛がない．しかし，陰窩は小腸と同様に存在している．陰窩の上皮には無数の杯細胞があって，粘液を分泌する（図7-15）．

　直腸は大腸の最終部分で，S状結腸と肛門との間である．結腸では3本のひもであった縦筋層が，直腸では腸管全周に広がる．直腸の上部内面には3本の直腸横ヒダがみられる．

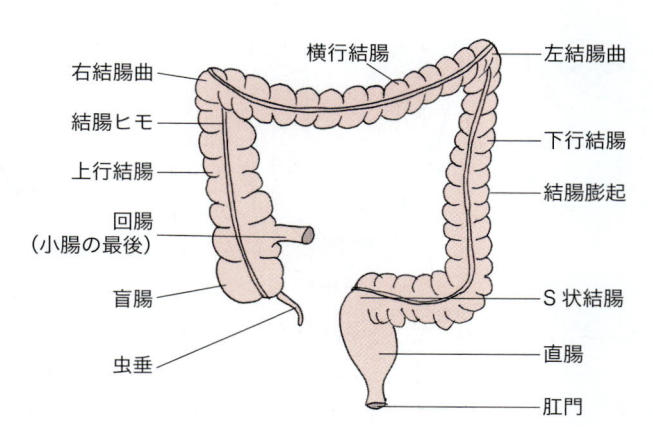

図7-12　大腸

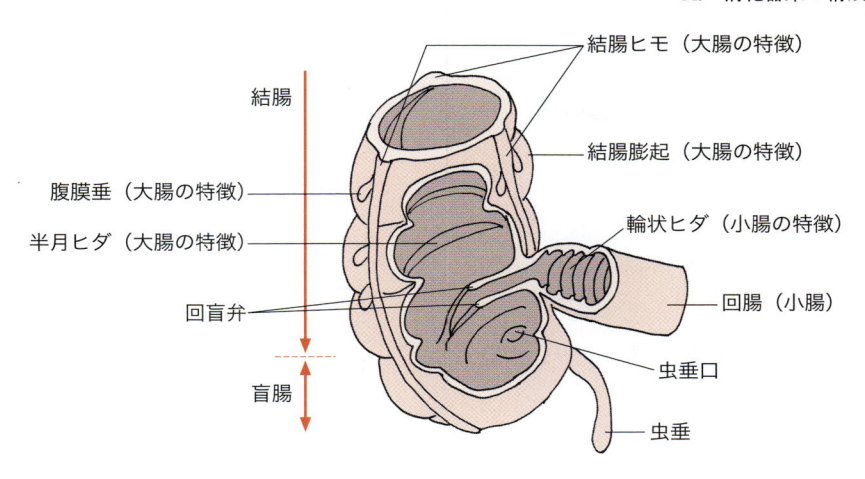

図7-13 回盲部

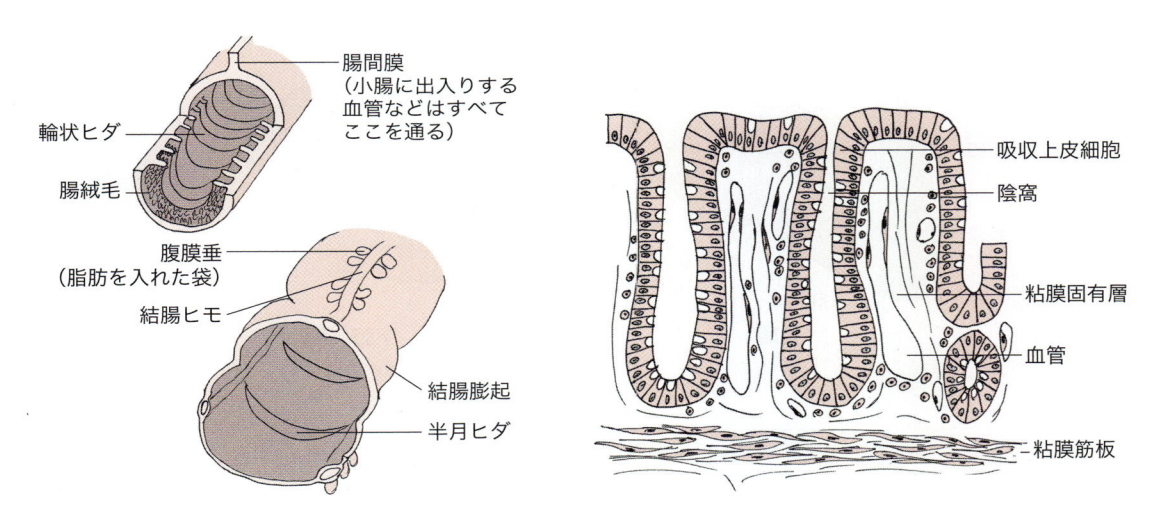

図7-14 小腸（上）と大腸（下）の比較

図7-15 結腸の粘膜上皮

肛　門　肛門にはその周囲に，横紋筋（骨格筋）からなる外肛門括約筋と，平滑筋からなる内肛門括約筋とが存在する（図7-16）．肛門柱は肛門内面の粘膜が円柱状に膨隆したものである．肛門柱の内部には静脈叢があり，その異常に発達したものを痔核という．この痔核は，ヒトが直立歩行するようになり肛門部の静脈がうっ滞しやすくなったために生じたものであり，ある意味，ヒト固有のものである．肛門部の粘膜上皮は単層円柱上皮から皮膚に移行し，重層扁平上皮になる．

4 肝臓・胆嚢

肝　臓　肝臓は人体における最大の腺で，重さは約1,200 g，胆汁を産生・分泌する（図7-17）．その導管を肝管といい，これは途中胆嚢管で胆嚢につながり，最終的に

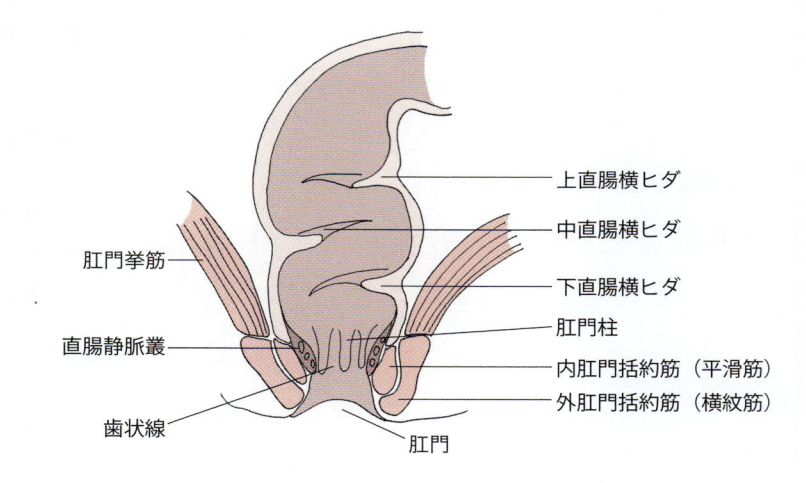

図7-16 直腸と肛門管

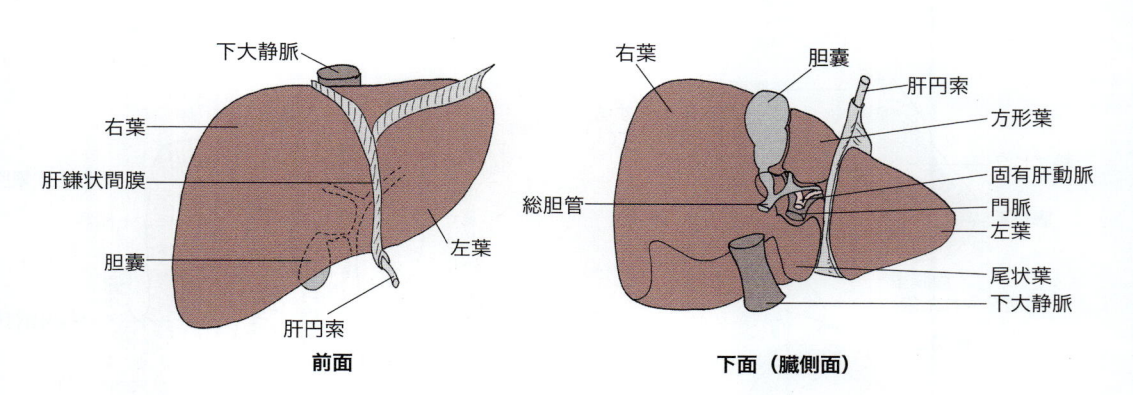

図7-17 肝臓

　総胆管となって大十二指腸乳頭に開く．肝臓はやわらかく，血液を大量に含むので暗赤褐色を呈する．肝臓の位置は腹腔の右上部または右下肋部で，横隔膜の直下で一部直接横隔膜に接する．一部は正中線の左にまで達する．上面は全体として横隔膜のまるみに対応してまるく突隆するが，下面はやや平面に近い．上面からは肝鎌状間膜により左葉と右葉に分けられ，下面では左右両葉にはさまれる方形葉と尾状葉が区分される（図7-17）．この4葉による区別よりも，血液・胆管の分布領域を基準にした肝区域の方がより臨床的に合理的である．すなわち，右葉を前区と後区に，左葉を内側区と外側区に区分する．肝下面には肝門が開き，ここから左，右の肝管，固有動脈および門脈が，神経・リンパ管とともに出入する．肝下面の右葉と方形葉のくぼみには胆嚢がある．左葉と方形葉との間の溝には肝円索が走る．
　肝臓を組織的にみると，多面形の肝小葉の集合体からなる．肝小葉の中央には中心静脈が走り，その周囲には肝細胞索が放射状に配列する．肝細胞間からはじまる毛細胆管は，周辺に向かって小葉間胆管に注ぎ，左右の肝管となり肝門に向かう．肝門では，左右の肝管はY字形に合して1本の総肝管となる．一方，総肝管から

A. 消化器系の構成 89

は胆嚢管が出て胆嚢に向かう．胆嚢管と総肝管とは合して総胆管となり，膵管とともに十二指腸の乳頭において開口する．

　肝臓の脈管系には種々の特徴がある．肝門から，門脈と固有肝動脈が肝内に入る．これら二つの血管は，小葉間血管（門脈は小葉間静脈，固有肝動脈は小葉間動脈）となり，肝細胞索の間を通る毛細血管網である類洞をつくった後に，中心静脈に注ぐ．中心静脈は肝静脈となり，下大静脈に開く．肝臓内の毛細血管（類洞）内にはクッパー細胞という食作用をする細胞があり，血液中の異物を貪食する．また，肝細胞索と毛細血管の内皮細胞の間にはきわめて狭い空間（ディッセ腔）があり，そこにはビタミンAを貯蔵する伊東細胞が存在する（図7-18）．

胆　嚢　胆嚢は肝臓の下面やや右寄りに付属する嚢状中空器官で，胆嚢管から入った胆汁を貯え濃縮する（胆汁は肝臓でつくられるのであり胆嚢でつくられるのではない）．食事後，必要に応じ，ふたたび胆嚢管を介して総胆管に胆汁を送る．胆嚢はナスビ形をしており，その先端を底という（図7-19）．内面には複雑な粘膜ヒダがよく発達し，とくに胆嚢の頚部から胆嚢にかけて，粘膜ヒダはらせんヒダをなしている．

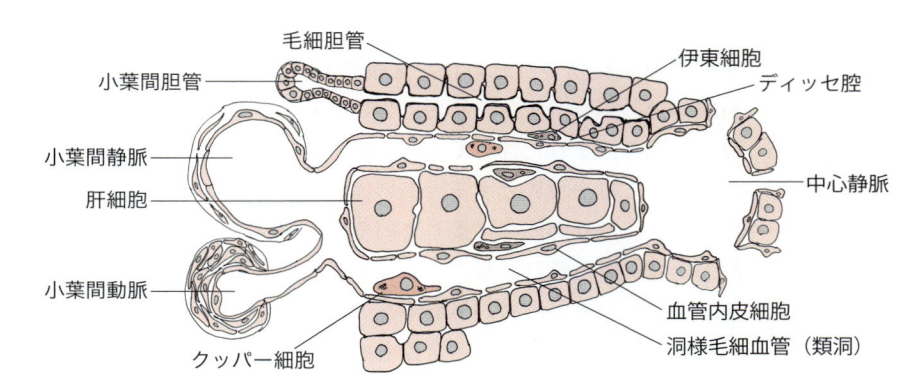

図7-18　肝臓の微細構造

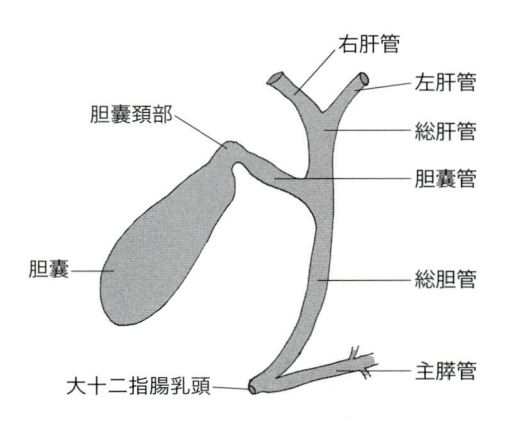

図7-19　胆嚢

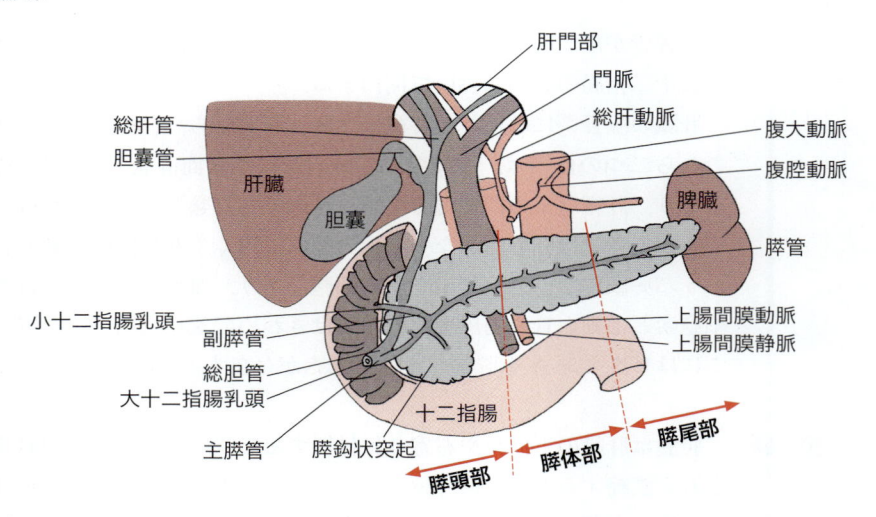

図 7-20　膵臓

5　膵　臓

　膵臓は第1〜2腰椎の高さにあり，脊柱の前面を横に走り，後腹壁に接着して，その前面を腹膜でおおわれた後腹膜器官である（図7-20）．全長約十数cmの実質臓器で，膵頭，膵体，膵尾に分けられる．膵頭は，十二指腸の弯曲（C字状の部分）に取り囲まれた部分である．膵頭と膵体はおおよそ背面を上腸間膜動脈と静脈が通るところを境界とする．この血管より脾臓側を2等分して，膵体部と膵尾部を分ける．膵尾は脾門部に接している．膵臓には固有の動脈はなく，腹腔動脈から分岐した脾動脈と総肝動脈，または上腸間膜動脈から分岐した胃十二指腸動脈から血液を受けている．膵臓の外分泌部である膵腺房組織でつくられた膵液は膵管内に集められ，膵頭部で総胆管と合流して十二指腸乳頭に注ぐ．膵外分泌腺組織の間にはランゲルハンス島（膵島）という内分泌細胞集団がみられる．

Check List

- □構成　消化管　消化腺
    - □消化管組織
        - □粘膜　粘膜上皮　粘膜固有層　粘膜筋板
        - □粘膜下層
        - □筋層　内輪筋層　外縦筋層
        - □外膜または漿膜
    - □口腔　口腔前庭　固有口腔
        - 口蓋　硬口蓋　軟口蓋　舌　咽頭
        - 大唾液腺：耳下腺・舌下腺・顎下腺
        - 小唾液腺：口唇腺・頬腺・臼後腺・口蓋腺・舌腺

- □歯　乳歯　永久歯
    - エナメル質　象牙質　セメント質　歯髄
- □舌　舌体：糸状乳頭・茸状乳頭・葉状乳頭・有郭乳頭
    - 舌根　分界溝
    - 味蕾
    - 唾液腺
- □咽頭　鼻部・口部・喉頭部

□消化管
- □食道　狭窄部：開始部・気管分岐部・横隔膜通過部
    - 粘膜・粘膜下組織・筋層（内輪層・外縦層）・外膜
    - 食道腺
- □胃　噴門　胃底　胃体　幽門
    - 小弯　大弯
    - 粘膜上皮・粘膜固有層・粘膜筋板・粘膜下組織・筋層・漿膜
    - 胃小区　胃小窩
    - 固有胃腺・幽門腺・噴門腺
    - 固有胃腺：副細胞　主細胞　壁細胞（傍細胞）
- □十二指腸（小腸）　下行部・水平部・上行部
    - 大十二指腸乳頭（ファーター乳頭）　小十二指腸乳頭　輪状ヒダ　絨毛
    - 腸腺（リーベルキューン腺）：杯細胞　パネート細胞　腺上皮細胞　腸クロム親和性細胞（内分泌細胞）
    - 十二指腸腺（ブルンネル腺）
- □空腸・回腸（小腸）　孤立リンパ小節　集合リンパ小節（パイエル板）
    - 回盲弁（バウヒン弁）
- □盲腸（大腸）　虫垂　虫垂扁桃
- □結腸（大腸）　結腸ヒモ　結腸膨起　腹膜垂
    - 上行結腸・横行結腸・下行結腸・S状結腸
    - 陰窩　杯細胞
- □直腸（大腸）
- □肛門　外肛門括約筋（骨格筋）　内肛門括約筋（平滑筋）
- □肝臓　胆汁　肝管　胆嚢管　胆嚢　総胆管（胆嚢管，総肝管）
    - 肝鎌状間膜　左葉：内側区，外側区　右葉：前区，後区
    - 方形葉　尾状葉　肝門　胆嚢　肝円索
    - 肝小葉　肝細胞索
    - 脈管系：門脈　固有肝動脈　小葉間血管　類洞　肝静脈
    - クッパー細胞　ディッセ腔　伊東細胞
- □胆嚢
- □膵臓　膵頭　膵体　膵尾
    - 膵腺房組織
    - 膵液　膵管　ランゲルハンス島（膵島）

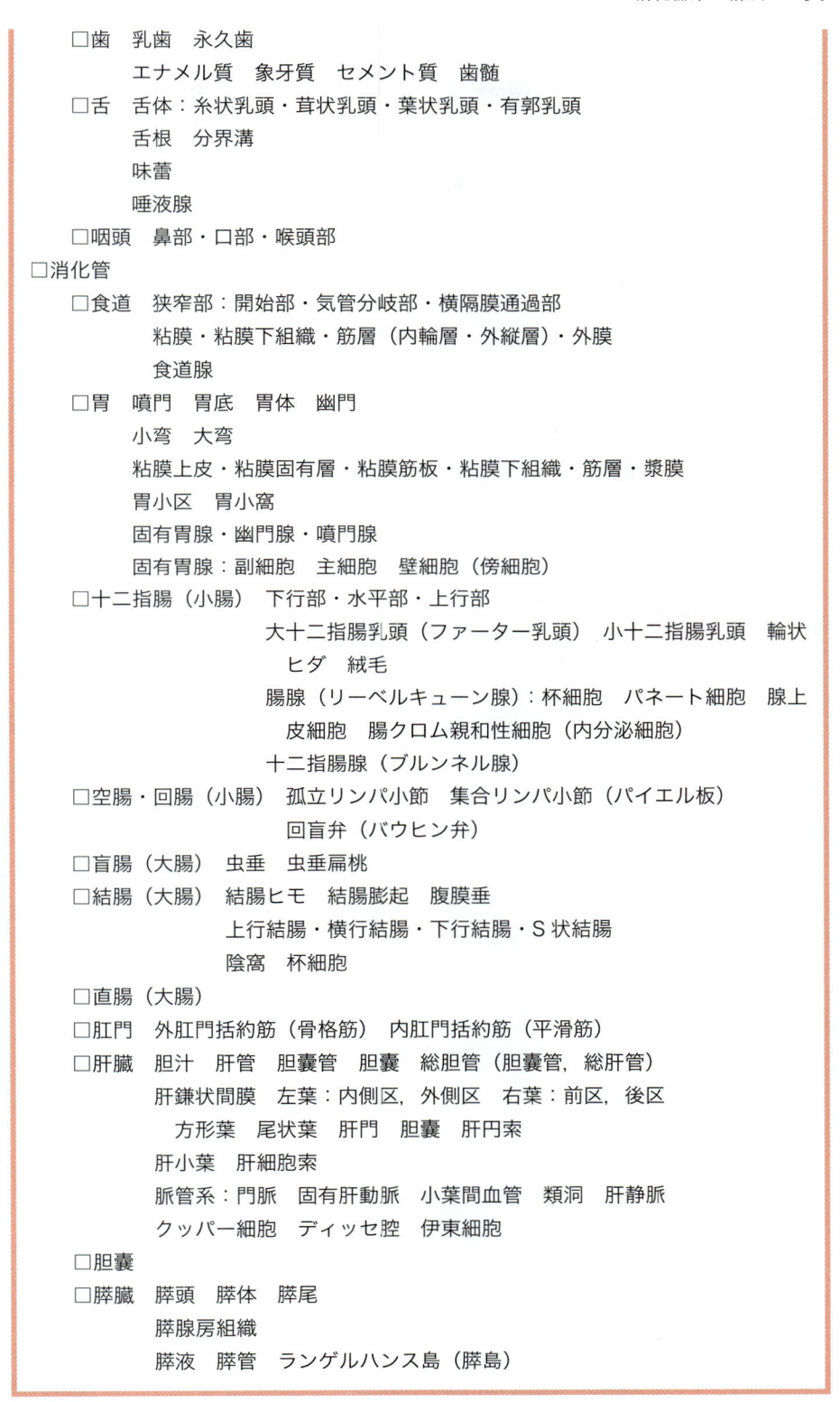

B. 消化器の機能

食物を摂取して口腔から肛門までの長い消化管を通過していく間に，食物が分解され腸管内面の上皮を通過できる低分子となる過程を消化といい，低分子化した食物が腸管内面の上皮を通過して体内に取り込まれる過程を吸収という．消化の過程は，消化管の中を口腔から肛門まで食物を送る役目をする消化運動と，消化液の分泌のしくみや消化酵素のはたらきとに分けられる．

1 消化運動

消化管のうち，口腔と食道の上部1/3および外肛門括約筋は横紋筋（骨格筋）で構成されており，意思による命令で動く随意運動をする（食道はほとんど不髄意運動）が，その他の大部分の消化管は平滑筋で構成され，自律神経支配であり不随意運動をする．実際，空腹時にお腹がグーと鳴るのを止めようとしてもままならないのはこのためで，しかたがないのである．

口腔の消化運動　口腔での固有の消化運動としては吸引運動と咀嚼運動がある．吸引は，舌の運動により口腔内の空気を飲み込み，陰圧をつくり出して行う（頬筋）もので，約20 mmHg程度の陰圧となる．赤ちゃんが哺乳ビンをペシャンコにするのには驚かされることがあるが，この現象はそれほどの陰圧を生じる．咀嚼運動は，下顎が上下・前後・左右とよく動く（側頭筋，咬筋，外側・内側翼突筋）ことによって切歯で食物を噛み切り，臼歯でさらに噛み砕く運動をすることでなされる．このため，肉食動物では切歯がよく発達し，草食動物では臼歯がよく発達している．ヒトは雑食動物であるため，両者が適度に発達している．咀嚼運動に舌や頬の運動（舌筋，頬筋）が加わることで，唾液とよく混和された飲み込みやすい食塊が形成されるが，これも咀嚼運動の役割の一つである．このとき，同時に唾液中のアミラーゼ（プチアリン）によってデンプンを麦芽糖に変えている．

草食動物ではこの咀嚼運動によって臼歯が擦り減るほどで，このためウシやウマでは臼歯の状態を観察することにより年齢を推察できる．

嚥下運動　口腔から食塊が食道に入る過程を嚥下運動という．図7-21にみられるように，この部分では食物の通る経路と空気の通る気道とが交叉しているため，嚥下運動は非常に複雑で巧妙な反射運動によって制御されている．もし誤って食物が気道内に入ると，嚥下性肺炎などを起こし生命の危機に陥ることもある．またこれが少量のときは俗に"むせかえる"といい，時には鼻腔から食物片が出るほどの強い反射運動がみられることがある．嚥下運動で舌の運動により食塊が咽頭におし込まれると，呼吸運動は反射的に停止し，口蓋帆と喉頭蓋がそれぞれ鼻腔側気管側の気道を閉鎖して食塊が食道内におし込まれる．この部位の反射は，三叉神経，迷走神経，舌咽

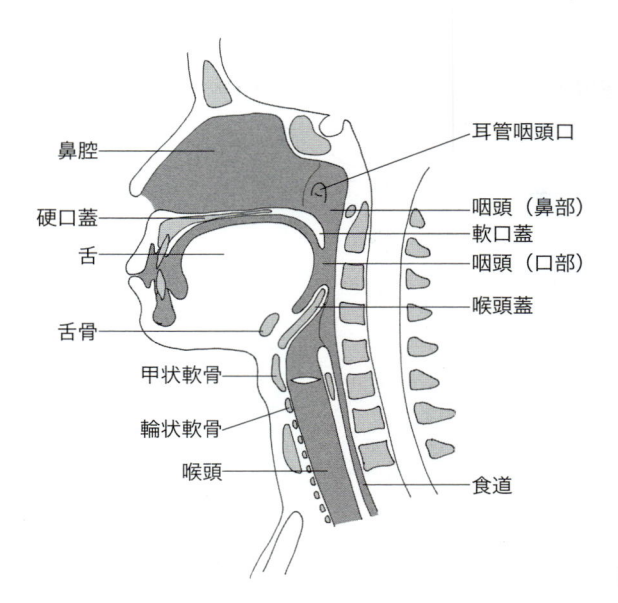

図 7-21 気道および食道

神経などの多くの神経がかかわる延髄の嚥下中枢により制御されている．食道における食塊の移動はほとんど，重力の影響に加え食道の輪走筋の収縮による蠕動運動で行われている．そのため，逆立ち状態であっても食塊は胃に運ばれる．

胃の消化運動　胃は消化管の中で唯一の食物を貯留させる場所であり，入口の噴門部，出口の幽門部には括約筋が発達していて食物が移動するのをコントロールしている（図7-9）．食事直後は，胃では食物が食べた順に層状に重層されているが，胃体中央部に起こる蠕動運動（小腸の消化運動参照）によって食物は混和され，また胃液とも混和される．蠕動運動は胃体から幽門部に向かって進行するため，胃の内容は幽門部におし込まれる．しかし幽門部は括約筋によって狭くなっており，食物が粥状となり，また十分胃液で酸性にならないと通過することはできない．このため，食事の種類によって胃の停留時間が異なる，つまり俗にいう腹持ちが異なることとなる．タンパク質成分の多い食事は胃での停留時間は長く，デンプン質のものは短い．分厚いステーキを食べればいつまでもお腹が空かないのも，当然のことである．

　一般に，消化管の運動は，口腔から肛門へ，上位から下位へと伝えられるのがふつうである．しかし，時には運動が逆方向に伝えられることがある．その一つが嘔吐である．嘔吐では，咽頭や胃の粘膜に強い刺激が加わることにより嘔吐中枢が刺激されて胃に逆蠕動運動を引き起こし，胃の内容物を口から排出する．これは毒物や劇物を排出する一種の生体防衛反応であり，毒物などが小腸に入り体内に吸収されるのを防いでいる．

小腸・大腸の消化運動　消化管の筋層は，内側の管腔を取り囲む輪走筋，外側を管腔に平行して走る縦走筋からなるため，骨格筋のように単に1方向の長さを変える運動ではなく，二つの

蠕動運動

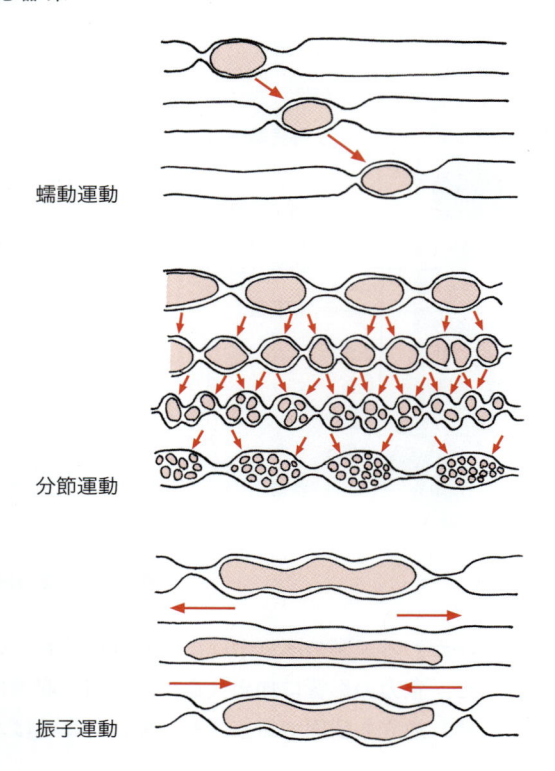

分節運動

振子運動

図7-22 消化管の運動様式

筋の収縮の組み合わせによって複雑な運動様式を示す．これは大別すると蠕動運動，分節運動，振子運動の三つに分けられる（図7-22）．蠕動運動では両方の筋が同時に収縮し，管腔に"くびれ"が生じる．このくびれが口側から肛門側へ進行していき，あたかもミミズが動くようにみえる．この運動では内容物の混和と移送が行われる．分節運動ではある間隔を置いて主に輪走筋が収縮するため，ちょうど竹の節のようにみえる．この運動では次にふくらんでいた竹の節の中間部にあたる部分に収縮がみられるため，内容物の混和に有効である．振子運動は主に縦走筋が収縮して消化管の長さを変える運動で，主に内容物の移送に役立っている．

消化管運動の調節　口腔を除き，ほとんど消化管の運動は自律神経支配で不随意運動である．消化運動はその消化管局所の状態により起こる．いいかえれば，内容物が充満して消化管の伸展が引き起こされ，これが刺激となって局所での反射運動として生じるのが基本である．また，消化運動は，起こった場所から消化管の筋層に沿って走る神経叢によって上位から下位（口側から肛門側）に伝えられていく．消化管は身長の数倍の長さがあるため，遠くへ興奮が飛んで伝えられることがある．胃から回腸へ（胃-回腸反射），胃から結腸へ（胃-結腸反射）などである．このうち胃-結腸反射は腸管全体の運動を活発にするため，総蠕動運動と呼ばれ排便に連なる．よく朝食後に排便をするのには習慣ばかりでなく生理的な裏付けもあり，乳幼児で摂食直後

に排便するのも当然のことである．これらの反射機構のほかに，**交感神経**が**運動抑制**に，**迷走神経**が**運動促進**に働いており，**消化管ホルモンのガストリン**なども促進的に働いている．

排　便　　排便の機構は，図7-23に示したように**内肛門括約筋（平滑筋）**と**外肛門括約筋（骨格筋）**によって調節されている．先にも述べた腸蠕動運動によって，内容物が直腸に入り直腸壁を伸展させると，これが刺激となって求心性神経を介して仙髄の**排便中枢**に伝えられる．排便中枢からは反射的に**内肛門括約筋**の弛緩と直腸の収縮が引き起こされるが，通常は外括約筋は収縮したままである．一方，仙髄の排便中枢の刺激が脊髄を上行して大脳皮質に達すると，便意となる．大脳の判断により命令が脊髄から仙髄を介して陰部神経に伝えられ，**外肛門括約筋**を弛緩させると，肛門が開き排便をすることができる．このとき，呼吸の停止や腹筋の収縮による腹腔内圧の上昇（いきみ）などが補助的運動として加えられる．このように排便は巧みな神経機構で制御されているが，未発達な幼児や脊髄損傷で神経機構に問題を生じた場合には，外括約筋の制御がままならないため反射的に排便が起こる．

　排便回数は，日本人の習慣としては1日1回だが，欧米人では隔日のことが多いようである．これは食生活の差であって，米飯を主体としたとき，ヒトは植物性線維を分解することができないため残渣量が多くなり，1日1回の排便となる．しかしパン・肉食を主とすると，残渣量がほとんどないため排便回数が減少する．女性は比較的便秘性になりやすいといわれる．通常の生活で3〜4日以上排便のないと

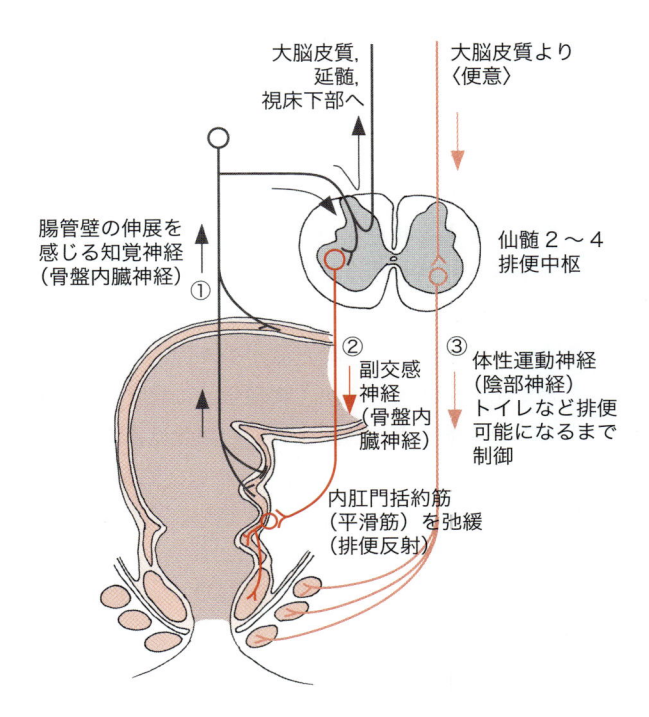

図7-23　排便反射の模式図

きは対策を考えなければいけないが，抗便秘薬のうちには習慣性のあるものもあり，できるだけ食生活で改善した方がよい．よく水や食塩水を飲むとよいというのは，水の吸収を抑え糞便量を増すことを目的としているが，あまり効果的ではない．それよりも，植物性線維の多い食品を摂取するとよい．また吸水性に富む薬剤が緩下剤として用いられているが，これも同様の原理である．交感神経の緊張状態では消化管運動は抑制され，便秘になりやすい．一方，下痢は消化吸収が十分に行われないとき，糞便量が多くかつ水分量も多いために生じる状態である．

2 消化液の分泌

唾液腺をはじめ，いくつかの消化腺が消化液を分泌し，その中の消化酵素のはたらきによって食物を化学的に分解している．消化腺の分泌は，大きく神経性分泌と体液性（ホルモン性）分泌に分けられる．

消化腺はもちろん内臓であるため自律神経支配を受けており，副交感神経は促進的，交感神経は抑制的に働く．また，消化管への刺激によって分泌が起こる無条件反射分泌と，パブロフで有名な学習によって得られる条件反射分泌がある．体液性分泌には，胃液分泌をするガストリンや膵液分泌をするセクレチンなどがある．

唾 液　唾液の分泌には，味覚刺激や咀嚼（そしゃく）運動が刺激となる無条件反射分泌のほかに，梅干しなどをみたときに口の中がジーンとしてくるように，視覚や聴覚から，さらには想像するだけでも分泌が起こる条件反射分泌がある．これは，梅干しをこれまでに食べたことがあり大変に酸味と塩味があることを記憶している日本人ではみられるが，食べたことがない欧米人ではみられない．このように，条件反射分泌は過去の経験・学習によって形成されるものであり，最も有名なものはパブロフPavlovがイヌにベルを鳴らしてから食事を与えた胃液分泌の実験である．

唾液の主な成分はムチン（粘素）とプチアリンである．ムチンは口腔で食塊を形成させ嚥下しやすくさせており，プチアリンはデンプンを分解し麦芽糖（ばくが）にする．このことは，米飯やパンをよく噛んでいると甘味を感じることから経験的にも知られている．プチアリンはpHが中性の条件で働くので，胃に食物が移動し酸性になると働かない．昔から"ご飯はよく噛んで食べましょう"といわれるのはこのことによる．また日常的に，野菜などの植物食品が少々固くて大型でも飲み込むのに，肉が固いと残しておく光景をみかけるが，生理学的にはまったく逆で，ヒトでは植物性線維については咀嚼運動の機械的消化以外の消化はみられないのに対し，動物性線維は化学的消化によって消化される．したがって，ご飯や野菜はよく噛んで食べ，肉などは固くても飲み込んでもよいとすべきである（もっとも，両者ともよく噛んで食べるのが正しい食べ方である）．

胃 液　胃液の分泌はさまざまな誘因によってもたらされるため，時間的経過によって脳相（神経相），胃相（化学相），腸相の三つに大別されている（図7-24）．

B. 消化器の機能　97

神経相には，視覚や聴覚などによる条件反射分泌のほか，咀嚼運動や味覚刺激による無条件反射分泌がある．胃相は量的にも多く，大部分の分泌はこの相で摂食後約30分から数時間も続く．胃では反射性分泌のほか，食物成分の肉汁（スープ）やアルコール（食前酒），カフェインなどが刺激物質となって胃粘膜からガストリンが分泌され，血行を介して胃腺に働き，主に塩酸を分泌させる．腸相では十二指腸にもガストリン分泌細胞があり，肉汁などのタンパク質成分が刺激となって胃液分泌を続ける．また脂肪成分が十二指腸に入ったときにはGIP（胃液分泌抑制ペプチド）が分泌され，胃液分泌を抑制する機構もある．食生活の中の食前酒とか食後のコーヒーやお茶の習慣がいつの時代からはじまったかわからないが，現在の生理学でアルコール，カフェインが胃液分泌促進物質であることは証明されており，経験的に培われた古人の知識には驚かされる．胃液の成分は塩酸とタンパク質分解酵素のペプシンである．塩酸は多量に分泌されて遊離塩酸として存在しており，胃液のpHは1～2の強酸性を示す．この塩酸は，ペプシノーゲンを活性化したりタンパク質を変性させ分解しやすくしたり，また食物の腐敗を防いだりする．ペプシンはタンパク質を分解し，ペプチドとする．

膵液　膵臓には，インスリンなどのホルモンを分泌するランゲルハンス島と呼ばれる内分泌腺と，膵液をつくる外分泌腺とが混在している．膵液は膵臓の外分泌腺で分泌される．膵液の神経性分泌も認められるが，ほとんどはセクレチンによるホルモン性分泌である．酸性である胃の内容物が十二指腸に達すると，これが刺激となって

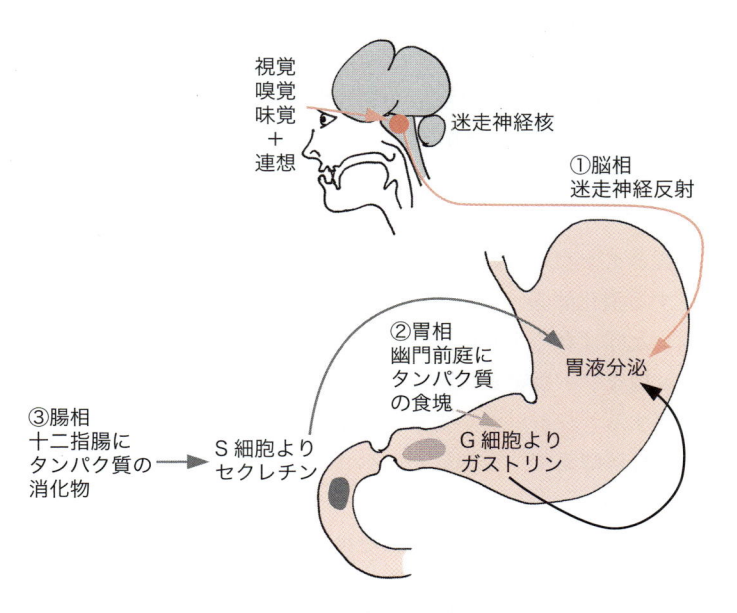

図7-24　胃液分泌の諸相

セクレチンが十二指腸粘膜から分泌され，吸収・血行を介して膵臓に働き，主に**重炭酸塩**を分泌させる．膵液の成分は酸性となった食塊を中和するため，重炭酸塩のほか，三大栄養素に対する分解酵素を含んでおり，これにはタンパク質分解酵素の**トリプシン**，脂肪分解酵素の**リパーゼ**，炭水化物分解酵素の**アミラーゼ**がある．トリプシンは前駆体のトリプシノーゲンとして分泌され，十二指腸粘膜のエンテロキナーゼで活性化される．その他，**キモトリプシン**や**ペプチダーゼ**も含まれる．

胆汁　胆汁は肝臓の肝細胞で常時つくられており，胆管を通って胆嚢（容量約 50 mL）に貯蔵され，約 6〜10 倍に濃縮される．胆汁の分泌（厳密には射出）は十二指腸に運ばれた脂肪などの内容物が刺激となって起こる．まず十二指腸の粘膜から**CCK−PZ**（コレシストキニン・パンクレオザイミン）が分泌され，このホルモンのはたらきにより胆嚢筋の収縮と**オッディ Oddi 括約筋**の弛緩がもたらされ，十二指腸に胆汁が出される（図 7-20）．胆汁の主な成分は**胆汁酸塩**と**胆汁色素**であって，消化酵素はまったく含まれていない．しかし，胆汁の分泌低下が起こると脂肪分を多く含んだ白色便（胆汁色素の含量も減少）になるほど，胆汁は脂肪の消化吸収に密接に関与している．また，コレステロールをもとにしてつくられたグリコール酸やタウロコール酸などの**胆汁酸塩**は直接脂肪を分解しないが，脂肪の表面張力を低下させて乳化（脂肪の小滴化）し，脂肪分解酵素のリパーゼの作用を受けやすくさせる．また，胆汁酸塩は非水溶性の遊離脂肪酸やモノグリセリドと結合してミセルを形成し，吸収を容易にさせる．分泌された胆汁酸塩の 95% は小腸で吸収され，肝臓でふたたび胆汁として分泌される．この**腸肝循環**と呼ばれる再利用機構があるのも，胆汁の生理的特徴の一つである．腸肝循環は胆汁酸塩ばかりでなく，赤血球のヘモグロビンのヘムが代謝された**胆汁色素**（ビリルビン）でも行われている．

よく肝臓の疾病時に黄疸が生じるが，これは胆道系の閉塞などによってビリルビンの血中濃度が高くなり皮膚や粘膜が黄色にみえるものである．また，激しい痛み（疝痛）をもたらす胆石症は，胆道にビリルビンやコレステロールをもととした結石ができるもので，この石が胆道を閉塞し，疝痛を引き起こす．

小腸での膜消化　糖質とタンパク質の最終消化は小腸の吸収上皮細胞の頂部の微絨毛の細胞膜上に存在する消化酵素（糖分解酵素，ペプチド分解酵素など）により行われるために，**膜消化**と呼ばれるようになった．

ショ糖をブドウ糖と果糖に分解する**スクラーゼ**，乳糖をブドウ糖とガラクトースに分解する**ラクターゼ**，麦芽糖を 2 分子のブドウ糖に分解する**マルターゼ**などが複糖類の分解酵素で，このほか，ペプチドをアミノ酸に分解する**ペプチダーゼ**などが知られている．

これらの酵素により分解された単糖は糖の膜輸送体により，アミノ酸はアミノ酸輸送体により細胞内に取り込まれる．一部，未消化のタンパク質やペプチドが吸収されているようである．

表 7-2　消化液の 1 日量，消化酵素，作用

消化液	1 日分泌量（mL）	主な成分	生理作用
唾液	1,000	粘素（ムチン） プチアリン	消化作用 デンプンの分解
胃液	2,000	粘素（ムチン） 塩酸 ペプシン	胃壁防御 酵素活性化・腐敗防止 タンパク質分解
膵液	1,500	トリプシン アミラーゼ リパーゼ 重炭酸イオン	タンパク質分解 デンプンの分解 脂肪分解 腸管内容物の中和
胆汁	500	胆汁酸塩	脂肪の乳化
小腸（膜）		マルターゼ ラクターゼ スクラーゼ リパーゼ ペプチダーゼ	麦芽糖分解 乳糖分解 ショ糖分解 脂肪分解 ペプチド分解

　以上で述べた各消化液の 1 日量，消化酵素，作用等については表 7-2 にまとめて示す．

3　吸　収

　三大栄養素は消化管の中で化学的分解を受ける．炭水化物はブドウ糖などの単糖類まで，タンパク質はその構成要素であるアミノ酸まで，脂肪は脂肪酸とグリセロールまで分解されて，それぞれ吸収される．吸収とは物質が消化管上皮細胞を通過して最後には血中に入ることであり，この過程には上皮細胞の取り込みがかかわる．糞便には上述の分解産物がほとんどみられないことからもわかるように，この取り込み作用は非常に強く，単なる濾過・拡散といった物理的現象では説明できないため，能動輸送と呼ばれている．このしくみの一つとして，担体説が考えられている．図 7-25 はブドウ糖の担体による吸収を示したものである．膜表面で分解して生じたブドウ糖は担体と結合して膜の内側に回転し，細胞内は Na^+ 濃度が低いので Na^+ とともにブドウ糖が担体を離す，とする考え方で，実際にブドウ糖は Na^+ とともに吸収される共輸送で取り込まれることが証明されている．このような考え方で取り込みが説明されているものには，塩基性アミノ酸，中性アミノ酸，酸性アミノ酸などもあり，それぞれに固有の担体が存在することが知られている．

　脂肪は脂肪酸とグリセロールに分解され，胆汁酸塩の助けを得て吸収されるが，吸収後そのまま血中に移行する．ただし，長鎖の脂肪酸は粘膜上皮細胞内で脂肪に合成され，リンパ管に移行してカイロミクロンとして血中に移行する．

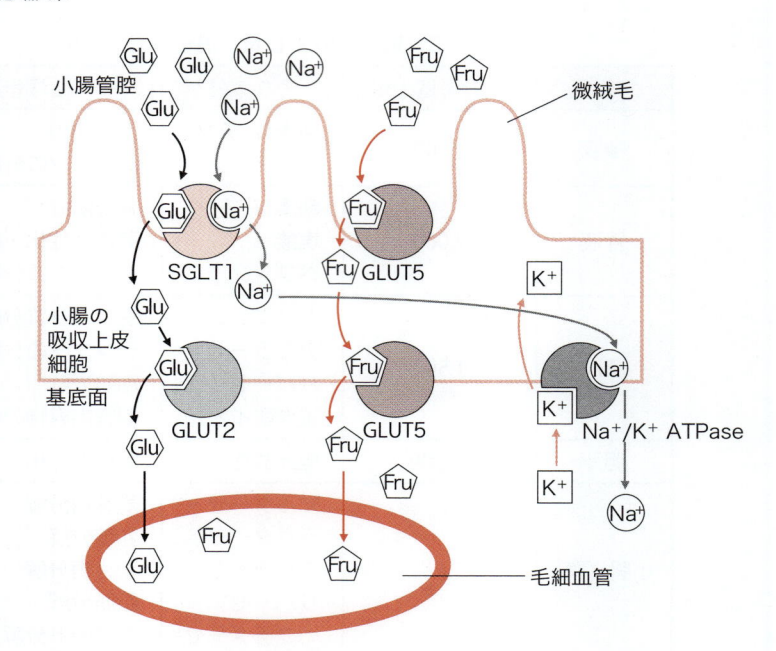

GLUT：グルコーストランスポーター
SGLT：ナトリウム依存性グルコーストランスポーター
Glu：ブドウ糖（グルコース）
Fru：果糖（フルクトース）

図7-25　ブドウ糖，果糖の小腸での取り込み

　無機イオンのうちヘモグロビンの構成要素として不可欠な鉄は，Fe^{2+}（2価の鉄イオン）が担体と結合して1 mg/日の割合で吸収される．骨の構成要素であるCa^{2+}も，能動輸送でビタミンDの助けを借りて，吸収が促進される．

　吸収の場所は小腸と大腸で，小腸では十二指腸の終部から空腸にかけて，三大栄養素，電解質，水が吸収されている．小腸の終部では内容物はまだ粥状で栄養素はみられないが，水分などが多量に含まれており，残りの電解質と水は大腸で吸収される．大腸では水や電解質のほか，坐薬が用いられることからもわかるように低分子の薬剤を吸収することはあるものの，栄養素の吸収は行われない．

　消化管の中には大腸菌を代表とする多数の細菌が共生している（腸内細菌）．これらの細菌には有用面と不利な面があり，有用面は細菌が産生したビタミンB群やビタミンKをヒトが利用していること，一方で不利な面は細菌が異常に増加すると下痢の原因となることなどである．

Check List

- □ 機能　消化　吸収
  - □ 消化運動　自律神経支配：不随意運動　消化酵素
    - □ 口腔：吸引運動　咀嚼運動
      アミラーゼ（プチアリン）　デンプン→麦芽糖
    - □ 口腔〜食道：嚥下運動　嚥下中枢　蠕動運動
    - □ 胃：括約筋　蠕動運動　胃液
    - □ 小腸・大腸：輪走筋　縦走筋　蠕動運動　分節運動　振子運動
    - □ 調節　胃−回腸反射　胃−結腸反射（総蠕動運動）
      交感神経：運動抑制　迷走神経：運動促進　消化管ホルモン（ガストリンなど）
    - □ 排便　内肛門括約筋（平滑筋）　外肛門括約筋（骨格筋）　排便中枢
  - □ 消化腺の分泌　消化液　神経性分泌　体液性（ホルモン性）分泌
    - □ 唾液　ムチン（粘素）　プチアリン
    - □ 胃液　塩酸　ペプシン
      脳相（神経相）　胃相（化学相）　腸相
    - □ 膵液　重炭酸塩　トリプシン　リパーゼ　アミラーゼ　キモトリプシン　ペプチダーゼ
    - □ 胆汁　CCK−PZ（コレシストキニン・パンクレオザイミン）　オッディOddi 括約筋
      胆汁酸塩　胆汁色素　腸肝循環
    - □ 小腸　膜消化
      スクラーゼ　ラクターゼ　マルターゼ　ペプチダーゼ
  - □ 吸収　□ 消化管上皮細胞→血中　能動輸送　担体説　共輸送
    - □ 三大栄養素：炭水化物→単糖類　タンパク質→アミノ酸　脂肪→脂肪酸, グリセロール
    - □ 小腸：三大栄養素, 電解質, 水　大腸：残りの電解質と水　腸内細菌

練習問題

（1）口から肛門までの消化管各部の名称を順に書け．
（2）口から肛門までの消化管に付属する腺を書け．
（3）胃の略図を描いて，各部の名称を記入せよ．
（4）胃の腺の種類とそれぞれの分泌物とはたらきを答えよ．
（5）小腸と大腸の肉眼的な違いを列挙せよ．
（6）肝臓の脈管系について説明せよ．
（7）嚥下運動の機構について説明せよ．
（8）排便の機構について述べよ．
（9）胆汁が肝臓を出て小腸に注ぐまでの経路を説明せよ．
（10）胆汁の消化吸収での役割は何か．

8章 泌尿器系

　ここでは，生体の代謝活動の結果生じた老廃物を含む血液を濾過し尿として体外に排出する泌尿器系について学ぶ．泌尿器系は，血液を濾過し尿を産生する腎臓と，尿を運搬して一時貯蔵し，体外に排出する尿路（尿管，膀胱，尿道）からなる．腎臓はまた，レニンを分泌することにより血圧の調節を行い，さらにエリスロポエチンを分泌して造血にもかかわっている．

A. 泌尿器系の構成

1 腎　臓

　腎臓は長さ約 10 cm，幅 5 cm，厚さ 3 cm のソラマメ形をしており，その重さは

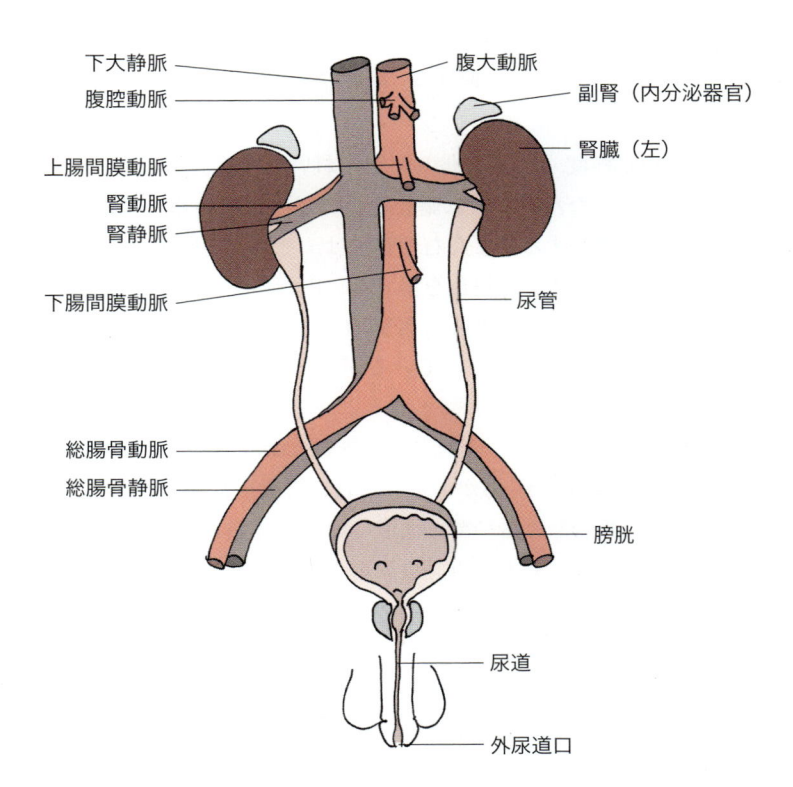

図 8-1　泌尿器系

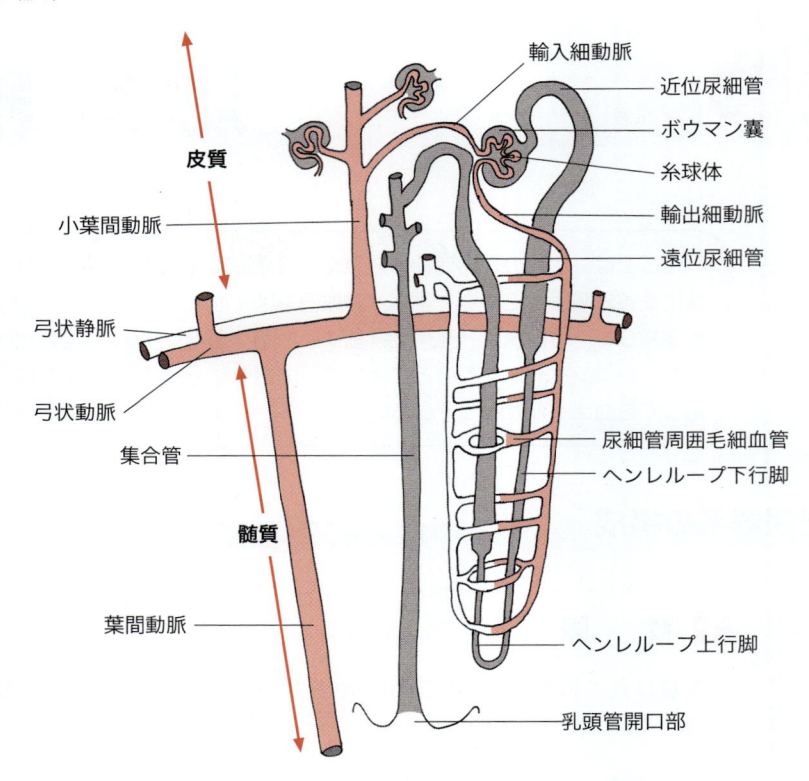

図 8-2 腎臓の組織構造

120〜150g程度，第1腰椎の両側において後腹腔壁に接して（後腹膜腔内に）位置している．ただ，腎臓は脂肪組織で包まれているのでかたく固定されておらず，呼吸などで移動する．また右の腎臓は，その上に肝臓があるため左の腎臓よりも低い位置にある．色は赤褐色を呈する．内側の凹んだところを腎門といい，尿管，動脈，静脈，神経が出入する．腎臓の上部には副腎がのっている（"副腎"と腎臓の仲間かのような名前がついているが，まったくの別物で内分泌器官である）（図8-1）．

腎臓の断面をみると，表層に近い皮質と深部の髄質とに分けられることがわかる．**皮質**には無数の**糸球体**がある．これは腎動脈が枝分かれした最終部位の毛細血管が糸玉状に集合したもので，血液はここで濾過され，原尿がつくられる．さらにその外側を**ボウマン嚢**が包み，原尿を受けて次の尿細管に運ぶ．糸球体とボウマン嚢をあわせたものを**腎小体**という．ボウマン嚢の一端には1本の**尿細管**がつながり，この尿細管は皮質から髄質，さらに皮質と長いループ状に走行している．その間に，原尿から水や生体に必要な成分が毛細血管へと再吸収され，また不要物が尿細管に分泌される．多数の尿細管が合流して集合管となり，**腎乳頭**（**腎杯**）に開口する．腎小体と尿細管とをあわせた**ネフロン**（**腎単位**）は腎臓の機能単位で，ネフロンの数は片方の腎臓で約100万個である．**髄質**は円錐状の**腎錐体**の集まりよりなり，そ

A. 泌尿器系の構成　105

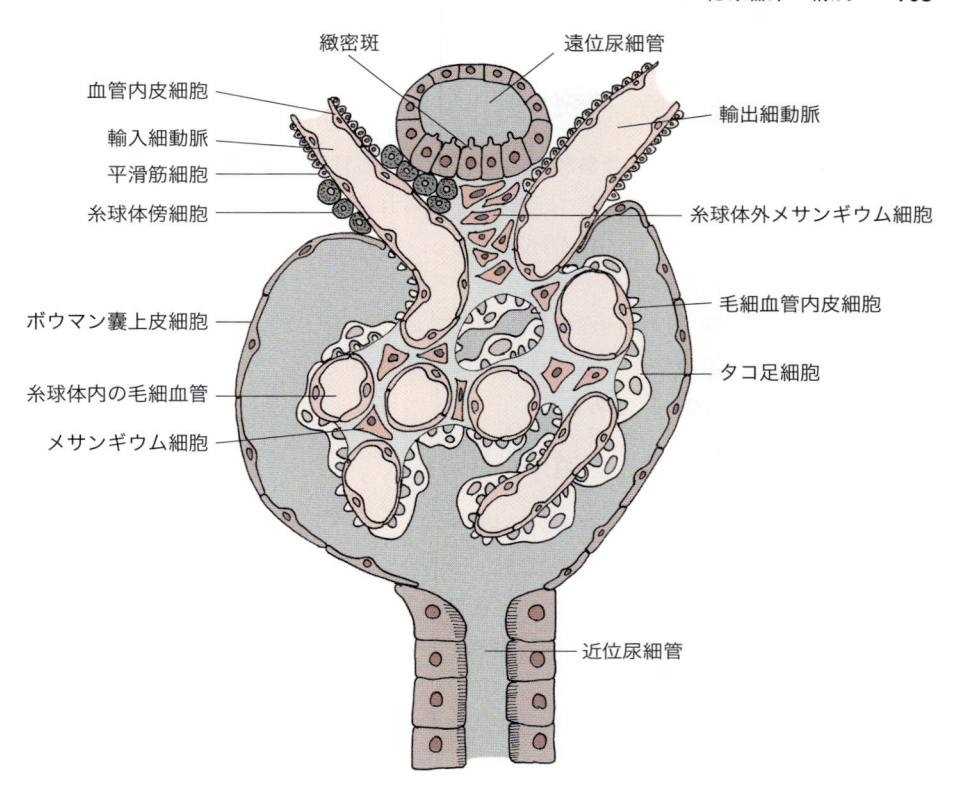

図8-3　腎小体の微細構造

の先端の腎乳頭より尿が出る．この尿は腎杯で受けられ，腎盂で集められ，尿管を経て膀胱にいたる．

腎動脈は腎盂の前面にあり，さらに腎動脈の前面に腎静脈がある．また腹大動脈と下大静脈の位置関係から，腎動脈は右の方が長く，腎静脈は左の方が長くなっている．腎門より入った腎動脈は区域動脈となり，腎錐体の間を通る葉間動脈となり，皮質に入って弓状動脈となり，そこから皮質の表面に向かって小葉間動脈が何本ものび出る．そこから輸入細動脈となって腎小体に入ると，毛細血管となり糸球体を形成したのち，輸出細動脈の形で腎小体を離れ，尿細管周囲毛細血管網をつくってから，細静脈，小葉間静脈，弓状静脈，葉間静脈，腎静脈となって腎臓を出る（図8-2，8-3）．

2 尿　管

腎乳頭・腎杯・腎盂を通ってきた尿は，尿管を経て膀胱にいたる．尿管は，長さ25〜30 cm，内面を移行上皮におおわれた平滑筋の管で，筋の蠕動運動により尿を膀胱に輸送する．尿管にはその行程の間に3ヵ所の生理的狭窄部がある．すなわち腎盂尿管移行部，総腸骨動脈との交叉部，尿管膀胱移行部で，これらの部位は尿管

3 膀　胱

膀胱は骨盤腔の最前部を占める粘膜と平滑筋でできた中空性臓器で，尿を貯えるはたらきを持ち，中に貯えられる尿量によりその大きさが変化する（図8-4）．膀胱尖・体・底が区別される．膀胱底の内面で，左右の尿管口と前下方に開く内尿道口との間に，膀胱三角がつくられる．膀胱三角部はほとんどのびない領域である．膀胱壁の内面は移行上皮でおおわれた膀胱粘膜で，粘膜下には膀胱の本体である平滑筋層があり，排尿時にはこれが収縮し，尿が出される．膀胱の容量は平均300〜500 mLである．

4 尿　道

尿道は膀胱と外尿道口をつなぐ管である．男女でその長さは異なる．女性の尿道は約4 cmと短いため，外尿道口からの逆行性尿路感染を起こしやすい．男性のものは約20 cmで，前立腺部，膜様部，陰茎内を通る海綿体部に分けられる．男性の尿道はまた，精液の運搬にも使われる（9章 生殖器系参照）．

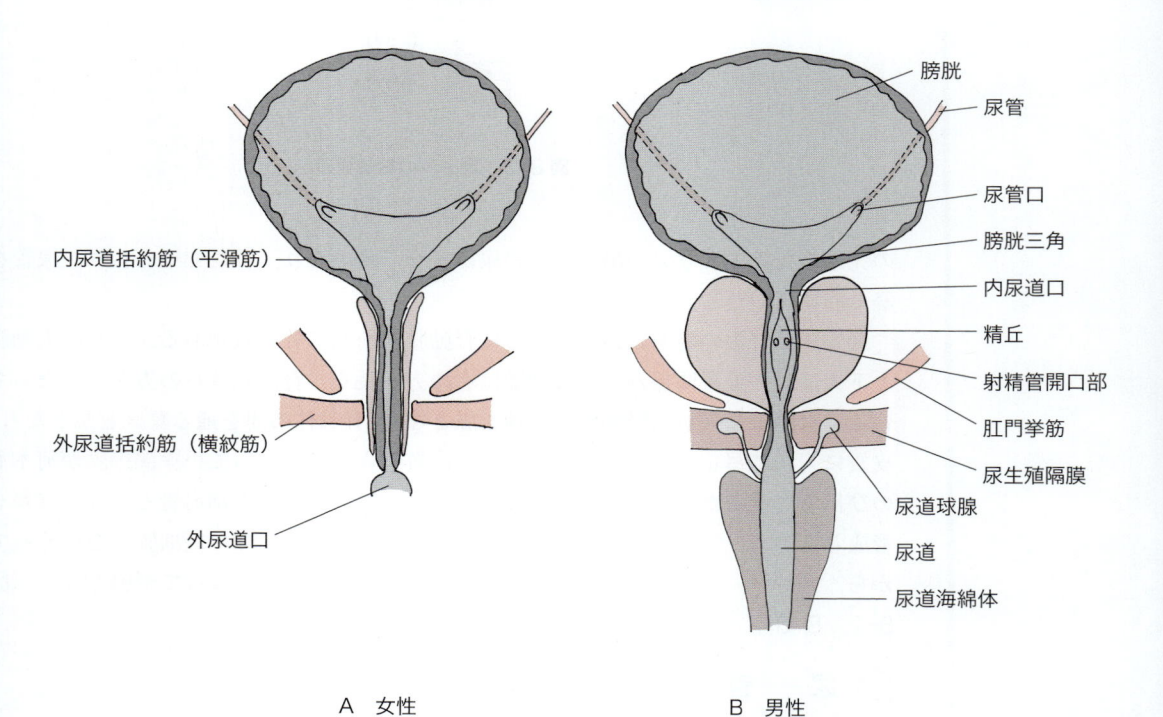

A　女性　　B　男性

図8-4　膀胱

Check List

□ 構成
    □ 腎臓：皮質　糸球体　ボウマン嚢　腎小体　尿細管　腎乳頭（腎杯）
        ネフロン（腎単位）
        髄質　腎錐体　腎乳頭　腎杯　腎盂
        腎動脈　葉間動脈　弓状動脈　小葉間動脈　輸入細動脈　糸球体　輸出細動脈　尿細管周囲毛細血管網　細静脈，小葉間静脈，弓状静脈，葉間静脈，腎静脈
    □ 尿管　□ 膀胱　□ 尿道

B. 腎臓の機能

1 腎臓のはたらき

　腎臓は生体内で不要となった老廃物を体外に排泄するが，そのほかにも，体内の水分量や電解質（Na^+，Cl^-）量を調節し，浸透圧やpHなど体内の環境を一定にするために働いている．このことは図8-5のように血液の組成と尿の組成を比較してみるとよくわかる．このため，腎臓が働かなくなると尿毒症といわれる状態になり，全身の機能が阻害され短期間で死亡することがある．また慢性腎炎の患者が定期的に繰り返し血液透析（体内に蓄積する水，酸，カリウム，老廃物を腎臓の代

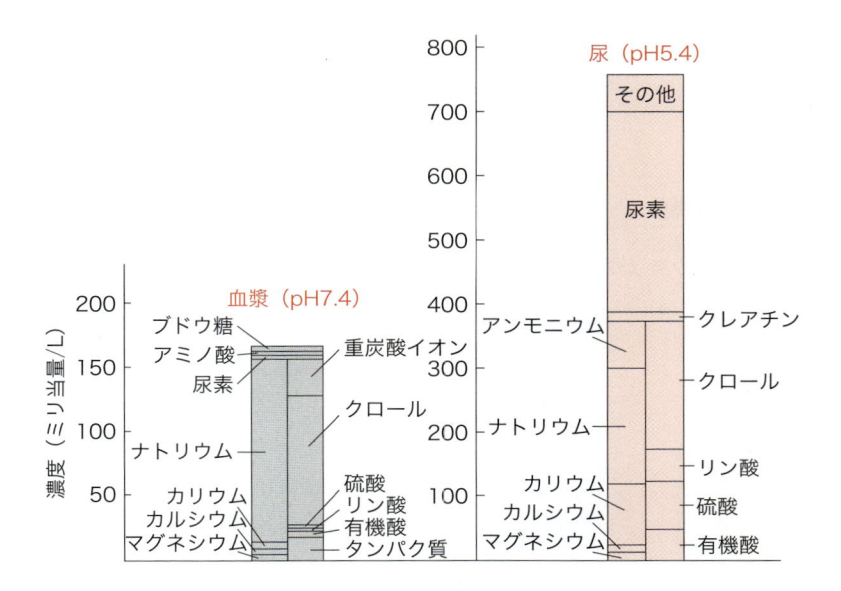

図8-5　ヒトの血漿の組成と平均的な尿の組成の比較

わりに半透膜を利用して濾過する）を受けなければならないのもこのためである．尿は血液をもとにして腎臓で生成され，ふつうの生活では1日に1〜1.5Lの量が体外に排泄される．

2 尿の生成

尿は基本的に，濾過，再吸収，分泌の三つの過程を経てつくられている．最初に血液が糸球体で濾過されて原尿がつくられ，次いで尿細管で再吸収され，また尿細管で分泌成分が加わり腎盂を経て，排泄される尿として膀胱に貯えられる（図8-2，8-3参照）．

腎臓の糸球体には約1,200 mL/分の大量の血液（心拍出量の約1/4になる）が流れており，このうち水をはじめ分子量が数万以下の小さな物質が血圧によって濾過されたものが原尿で，これは1分間あたり100 mLくらいもあり，1日の原尿量は150〜200 Lにも達する．濾過の際には，毛細血管の内皮細胞の小孔，内皮細胞の基底膜，糸球体上皮細胞（タコ足細胞）の終足の間の濾過スリットという3層からなる濾過装置を通過する．しかしこうしてできた原尿の中には身体に必要な水，電解質，ブドウ糖やアミノ酸なども含まれているため，ボウマン嚢から原尿が流れていく長く曲がりくねった尿細管の中で，もう一度身体に必要な成分を血液に戻す再吸収が行われている．この再吸収でブドウ糖やアミノ酸などはすべて回収され，ま

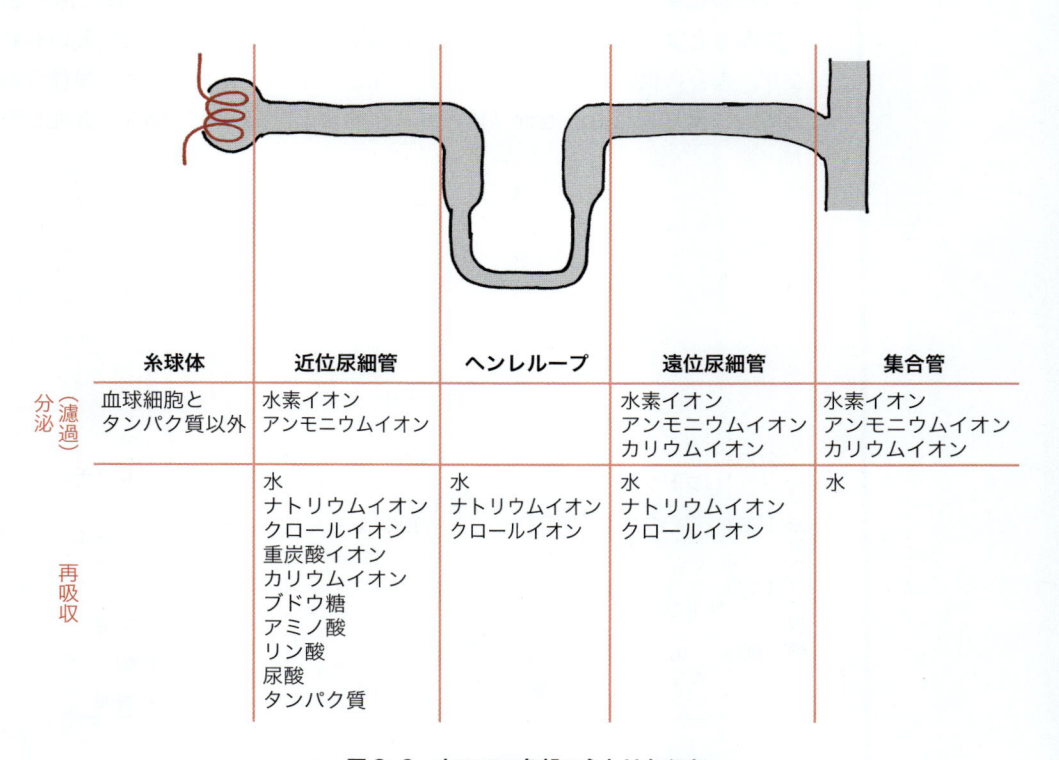

	糸球体	近位尿細管	ヘンレループ	遠位尿細管	集合管
分泌（濾過）	血球細胞とタンパク質以外	水素イオン アンモニウムイオン		水素イオン アンモニウムイオン カリウムイオン	水素イオン アンモニウムイオン カリウムイオン
再吸収		水 ナトリウムイオン クロールイオン 重炭酸イオン カリウムイオン ブドウ糖 アミノ酸 リン酸 尿酸 タンパク質	水 ナトリウムイオン クロールイオン	水 ナトリウムイオン クロールイオン	水

図8-6　ネフロン各部の主なはたらき

た水分や電解質も 99％以上は再吸収される．また，尿細管では再吸収が行われる一方で，アンモニアや有機酸などを尿に出す分泌が行われている（図 8-6）．

3 水・電解質の調節

原尿は 150 L と大量に生成され，このうち生体に必要な成分は尿細管において担体や対向流交換系など，種々の機構により再吸収される．このとき最終的に遠位の尿細管や集合管で水分や電解質を再吸収することにより排泄量を調節しているのはホルモンである．水の再吸収は下垂体後葉から分泌される抗利尿ホルモン（ADH，バソプレシンとも）により促進される．正常の血漿浸透圧は 280 mOsm（ミリオスモル）と一定に保たれているが，血漿浸透圧が高くなる（塩分が濃くなる）とADH が分泌され，集合管での水の再吸収が促進されて電解質濃度が一定になるように働くので，尿量は減少する．このため下垂体後葉の障害でホルモンが出なくなれば，尿崩症という 1 日何十 L もの尿を出す病気となる．

一方，電解質（Na^+）量を調節しているのは副腎皮質から分泌されるアルドステロンというホルモンである．このホルモン分泌はレニン・アンギオテンシン系で調節されている．すなわち，血液量（細胞外液）が減少すると血圧が低下し，腎臓からレニン（糸球体傍細胞が産生分泌する）が分泌されて血漿タンパクのアンギオテンシノーゲンに働き，アンギオテンシン II がつくられる．この物質は血管収縮作用のほかアルドステロンを分泌させるはたらきも持ち，遠位尿細管や集合管に作用して Na^+ の再吸収と K^+ の排泄を促進する．それに伴って水の再吸収も起こり，循環血液量が増加して血圧が上昇する．血液量が増加したときに働くホルモンとして，Na^+ の排泄量を増やして尿量を増加させるはたらきを持ち，心房から分泌される心房性 Na 利尿ペプチド（ANP）も発見されている．

4 尿の検査

尿の量や質は生体の状態を反映しているので，医療機関を受診したときには血液とともに最初に検査される項目である（血液と違って，通常尿の採取では身体に侵襲を加えなくてもよい）．尿は濁りなどを調べることもあるが，最も一般的に検査されるのは糖とタンパク質である．中高年になると高頻度で発症する糖尿病は尿の検査でみつけられる．これは，もともとは 100 mg/dL であった血液中の糖濃度が，血糖値の調節ホルモンであるインスリンの分泌に異常が生じて血糖値が高くなったことにより尿に糖が排出され高濃度となるものである．原尿ではもちろん糖は濾過されているが，血中濃度が 150 mg/dL までは尿細管で再吸収されるので，軽度の糖尿病では尿に糖が出ないこともある．そのため正確に病状を知るには血糖値を調べなければならない．尿中のタンパク質については，通常血液中のタンパク質は分子量が大きいため糸球体で濾過されず原尿中には出てこない．しかし糸球体や尿細管に炎症などの病変が起こると，高分子のタンパク質や，時には赤血球や白血球まで尿中に現れることがあり，腎臓の疾患の指標となっている．また腎臓ばかりでな

く尿管や膀胱，尿道での結石や炎症でも，尿中にタンパク質や赤血球がみられることがある．しかし炎症を起こしていない場合でも，**起立性タンパク尿**といい，過度の運動後や，精神的興奮，寒冷，ストレス，発熱などで一過性に尿中にタンパク質が検出されることがある．

5 排 尿

尿は腎臓で生成され，尿管を経て膀胱に一時貯えられる．膀胱容量は300〜

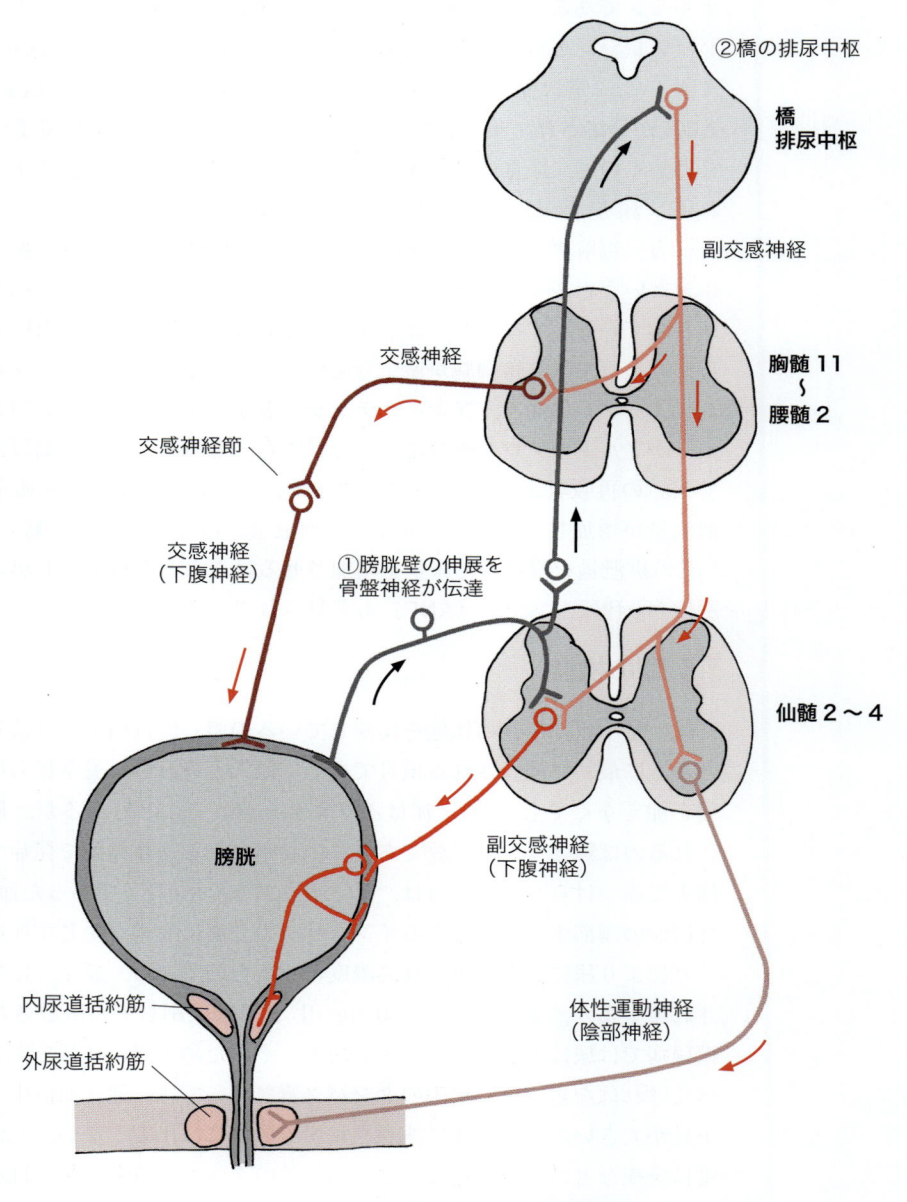

図8-7 膀胱と尿道の神経支配

500 mL であるが，尿がたまり 150 mL 以上になると尿意を感じるようになり，さらに 300 mL を超えると強い尿意を感じ，場所と時を選んで排尿することになる．このしくみはたくみに神経系により制御されている．図 8-7 にみられるように膀胱は平滑筋でできており，尿がたまって内圧が高まると，膀胱三角に分布している**骨盤神経（副交感神経）**の知覚枝に膀胱の内圧が高くなったことを知らせる．これが仙髄に届くと，一つは直ちに遠心路の骨盤神経に伝えられ，膀胱筋の収縮や膀胱頸部の筋（内尿道括約筋，平滑筋）の弛緩がもたらされて排尿が反射的に起こる．乳幼児や脊髄損傷の患者ではこのような反射的排尿がみられるが，成人では反射が起きても排尿しないようになっている．これは**外尿道括約筋（横紋筋）**の収縮により尿道が閉じられているからである．外尿道括約筋は陰部神経の支配を受けており，膀胱がいっぱいになった知らせは仙髄から脊髄を通って大脳に伝えられ，尿意となる．この尿意が大脳の"時と場所の判断"により排尿の命令として脊髄を通って仙髄の陰部神経に伝えられると，外尿道括約筋が弛緩して排尿することができる．このように，排尿のしくみは排便機構と同様，一つは膀胱の内圧による反射機構と，もう一つ意志による外尿道括約筋の制御という 2 重の機構となっている．

6 その他の腎臓の機能

　腎臓は尿を生成しているほか，糸球体傍細胞が産生分泌するタンパク質分解酵素の**レニン**により，**アンギオテンシノーゲンをアンギオテンシンⅠ**に変える．アンギオテンシンⅠは肺の血管内皮細胞にある酵素によって**アンギオテンシンⅡ**に変換され，これが副腎皮質からのアルドステロン分泌を促し，**血圧上昇**にかかわる．**エリスロポエチン**は血液の O_2 濃度や血圧の低下で分泌されて骨髄における赤血球の産生と成熟を促進し，これにより血液量と酸素運搬能が増加する．また経口摂取や皮膚で合成されて得られた**ビタミン D** は，腎臓で活性化され**カルシウム**の動態に関与するようになる．

Check List

□腎臓の機能
　　□尿の生成：濾過，再吸収，分泌　原尿
　　□水の調節：抗利尿ホルモン（ADH，バソプレシン）
　　□電解質の調整：アルドステロン　レニン・アンギオテンシン系　心房性 Na 利尿ペプチド（ANP）
　　□尿の検査：糖　タンパク質　血糖値　起立性タンパク尿
　　□排尿：骨盤神経（副交感神経）　外尿道括約筋（横紋筋）
　　□血圧上昇：レニン　アンギオテンシノーゲン　アンギオテンシンⅠ
　　　　　　　アンギオテンシンⅡ　エリスロポエチン
　　　　　　　ビタミン D　カルシウム

●●● 練習問題 ●

（1）左右の腎臓の高さはどちらが低いか，またそれはなぜか説明せよ．
（2）尿成分が糸球体を出て尿道にいたるまでの経路を図示せよ．
（3）ネフロンの構造を図示せよ．
（4）尿成分で代謝産物（老廃物）にあたるものは何か説明せよ．
（5）原尿とは何か説明せよ．
（6）尿生成の機構を説明せよ．
（7）血中の電解質濃度の腎臓による調節について説明せよ．
（8）排尿のメカニズムについて説明せよ．
（9）男女の尿道の違いについて説明せよ．
（10）尿の生成以外の腎臓の機能について説明せよ．

9章 生殖器系

　　ここでは，男女の生殖器の構造と機能について学ぶ．生殖器系は男女の差がきわめて大きいものである．また，精巣や卵巣がそれぞれ，精子や卵子をつくるだけでなく，性ホルモンを分泌していることも重要なことである．

　生殖器系は，子供をつくることにより種族のDNAを維持するために存在する．男女は形態も機能も大いに異なっている．生殖器系は発生的にはいずれも中胚葉からできており，泌尿器系と関連が深い．男性は精巣で精子をつくり，精管で送り出す．女性は卵巣で卵子をつくって卵管の方へ送り，受精卵を子宮で育てる．また，精巣・卵巣はそれぞれ性ホルモンをつくり分泌し，それぞれの性の"らしさ"をつくり出している．

A. 女性生殖器とその機能

　女性生殖器とは，卵巣，卵管，子宮，腟などである（図9-1）．

1 女性生殖器の構造と機能

卵　巣　　卵巣は，子宮の両側に位置する母指頭大の楕円体である．卵巣の内側から，固有卵巣索が子宮壁に，外側の卵巣堤索が骨盤の側壁に付着し，卵巣は2本のひも状構

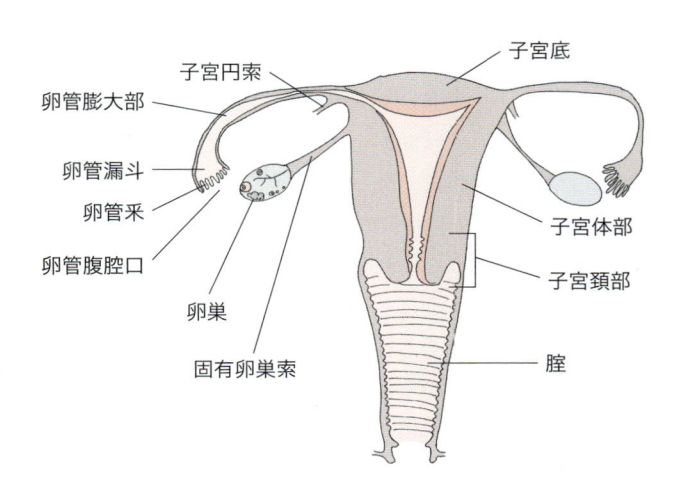

図9-1　卵巣・卵管・子宮

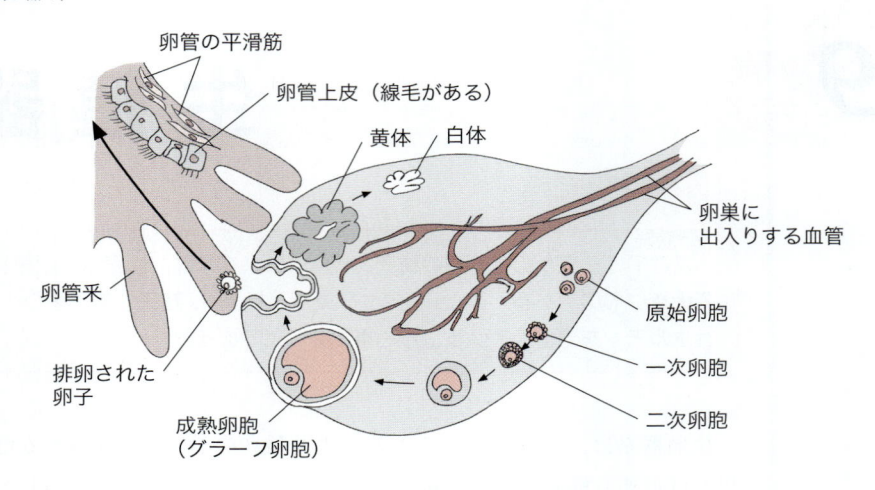

図 9-2　卵巣

造物で吊り下げられて，ほぼその位置を固定されている．卵巣全体は子宮の側壁よりのびる子宮広間膜により，前後から包まれている．

　卵巣の表面は白膜で包まれており，内部には表層の皮質と深層の髄質がある．皮質にはさまざまな発達段階の卵胞がみられる（図9-2）．その発達程度により，原始卵胞，一次卵胞，二次卵胞，グラーフ卵胞（成熟卵胞）という．グラーフ卵胞が成熟すると，破れて卵子が腹腔に出る．この現象を排卵という．思春期以降，約28日ごとに，左右の卵巣から交互に1個が排卵される．排卵後の卵胞は，内腔が閉じて黄体に変化する．黄体は黄体ホルモン（プロゲステロン）を出すが，とくに妊娠したときは約6ヵ月間にわたり分泌され，妊娠の維持にかかわる．その後黄体は結合組織性の白体になり，間もなく消失する．

　新生児の卵巣には40万個もの卵胞があるが，思春期から閉経にいたる30年以上の間に排卵される卵の数は実際には約400個にすぎず，ほとんどの卵胞は成熟中に退化消失する．これを卵胞閉鎖と呼んでいる．

卵 管　卵管は子宮から卵巣の方へ向かってのびる管で，子宮を前後からはさむ子宮広間膜の上縁に沿って走っている．卵巣に近づくと，卵管の内腔は漏斗状に開いて終わる（卵管漏斗）．この部分が卵管の腹腔口で，腹腔に開いている．漏斗状をなした縁はイソギンチャクのような切れ込みのある房状をなし，それを卵管采と呼ぶ．

　卵管の中に卵子がどのようにして取り込まれるかは不思議だが，卵管に入った卵子は，内面の線毛上皮がつくる線毛波と卵管の壁の平滑筋層の蠕動運動により子宮の方へ運ばれる．子宮の方からきた精子と卵子とが，卵管の中（多くは少しふくらんだ卵管膨大部）で出会い受精し，受精卵の初期分割がはじまる．細胞分裂を繰り返しながら，受精卵は子宮腔に向かって運ばれていく．

A. 女性生殖器とその機能　115

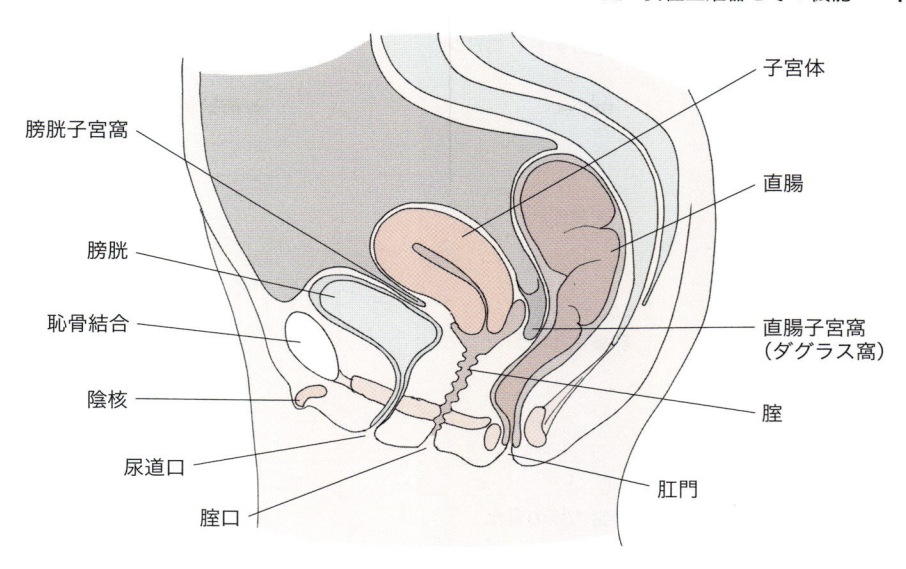

図9-3　女性骨盤部正中断

子　宮　子宮は女性骨盤のほぼ中央部に位置し，分厚い平滑筋でできた中空の器官である．子宮の前には膀胱，後ろには直腸があり，それらとの間にくぼみがあって，前者を膀胱子宮窩，後者を直腸子宮窩（ダグラス窩）という（図9-3）．平常時の子宮は上下の長さ7cm，重さ約50gであるが，受胎し，胎児が発育すると，著しく大きくなる．子宮の上3分の2を子宮体，下3分の1を子宮頚という．子宮頚の下端は腟内に突出している．子宮の上端のまるく膨隆しているところを子宮底といい，その左右から卵管がのび出ている．子宮を前後からはさむように包む腹膜は，側方にのび出し，子宮広間膜をつくっている．この間膜の中には，卵巣，固有卵巣索，子宮円索が含まれる．子宮円索は前方から子宮を引っ張っている靱帯で，子宮が後方に傾くのを防ぐはたらきがある．この円索は卵管付着部近くから起こって子宮広間膜の中を前外側に走り，大陰唇の皮下に終わる．

　子宮壁は，大部分が平滑筋からなる筋層である．平滑筋線維の長さは30〜50 μmであるが，妊娠子宮では10倍以上の長さになる．子宮の内面は子宮内膜で，ここには子宮腺があって粘液を分泌する．子宮内膜の表層を機能層，深層を基底層という．機能層は28日周期の性周期で厚みを変化させ，最大5〜7 mmの厚さに達する．受精卵の着床がないと，この機能層の大部分が剥離し，月経として体外に出る．基底層はあまり変化せず，機能層を修復するもとになる（図9-4）．

腟　腟は子宮の下に続く前後に圧平された管で，男性の陰茎を受け入れる交接器であり，また出産の際に児を娩出する経路でもある．腟の粘膜は重層扁平上皮でおおわれている．この上皮細胞の特徴は多量のグリコゲンを含んでいることで，この上皮細胞の剥離によって腟内にグリコゲンが出され，それがエストロゲンの作用によっ

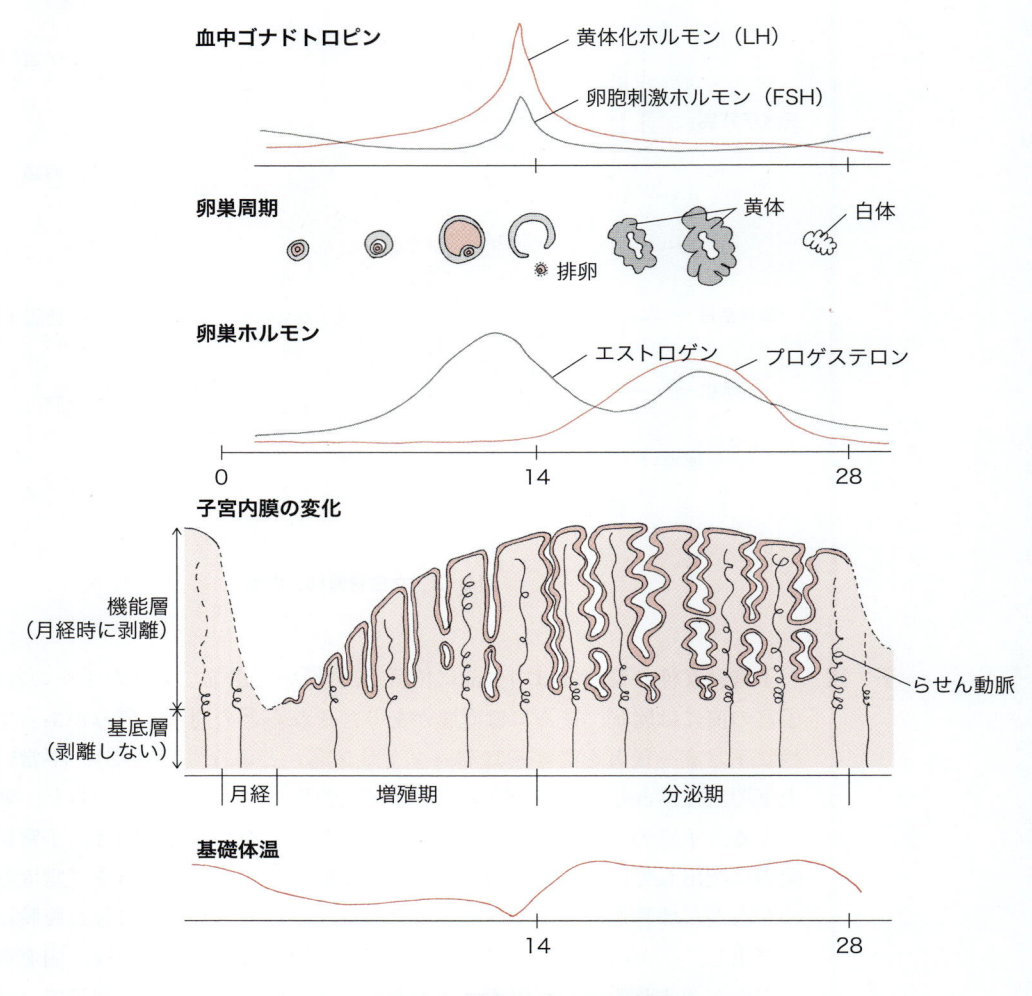

図9-4　性周期（28日周期）

てブドウ糖に変化し，ブドウ糖は腟内の常在菌であるデーデルライン桿菌によって乳酸となる．そのため腟内は強い酸性（pH4前後）となっており，一般細菌の腟内侵入を防いでいる（腟の自浄作用）．

2 思春期と更年期

思春期　　思春期は12〜18歳頃で，第二次性徴が出現する時期である．第二次性徴は8〜10歳頃より現れはじめ，性腺が性ホルモンの分泌をはじめる．女性の思春期は男性のそれより平均1年以上早く，小学校高学年で到来することもある．初経（初潮）という月経による出血で思春期の到来がわかる（初経は現在では10〜13歳で迎えることが多く，15歳では98％の女性に月経がみられる．もっとも，初めの頃の月経は排卵を伴っていないことが多い）．思春期になると，第二次性徴として身体に

さまざまな変化が起こる．身長や体重が増加し，乳房や殿部に脂肪が沈着し，陰毛の出現をみる．内臓では，子宮・卵管などが大きくなる．この思春期の変化はホルモンのはたらきによる．思春期には，卵巣からのエストロゲンの分泌，視床下部からのゴナドトロピン放出促進ホルモンの分泌，下垂体からの卵胞刺激ホルモン（FSH）と黄体化ホルモン（LH）の分泌，卵巣でのエストロゲンの産生が増加する．

更年期　50歳頃になると，排卵および月経周期が不規則となり，数年以内に月経はなくなり閉経となる．このように，卵巣機能が減退し消失するまでの時期をいい，一般的には閉経の前後数年を更年期という（日本人の平均閉経年齢は51～55歳である）．更年期には卵巣機能が低下するため，エストロゲンやプロゲステロンの分泌は減少するが，下垂体から分泌される卵胞刺激ホルモンや黄体化ホルモンなどのゴナドトロピンは逆に分泌増加がみられる．このようにホルモン分泌のバランスが崩れることにより，器質的な疾患がないにもかかわらず，発汗，顔面潮紅，のぼせ，動悸，頭痛，めまい，不安，憂うつ感，不眠などの自律神経失調症状を中心としたさまざまな不定愁訴がみられることがある．さらに，エストロゲン減少による症状として，皮膚粘膜の萎縮，骨粗鬆症，LDL コレステロールの上昇による心血管系疾患もみられる．更年期障害と似た症状は，両側卵巣を摘出した際にもみられる．

3 乳　　腺

　乳腺は男女ともに存在する特殊な皮膚腺であるが，男性の場合は痕跡的である．女性では，乳腺は乳房の形成にかかわっている．乳房の大きさ・形・構造は年齢および乳腺の機能状態により変わり，女性らしい乳房の発達は，思春期以降の乳腺の

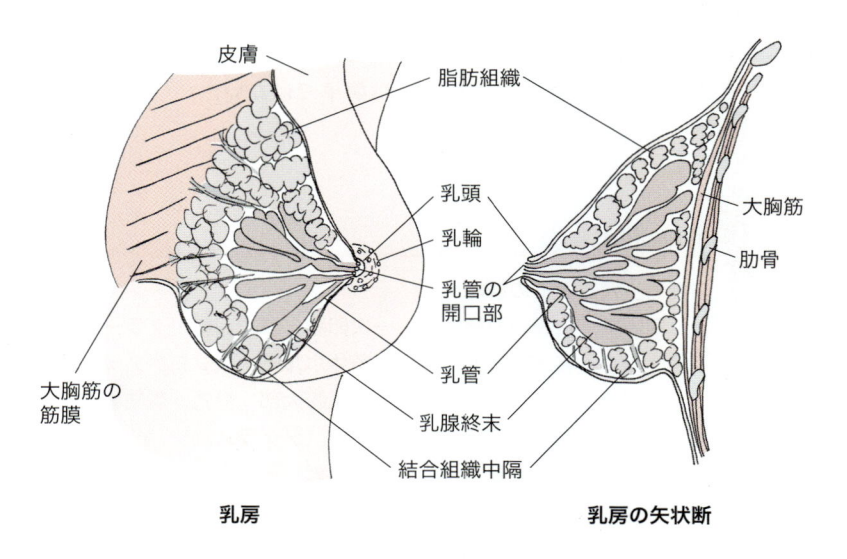

図 9-5　乳房

表 9-1 乳汁の成分

		タンパク質	脂質	糖質	無機物質	水分
人乳	初乳	5.8	4.0	4.0	0.5	85.7
	成乳	2.14	3.76	6.29	0.31	87.41
牛乳		3.47	3.66	4.91	0.69	87.27

発育と脂肪組織の増加により急速に起こる．とくに，妊娠後期および授乳期には乳腺は最も発達する．乳頭のまわりの乳輪には色素の沈着が現れる．乳腺は乳頭と連絡のある結合組織性の中隔により，乳腺葉（15〜20の腺葉がある）に分けられる．多数の乳腺終末から分泌された乳汁は1本の乳管に集まり，乳頭に口を開く．プロラクチンが乳汁産生を促し，オキシトシンが射乳（乳汁の圧出）を起こしている．出産後まもなく分泌される初乳には，2週間以降の成乳に比べてIgAやラクトアルブミンが多く含まれている．また，母乳の糖質の成分は乳糖である．IgAなどの免疫グロブリンが児に移行することや，子宮復古（妊娠により増大した子宮がもとの大きさに戻ること）を促進させるなどの点で母乳栄養はすぐれているが，児のビタミンK不足（出血傾向がみられる），鉄分の不足などを補足しなくてはならない（表9-1）．

4 基礎体温の周期的変化

目のさめている状態で体温が最も低いのは，朝，目をさまして，まだ立ち上がらず床にいるときである．このときに測定した体温を基礎体温という．これはいいかえれば，生活活動の影響を受けない状態の体温ということができる．成人女性では，排卵後に黄体ホルモンの影響により基礎体温が上昇するので，毎朝，口腔温で基礎体温を測定することにより排卵の時期を知ることができる．現実には基礎体温の正確な測定は難しく，排卵の予測は簡単ではない．

Check List

- □ 女性生殖器とその機能
  - □ 卵巣　白膜→原始卵胞，一次卵胞，二次卵胞，グラーフ卵胞（成熟卵胞）　卵子　排卵　黄体　黄体ホルモン（プロゲステロン）　妊娠　卵胞閉鎖
  - □ 卵管　卵管漏斗　卵管采　卵管膨大部　受精　受精卵　子宮腔
  - □ 子宮　膀胱子宮窩　直腸子宮窩（ダグラス窩）　子宮体　子宮頚　子宮底　子宮広間膜　大陰唇　子宮壁　子宮内膜（機能層，基底層）　子宮腺　月経
  - □ 腟　デーデルライン桿菌　腟の自浄作用
  - □ 思春期　第二次性徴　初経（初潮）

エストロゲン　ゴナドトロピン放出促進ホルモン　卵胞刺激ホルモン　黄体化ホルモン
- □更年期　閉経　更年期　自律神経失調症状
- □乳腺　乳腺葉　乳汁　乳管　プロラクチン　オキシトシン　射乳（乳汁の圧出）　母乳　乳糖
- □基礎体温の周期的変化

B. 男性生殖器とその機能

1 男性生殖器

精子を形成するところが精巣（睾丸）である．精巣でつくられた精子に，精液の副成分を分泌する付属生殖腺として精囊，前立腺，尿道球腺が加わり，精液ができる．精液を体外に運ぶ精路として，精巣上体管，射精管，尿道があり，交接器として陰茎がある．

精巣　精巣は睾丸ともいい，左右1対で陰囊の中にある．出生前には腹腔内にあったものが，体外近くに下降してくる．精巣は厚い線維性の被膜である白膜に包まれており，白膜が内側に向かって精巣を小葉に分けている．小葉には精細管が折り曲げられて入っている．この多くの精細管は，吻合して網目状になり，さらに合わさって1本の精巣上体管になる．精細管の壁を精上皮といい，精子へと増殖分化する精子産生細胞（精祖細胞，精母細胞，精子細胞）と，それらを栄養・支持するセルトリ細胞からなる．各精細管の間には結合組織と血管があり，その中に男性ホルモンを分泌する間細胞（ライディッヒ細胞）の集団が点在する．

精子の通る路　精細管でできた精子は，精巣上体にある精巣上体管に入り，ここで精子は成熟し，その出口近くに貯えられて，平滑筋の収縮により一気に射精される．そのとき精子の通る路は精巣上体管から精管，射精管，尿道と1本の管で続いている．

精囊　精囊は1対で膀胱の後ろにある袋状の分泌腺で，分泌物を射精管に送り込む．

前立腺　前立腺は膀胱の下にある栗の実大の分泌腺で，その中央部を，1本の尿道とそれに合流する射精管が貫いている．射精時には，多数の導管から尿道へ分泌物が放出される．前立腺は尿道と射精管を取り巻く内腺と，その外側の外腺に分けられる．老化に伴い生じる排尿困難の原因の一つに，この前立腺の内腺の肥厚（前立腺肥大症）がある．近年増加傾向にある前立腺がんは，外腺にできる．

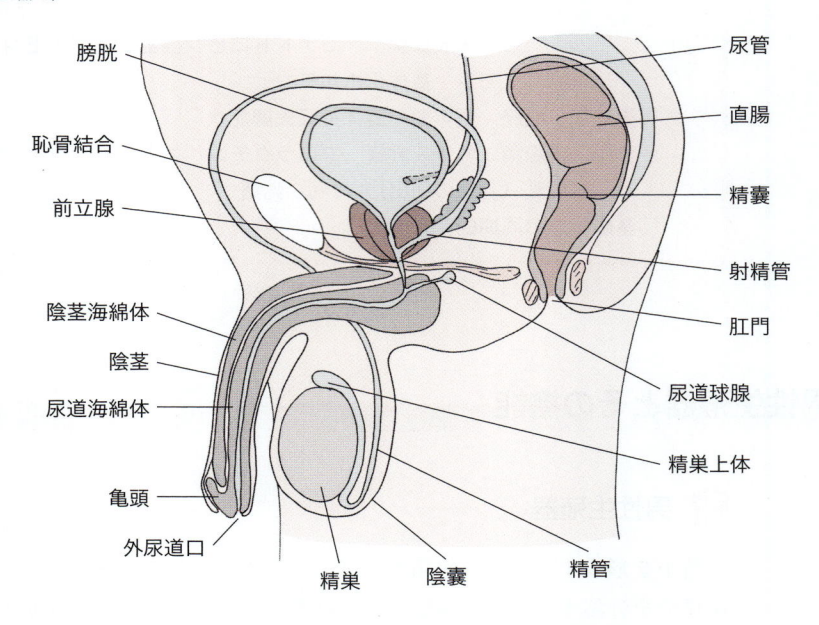

図 9-6　男性尿生殖器

勃　起　性的興奮時に陰茎（ペニス）は勃起して固くなり，女性の腟に挿入しやすくなる．この現象は，陰茎の海綿体（スポンジ様）に血液が充満して膨張するものの，海綿体を取り囲んでいる白膜が結合組織でできているためにある状態以上は膨張できずにかたくなることによる．

精　液　精液の成分のうち，60％は精囊，30％は前立腺，その他精巣上体・尿道球腺などの分泌物である．前立腺からの分泌物は弱アルカリ性を示し，腟内の酸性を中性にして，精子の活動に適した環境にする．精液 1 mL 中には約 1 億の精子が含まれている．腟内に放出された精子は鞭毛を動かし，約 45 分後には卵管に達するという．

2　男性思春期とホルモン

　男性では 14，15 歳前後で成熟精子の出現をみるが，この時期が男性の思春期となる．男らしい体の外形の変化を第二次性徴と呼び，陰茎，陰囊，精巣などが発育し，ひげ・腋毛（わきげ）・陰毛が生え，声変わりが起こり，筋が発達する．思春期の第二次性徴は，ホルモンの盛んな分泌増加により起こる．間脳の視床下部からのゴナドトロピン放出促進ホルモンの分泌が増加し，このホルモンが下垂体から出る卵胞刺激ホルモンと黄体化ホルモンの内分泌を促す．男性では，卵胞刺激ホルモンは精巣のセルトリ細胞に働き，精子産生を促進する．また黄体化ホルモンは精巣の間細胞（ライディッヒ細胞）に働き，テストステロンの分泌を促す．テストステロンは精子の産生を促進するなど，男性化の作用を持ち，その結果第二次性徴の発現をもたらす．

Check List

□ 男性生殖器とその機能
　　□ 精巣　陰嚢　精細管　精巣上体管　精上皮　精子産生細胞（精祖細胞，精母細胞，精子細胞）　セルトリ細胞　間細胞（ライディッヒ細胞）
　　　　射精　精管　射精管　尿道
　　□ 精嚢
　　□ 前立腺
　　□ 勃起　海綿体
　　□ 精液　精子
　　□ 男性思春期とホルモン
　　　　第二次性徴　成熟精子
　　　　ゴナドトロピン放出促進ホルモン　卵胞刺激ホルモン　黄体化ホルモン　テストステロン

練習問題

（1）排卵後の卵胞はどのような変化を起こすか説明せよ．
（2）卵子は卵巣を出て，子宮にいたるまでどこを通るか説明せよ．
（3）ダグラス窩の日本名は何か．また，どこをさすか説明せよ．
（4）月経と子宮内膜との関係を説明せよ．
（5）思春期に産生が増加するホルモンは何か，またそれらのはたらきを説明せよ．
（6）更年期について説明せよ．
（7）排卵と基礎体温との関係を説明せよ．
（8）精巣でできた精子が体外に排出されるまでの経路を説明せよ．
（9）精液について説明せよ．
（10）テストステロンはどこで分泌されるか．また，そのはたらきは何か説明せよ．

10章 内分泌系

ここでは，ホルモンを合成・分泌している内分泌系について学習する．ホルモンは血液を介して全身に送られ，標的となる組織や細胞に結合することにより生体の内部環境を一定に保つはたらきをしている物質である．全身にはこのホルモンを合成・分泌している臓器がいくつかあり，それぞれ異なったホルモンを持っている．これらの臓器とそれが持つホルモンの機能について学ぶ．

クロード・ベルナールが唱えたように，生体の内部環境をほぼ一定の状態に維持するために**ホルモン**は働いている．このホルモンを産生，分泌しているのが内分泌器官である．同様に生体の機能を調整するはたらきを持つ神経系においては，電気信号（インパルス）が神経を伝わって，その神経がシナプスをつくっている特定の組織や細胞にのみ指令が伝えられる．それに対して内分泌系では，信号物質であるホルモンが血液の中を流れて標的となる組織や細胞に到達し，結合することにより指令が伝えられる．このため神経系の指令がきわめて短い時間で伝わるのに比べ，ホルモンによる指令はかなりゆっくりと伝えられる．またその反応時間については，神経では短い時間で終わるのに対し，ホルモンではその効果が長期間に及ぶこともある．このほか，ホルモンには，発育と成長，物質代謝，性行動などの行動を調節する作用もある．

内分泌腺は汗腺や唾液腺のような外分泌腺と異なり，排泄管（導管）を持たず，内分泌細胞から出たホルモンが直接毛細血管に入り，全身に循環・作用する腺である．またホルモンには，たとえば多くの下垂体ホルモンのようにほかの内分泌腺におけるホルモン分泌を調節するもの，インスリンとグルカゴンのように拮抗的に働くもの，卵胞ホルモンと黄体ホルモンのようにともに働くもの（卵胞ホルモンはそれだけでは機能せず，黄体ホルモンの協力を必要とする）ものもある（図10-1，10-2）．なお，ホルモンの反応機構は複雑で，①**ペプチドホルモン**（例：グルカゴン）は**細胞膜**，②**ステロイドホルモン**は**細胞質**，③**甲状腺ホルモン**は**核内**に，それぞれのホルモンに対する**レセプター**が存在する．

A. 内分泌系の構造と機能

1 下垂体

内頭蓋底で蝶形骨のトルコ鞍（下垂体窩）内にはまりこんでいる．下垂体は前

124　10章　内分泌系

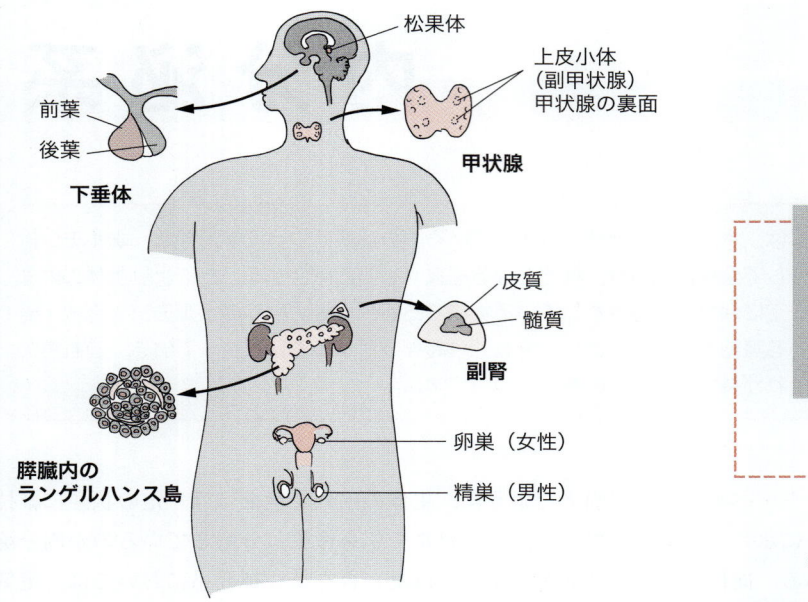

図 10-1a　内分泌系

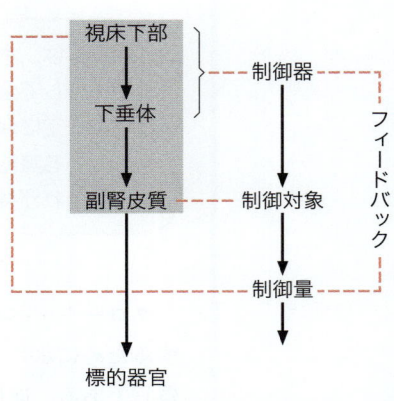

図 10-1b　内分泌系（左）と制御系（右）との対比

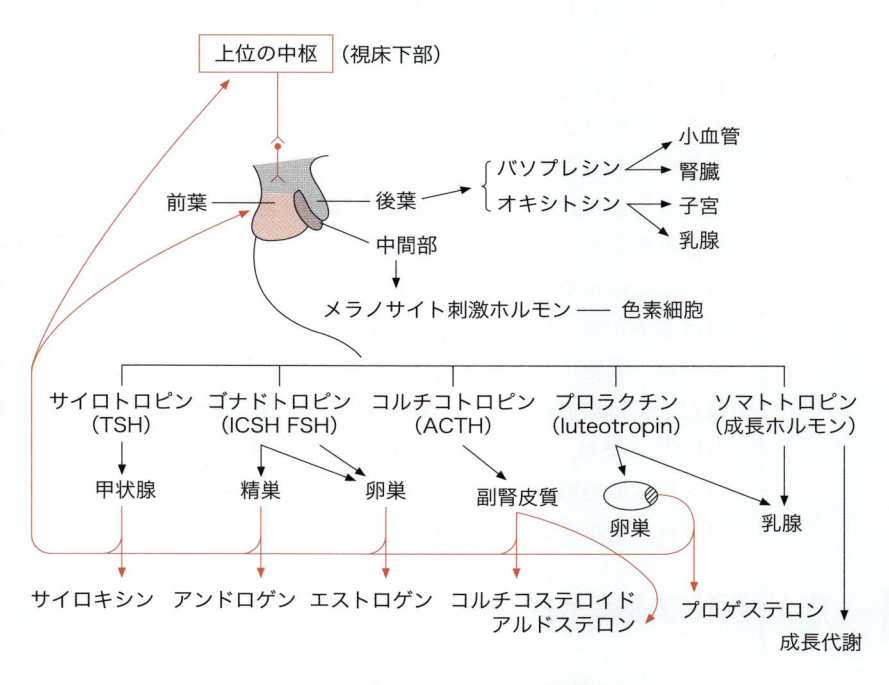

図 10-2　上位ホルモンとしての下垂体ホルモン

A. 内分泌系の構造と機能　125

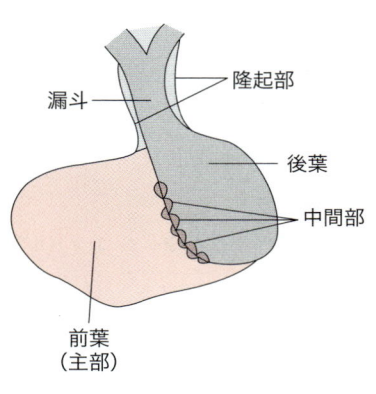

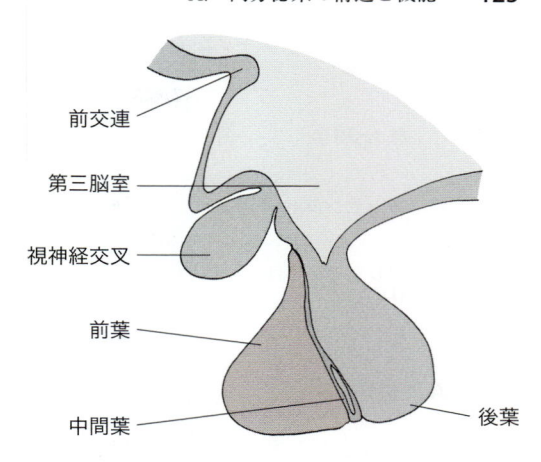

図10-3　下垂体の構成

図10-4　下垂体の構造

方から，前葉，中間部，後葉に区別される（図10-3，10-4）．ヒトでは中間部はあまり発達していない．下垂体ホルモンはすべてペプチドホルモンである．

下垂体前葉　　下垂体前葉のホルモンの多くは，ほかの内分泌腺に作用し，そこから分泌されるホルモン量を調節するタイプのものである．いずれのホルモンも，より上位の視床下部から出されるホルモンによってその分泌量を調整されている．

下垂体前葉ホルモンには次のものがある．

甲状腺刺激ホルモン（TSH）：甲状腺に作用し，甲状腺ホルモン（サイロキシンなど）の合成・分泌を促す．

副腎皮質刺激ホルモン（ACTH）：副腎皮質に作用して，副腎皮質ホルモンの合成・分泌調整を促す．副腎皮質刺激ホルモン機能亢進症のクッシングCushing病は有名である．

卵胞刺激ホルモン（FSH）：女性では卵巣に作用し，卵胞発育を促進する．男性では精巣に作用し，精子形成を促す．

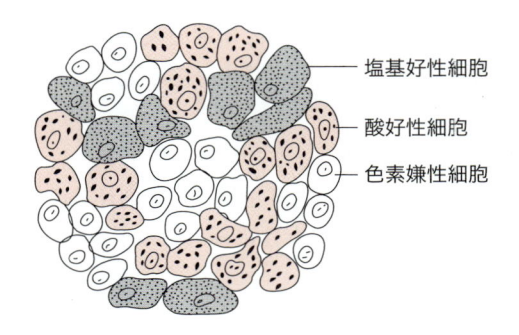

図10-5　下垂体前葉の細胞

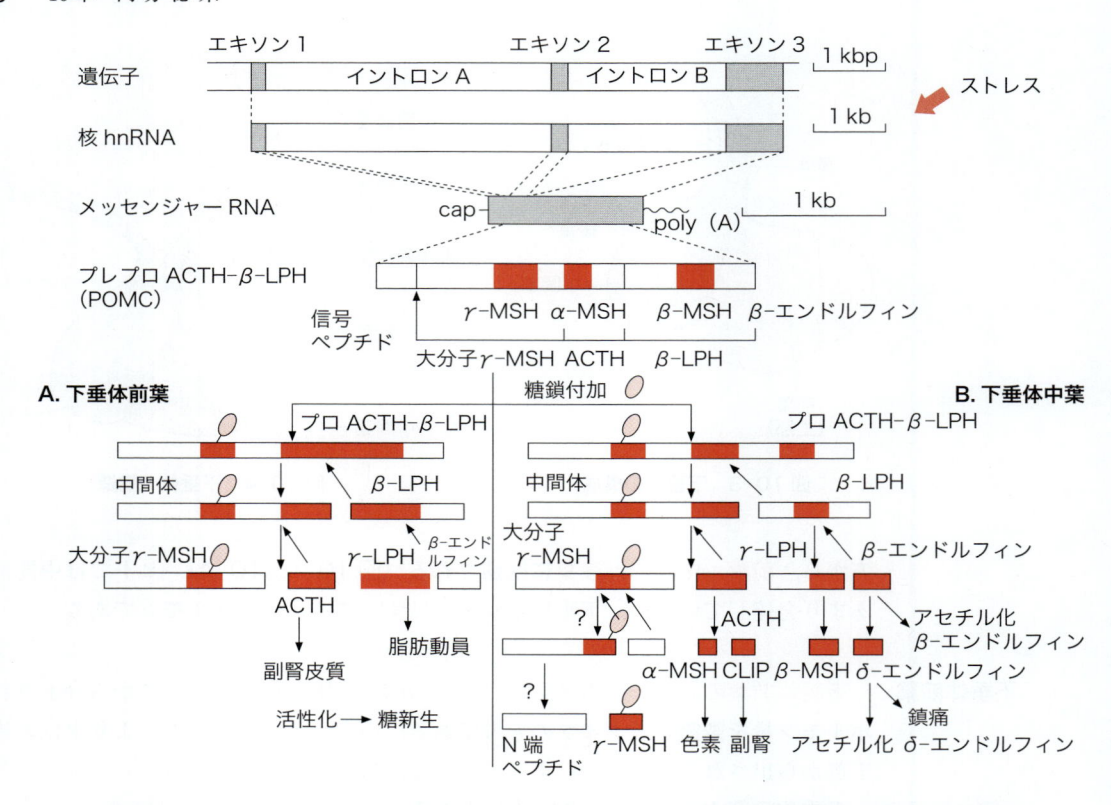

図 10-6 下垂体前葉（A）および下垂体中葉（B）における ACTH および関連ペプチドの生合成
ACTH（コルチコトロピン），LPH（リポトロピン），MSH（メラノサイト刺激ホルモン），CLIP（コルチコトロピン様中葉ペプチド），鎮痛ペプチド（エンドルフィン）などは同一の遺伝子から発現されて多様に切断され，多面的な機能を発現する．［香川，野澤］

黄体形成（黄体化）ホルモン（LH）：女性では卵巣に作用して排卵と黄体形成に，男性では精巣の間細胞を刺激し男性ホルモンの分泌を促進する．

卵胞刺激ホルモンと黄体形成ホルモンをあわせて性腺刺激ホルモン（ゴナドトロピン）という．

成長ホルモン（GH）：小児の成長を促進するホルモンで，骨の成長を促し身長を伸ばすほか，体重増加，血糖値の上昇，糖質の代謝を促進する．過剰分泌が小児期に起こると巨人症になり，成人期に起こると末端肥大症となる．逆に小児期の分泌不足では下垂体性小人症となる．成人期以降の分泌不足では，基本的には何も症状として現れない．

プロラクチン（乳汁分泌刺激ホルモン）：乳腺に作用し，乳汁産生を高める．また黄体に作用して黄体ホルモンの分泌亢進を起こす．乳汁分泌不全として知られるシーハン Sheehan 症候群は，分娩後の女性にみられる下垂体機能低下症である．

下垂体後葉　神経性下垂体と呼ばれ，視床下部の神経細胞からのびた軸索突起がこの部分に達している．ホルモンは間脳の視床下部にある神経細胞体でつくられ，神経分泌顆粒

A. 内分泌系の構造と機能　127

として軸索の中を下ってここに達し，毛細血管に分泌される．したがって下垂体後葉を顕微鏡で観察してもあまり細胞はみられず，この点で豊富な細胞がみられる前葉と大きく異なっている．下垂体後葉のホルモンは次の2種類である．

　バソプレシン（**抗利尿ホルモン，ADH**）は，腎臓の尿細管に作用し，**水の再吸収**を促進する．このはたらきにより尿量が減少し体内に水分が貯留することで，**血圧**が上昇する．バソプレシンが不足すると，異常に多量の尿が出る尿崩症となる．血液の浸透圧が上昇するとバソプレシンの分泌が増加し，逆に血液の浸透圧が低下すると分泌も減少する．

　オキシトシンは妊娠末期の子宮に作用し，平滑筋の収縮を促進する．この作用を利用して，妊娠末期の**陣痛促進**剤として使われる．また，乳腺の平滑筋に作用し，乳汁の射出に働く（赤ちゃんが乳頭を吸うことが刺激となって，オキシトシンが分泌され，**射乳**が起こる）．

2 甲状腺

　甲状腺（図10-7）は喉頭の外側から気管の上部の前面，つまり甲状軟骨の下にあり，**右葉**と**左葉**，時に**錐体葉**に区分されている．裏面に上皮小体（副甲状腺）がある．微細構造では，甲状腺小葉がみられ，小葉内の小胞には特有のコロイドが存在する．甲状腺ホルモンは**サイロキシン**（**T4**）と**トリヨードサイロニン**（**T3**）であり，ともにヨウ素（I）を含有する．このホルモンの機能亢進症（代表例がバセドウ病）では全身の代謝亢進がみられ，その四大症状は甲状腺腫，頻脈，眼球突出，手の指先のふるえである．同ホルモンの機能低下症は，成人においては粘液水腫で，全身の代謝低下が生じ，全身の浮腫がみられる．小児の場合はクレチン病（甲状腺性小人症）といい，短小な体格と性器，さらに知能の発育低下などがみられる．また甲状腺には，ほかに少数の小胞傍細胞があって，この細胞から**カルシトニン**が分泌され，これには血中カルシウム濃度を下げるはたらきがある．これはパラソルモ

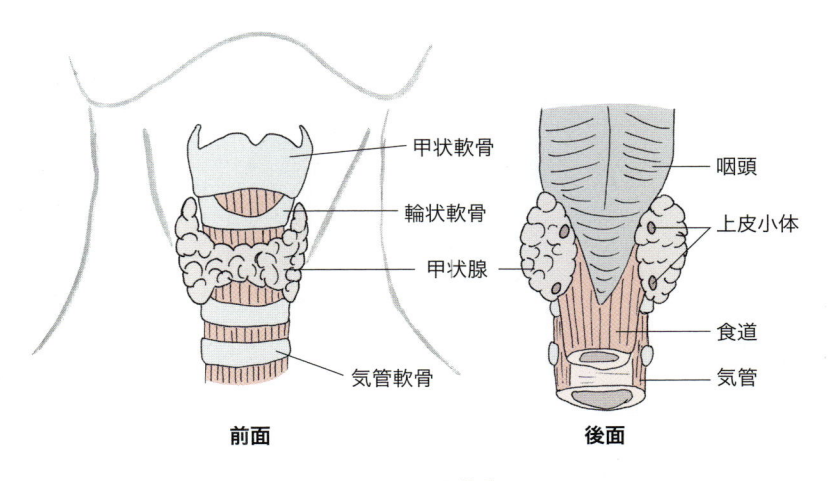

図10-7　甲状腺

ン（上皮小体ホルモン）と拮抗作用を示す．

3 上皮小体（副甲状腺）

甲状腺の側葉の後方にあり，上対，下対の計4個あるのがふつうである．分泌されるホルモンを**パラソルモン**（**上皮小体ホルモン**，**副甲状腺ホルモン**，**PTH**）といい，これは次の作用を持っている．

①骨に作用して骨からカルシウムを遊離する（過剰に起こると骨がもろくなる）．
②消化管に作用してカルシウムの吸収を促す．
③腎臓に働いてカルシウムの再吸収を促す．

これらの作用で血中カルシウム濃度を高める．これは上述のカルシトニンと拮抗作用を示しているが，この2種類のホルモンによって**血中のカルシウム濃度**は一定に保たれている．

甲状腺がんの手術などで上皮小体を一緒に取り除いてしまうと，けいれんやテタニーを引き起こす．

4 副　腎

副腎は，表層の皮質と中心部の髄質とに区別でき，それらはまったく異なる構造と機能を持っている．これは発生学上，**皮質**は**中胚葉**から，**髄質**は**外胚葉**からできてくるためである．副腎は筋膜様の結合組織によって腎臓頂部と結合し，脂肪組織によってそのまわりを一緒におおわれている．微細構造としては，皮質は**外層―球状帯**，**中層―束状帯**，**内層―網状帯**という細胞の配列パターンの異なる三つの層からなる（図10-8）．副腎皮質がおかされ副腎皮質ホルモン分泌が低下すると，ア

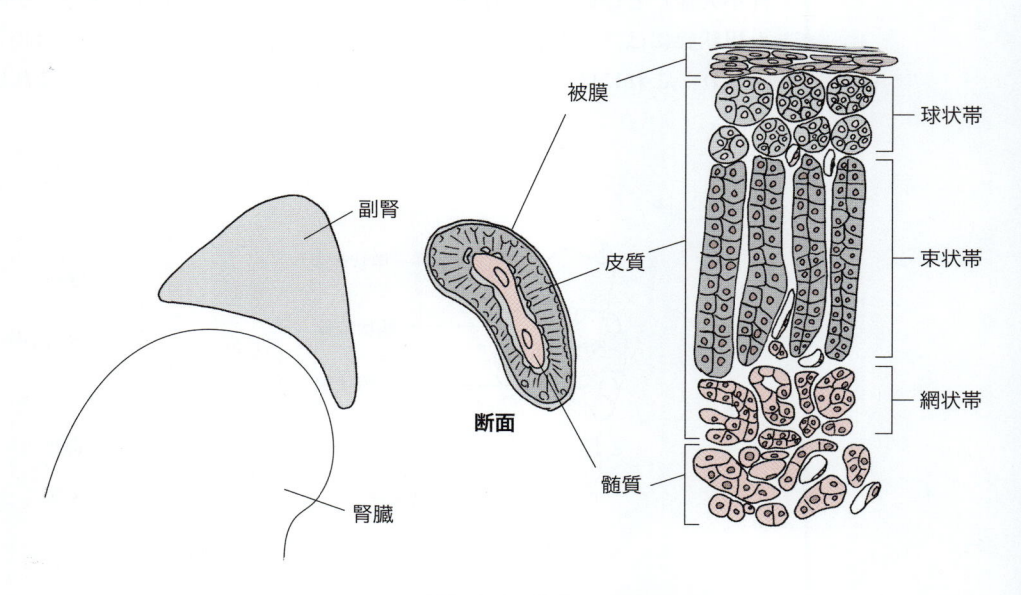

図10-8　副腎

ジソン病が引き起こされる.

　副腎皮質ホルモンは，3種類とも**ステロイドホルモン**である.

　電解質コルチコイド（鉱質コルチコイド/ミネラルコルチコイド，その代表的なものは**アルドステロン**）は，副腎皮質の最も外側にある球状帯から分泌される.作用は**腎臓**の尿細管における**ナトリウムの再吸収**を促進する（これに伴い，体内に水分が貯留される）ことで，それにより**ナトリウム**と**カリウムイオン**の濃度を正常に保つ.もしもアルドステロンが多くなれば，腎臓でナトリウムが多量に再吸収され，血漿中のナトリウムが増加して高血圧症になる.

　糖質コルチコイド（グルココルチコイド，代表例は**コルチゾン**）は束状帯から分泌される.このホルモンは，肝臓においてアミノ酸からの**糖新生を亢進**させ，グリコゲン合成を高める.また**骨格筋への糖の取り込みを抑制**するので，血糖値を高めるはたらきがある.また，このホルモンには炎症やアレルギーを抑制する作用があるので，糖質コルチコイドは**抗炎症**剤（一般にステロイド剤と呼ばれているもの）として治療に用いられる.

　さらに，網状帯からは男性ホルモンである**副腎アンドロゲン**が分泌される.これは女性でも分泌されるが，量はわずかでほとんど生理作用はない.女性で分泌過剰がみられると，男性化が生じることがある.また網状帯には少量の**黄体ホルモン**（**プロゲステロン**）と**卵胞ホルモン**（**エストロゲン**）も含まれる.これらは男性にもみられる女性ホルモンである（図10-9）.

　副腎髄質から分泌されるホルモンは，**アドレナリン**と**ノルアドレナリン**である.前者の方が多く産生される.この二つのホルモンは化学構造が似ており，ともに**カ**

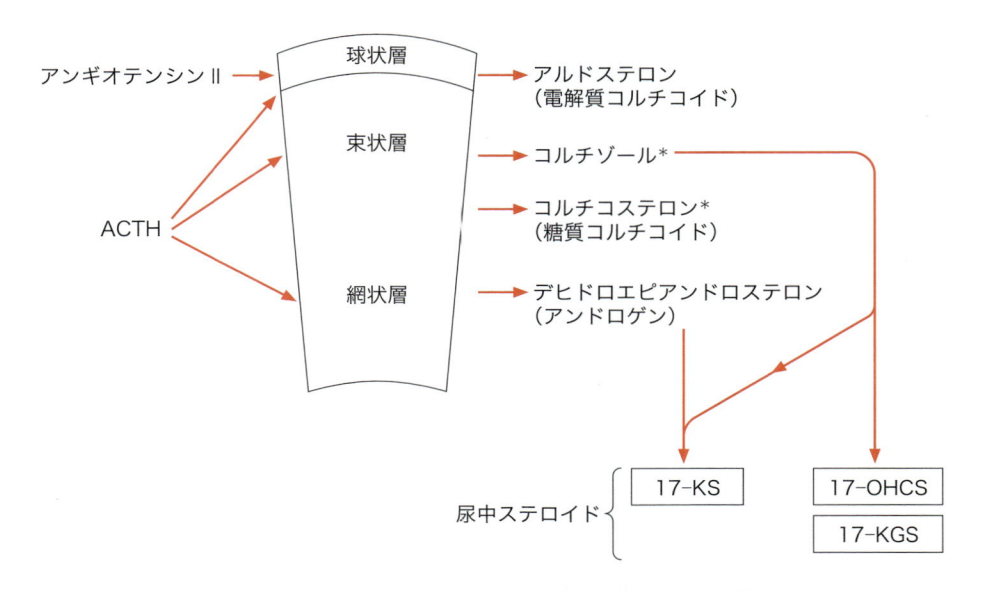

図10-9　副腎皮質ホルモンと血中・尿中ホルモンの状態図（井村）
＊コルチゾールとコルチコステロンをあわせて 11-OHCS と呼ぶ.

テコールアミンである．アドレナリンはアミノ酸の一種であるチロシンから生産され，ノルアドレナリンはアドレナリンの一歩手前の産物である．アドレナリンもノルアドレナリンも交感神経を刺激する作用を持ち，心臓の脈拍を速め，動脈を収縮し，血圧を上昇させ，胃腸の運動を抑制し，気管支の筋の収縮を阻止し，瞳孔を散大させる．さらに，血糖値の上昇，脂肪の動員，汗の分泌増加も起こる．これらの作用は交感神経の興奮時とほぼ同じである．というのも，副腎髄質は交感神経組織から分化してできたものであるからである．褐色細胞腫はこのホルモンの機能亢進症であり，高血圧，心不全，房室細動を引き起こす．アドレナリンやノルアドレナリンは体内で分解され，バニルマンデル酸（VMA）として排泄される．

5 松果体

松果体は中脳にある圧平された卵円形の腺で，ここで生成されるホルモンは，神経伝達物質セロトニンを経てつくられるメラトニンである．このホルモンは日内変動を示し，第二次性徴に関係し，性的発育を抑制する作用を持つ．すなわち，周囲の明るさに応じて，交感神経を介し性機能を調節すると考えられている．

6 膵島（ランゲルハンス島）

膵臓の外分泌腺細胞の間に散在する染色性の薄い直径50〜200 μm の内分泌細胞の集団を，膵島またはランゲルハンス島という．1人の成人で20万〜100万個の膵島があり，とくに膵尾に多い．膵島には数種の細胞があり，そのうちB細胞（β細胞）からはインスリンが分泌されている．このホルモンは，全身の細胞への糖の取り込みとその利用を促進する．また脂肪やグリコゲン合成を促進することで血糖値を下げ，血糖値を一定に保つはたらきがある．インスリンが不足した状態が糖尿病である．膵島ではこのほかに，A細胞（α細胞）からグルカゴンが分泌されている．グルカゴンは肝臓でのグリコゲン分解を促進してブドウ糖を生成し，血中に出すことによって血糖値を高めるはたらきを持ち，これはインスリンと拮抗した作用である．D細胞（δ細胞）から分泌されるソマトスタチンはA細胞とB細胞に作用し，グルカゴンやインスリンの分泌を抑制する．

B細胞からのインスリン分泌，A細胞からのグルカゴン分泌には血糖値による調節が行われ，ほかのホルモンや神経系による調節を受けていないという特殊性がある．

7 性ホルモン

9章 生殖器系参照．

8 消化管ホルモン

7章 消化器系参照．

Check List

- □内分泌器官　ホルモン　内分泌腺
  - ペプチドホルモン：細胞膜
  - ステロイドホルモン：細胞質
  - 甲状腺ホルモン：核内レセプター
- □内分泌系の構造と機能
  - □下垂体　前葉，中間部，後葉
    - □下垂体前葉ホルモン
      - □甲状腺刺激ホルモン（TSH）：甲状腺ホルモン（サイロキシンなど）の合成・分泌
      - □副腎皮質刺激ホルモン（ACTH）：副腎皮質ホルモンの合成・分泌調整
      - □卵胞刺激ホルモン（FSH）：卵胞発育促進　精子形成
      - □黄体形成（黄体化）ホルモン（LH）：排卵と黄体形成　男性ホルモンの分泌
      - □成長ホルモン（GH）：骨の成長促進　体重増加　糖質の代謝
      - □プロラクチン（乳汁分泌刺激ホルモン）：乳汁産生　黄体ホルモンの分泌亢進
      - □下垂体後葉ホルモン
        - □バソプレシン（抗利尿ホルモン，ADH）：水の再吸収　血圧調整
        - □オキシトシン：陣痛促進　射乳
  - □甲状腺　右葉　左葉　錐体葉
    - □サイロキシン（T4）
    - □トリヨードサイロニン（T3）
    - □カルシトニン
  - □上皮小体（副甲状腺）
    - □パラソルモン（上皮小体ホルモン，副甲状腺ホルモン，PTH）：血中カルシウム濃度調整
  - □副腎皮質：中胚葉　外層―球状帯　中層―束状帯　内層―網状帯
    - □副腎皮質ホルモン：ステロイドホルモン
      - □電解質コルチコイド：アルドステロン
        - □腎臓：ナトリウム再吸収，ナトリウム・カリウムイオン調整
    - □糖質コルチコイド（グルココルチコイド）：コルチゾン，副腎アンドロゲン
      - □肝臓：糖新生亢進，骨格筋糖取り込み抑制，抗炎症作用
    - □電解質コルチコイド（鉱質コルチコイド，ミネラルコルチコイド：アルドステロン）
  - □副腎髄質：外胚葉
  - □副腎髄質ホルモン
    - □カテコールアミン：アドレナリン　ノルアドレナリン

□心臓脈拍　動脈収縮　血圧上昇　胃腸運動抑制　気管支筋収縮　瞳孔散大　血糖値上昇　脂肪動員
□副腎アンドロゲン　黄体ホルモン（プロゲステロン）　卵胞ホルモン（エストロゲン）
□松果体
　　メラトニン：日内変動，性機能調節
□膵島（ランゲルハンス島）
　　B細胞（β細胞）：インスリン：血糖値調整
　　A細胞（α細胞）：グルカゴン：血糖値を高める
　　D細胞（δ細胞）：ソマトスタチン：グルカゴン・インスリン分泌抑制

練習問題

（1）内分泌腺と外分泌腺とはどこが違うか説明せよ．
（2）下垂体前葉から分泌されるホルモンの名前と機能を説明せよ．
（3）下垂体前葉の機能亢進で起こる症状はどのようなものか説明せよ．
（4）下垂体後葉ホルモンの作用について述べよ．
（5）甲状腺から分泌されているホルモンの名前と機能を説明せよ．
（6）甲状腺機能の亢進状態および低下状態を説明せよ．
（7）血中カルシウム濃度を調節しているホルモンについて説明せよ．
（8）副腎皮質ホルモンについて述べよ．
（9）副腎髄質ホルモンについて述べよ．
（10）インスリンの作用について説明せよ．

11章 神経系

> ここではまず，神経系の構成，すなわち中枢神経系と末梢神経系からなることを学び，さらにそれぞれの構成と機能について詳しく学ぶ．また神経系の特徴と神経系によるホメオスタシスの維持に関して，さらには，末梢神経系の中で脳神経，脊髄神経のほかに自律神経系について学ぶ．

　神経系は動物に特有のもので，動物の知覚・運動，さらには精神作用のはたらきを担う系統である．神経系のはたらきは，受容器として皮膚および全身の各部からくる刺激を中枢に入れること，刺激に応じて興奮が起こったときその変化を筋や腺組織などの効果器に伝えることである．これらのことにより，神経系は内分泌系とともに生体のホメオスタシスの維持を行っている．

A. 神経系の構成

1 神経系の区分

　神経系は**中枢神経系**と**末梢神経系**からなり，基本的には神経細胞どうしが互いにつながって連絡網をつくっている．
　中枢神経系は**脳**と**脊髄**からなる．脳は，前脳，中脳，菱脳に分けられる．脊髄は棒のように長い部分で，その上に脳幹がのっている．脳幹とは，延髄，橋，中脳をいう．脳幹の背部には小脳が位置し，脳幹の上に間脳（視床と視床下部）があって，それにおおいかぶさるように大脳半球がある．
　中枢神経に対して，末梢神経系がある．これは脳・脊髄と身体各部とを連絡する神経で，さらに，**脳脊髄神経系**と**自律神経系**とに分けられる．脳脊髄神経は，筋などの運動の命令を送り出すとともに，反対に皮膚知覚などの感覚情報を中枢神経系に伝えている．自律神経は**交感神経**と**副交感神経**からなり，内臓，血管などに分布し，無意識下にこれらのはたらきを調節している．

2 神経組織

　神経細胞（ニューロン）とは，刺激を伝えたり興奮を起こしたりする機能を持つ基本的構成単位である（図1-7参照）．神経細胞は**神経細胞体**と2種類の突起からなる．2種類の突起とは，**神経突起（軸索突起）**と**樹状突起**である．神経突起は1本で，突起の終末は皮膚や眼などの感覚受容器，筋や腺などの効果器，ほかの神経

細胞体または樹状突起と接触している．神経突起の終末が別の神経元に接触している部分を**シナプス**（**神経接合部**）という．接触しているといっても，正確にはここにはわずかな隙間（シナプス間隙）が存在している．突起の集まった束を中枢神経内では**伝導路**といい，中枢神経の外に出るとこれは末梢神経と呼ばれる．神経細胞体の集まっているところは肉眼でみて灰色を呈するので，中枢神経系では**灰白質**という．これに対して，突起の束である伝導路は肉眼的に白色を呈するので，**白質**という．

末梢神経のところどころに肉眼的にみてふくらんだ箇所があり，その中に神経細胞体の集団がある．これを**神経節**といい，脊髄神経節と自律神経節などがこれにあたる．

3 神経の興奮と伝導

神経細胞の特徴　神経細胞は，筋細胞とともにほかの細胞に比べて形態的に細長く，機能的にはほかの細胞と著しく異なり機械的・化学的，電気的な刺激を受けやすく（**被刺激性**），興奮しやすく（**興奮性**），さらにこの興奮をほかに伝える**伝導性**を持つという特徴がある．このような刺激を受けて興奮し伝導する現象は，その細胞の電気的変化として観察することができる．たとえば筋に電極を置くと，筋が収縮するときに電気的変化が記録される（筋電図）．また神経束に電極を置けば，その神経に命令が伝わっているときに電気的変化を観察できる．この電気的変化は皮膚の上に電極を置いても知ることができるため，病気の検査に利用されている．代表的なものに心臓の筋の活動状況を記録する心電図（ECG）や，脳の神経細胞の活動を記録する脳波（EEG）がある．

神経細胞の電気刺激　神経細胞が安静にしているとき，細胞とまわりを取り囲む組織液との間は平衡状態にあるが，詳細に調べてみると，表11-1にみられるように細胞の内と外でイオンの組成が異なっている．このため微妙な電位差が生じ，細胞の内側に電極を挿入してみると－70～－90 mVと小さな電位差が観察できる．これを**静止電位**という．この細胞に刺激を加えると興奮するが，このとき電位は大きく変化し，図11-1

表11-1　細胞内外の物質の濃度
（哺乳動物の骨格筋）

	細胞外液 C_o (mM)	細胞内 C_i (mM)	濃度比 C_o/C_i
Na^+	145	12	12
K^+	4	155	1/39
Cl^-	120	4	30
Ca^{2+}	2.5	0	—
Mg^{2+}	1.5	31	1/21
電位差	0	－90 mV	

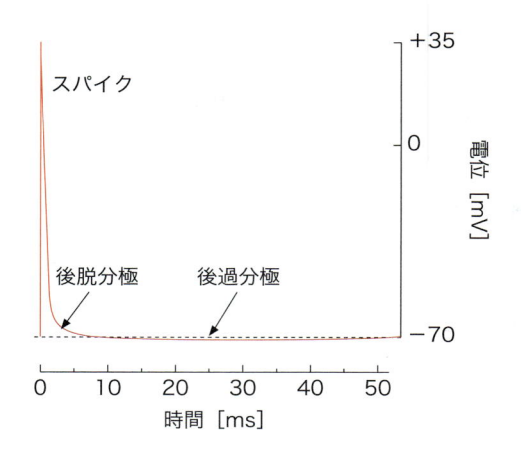

図11-1　哺乳類の太い有髄神経の活動電位（模式図）

にみられるように細胞の外側が正で内側が負だった電位が逆転し，外側が負で内側が正の電位に変わる．この変化は数 msec（千分の1秒単位）と短い期間だけ続き，活動電位と呼ばれる．活動電位は隣接する細胞膜に変化を与えて次々に活動電位を起こさせ，興奮は細胞全体に広がっていく．神経細胞は図11-2にみられるように非常に長い軸索を持っており，この軸索の上を活動電位が伝わっていくことを伝導という．このため神経束に電極を置けば，活動電位の状況，いいかえれば神経の命令がどのように伝えられるかを知ることができる．伝導する速度は神経細胞によって異なるが，速いもので1秒間に数十 m，遅いもので数十 cm である．

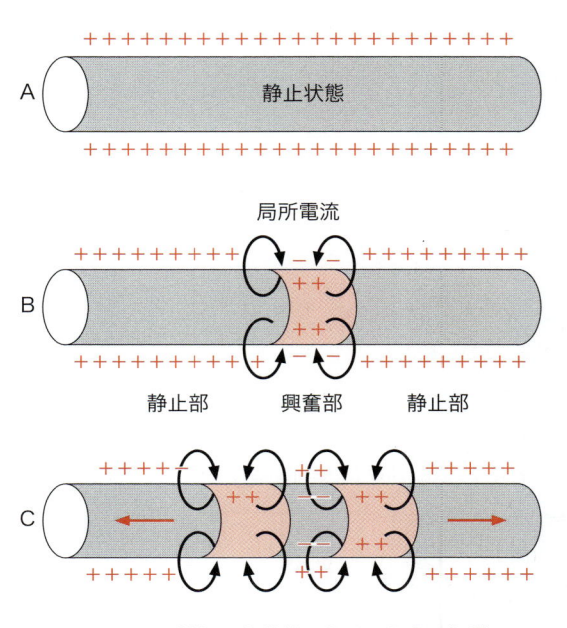

図11-2　神経，筋線維における興奮の伝導

シナプス伝達　神経の情報が大脳から体のすみずみにいきわたるまでには，数多くの神経が連関して情報を伝えている．この神経細胞間で情報を伝達する部位をシナプスという．シナプスは前述のように，細胞どうしが直接結ばれているのではなく，細胞の間には非常に狭い間隙があって，この間隙を特殊な化学物質が移動して興奮を伝えている（図11-3）．図11-3a は神経―神経間のシナプス，図11-3b は神経と筋の接合部（**運動終板**）を示している．この興奮を伝える物質を化学伝達物質といい，よく知られているのは**アセチルコリン**と**アドレナリン**である．シナプス伝達が化学物質によって行われているため，神経系の薬剤の中には神経伝達作用を持つものもあ

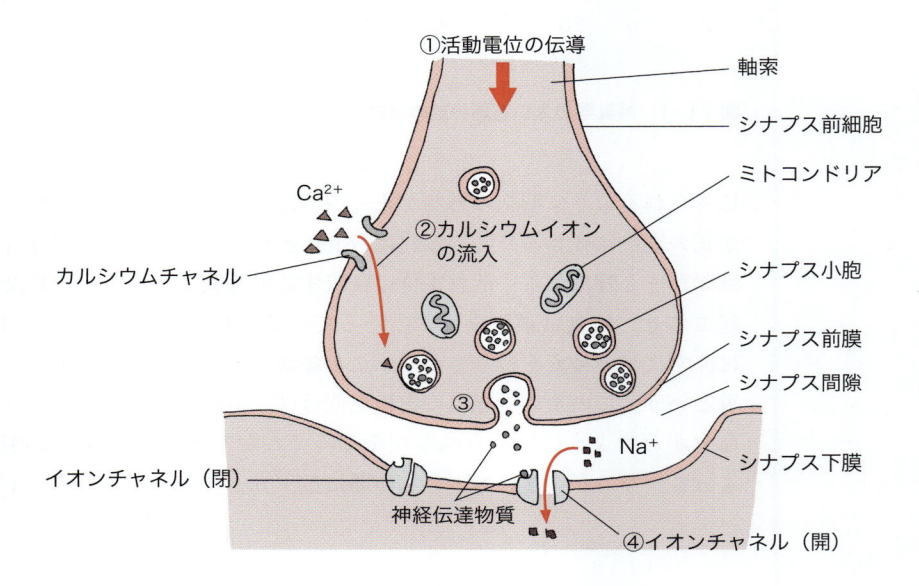

①活動電位の伝導　　軸索
　　　　　　　　　　シナプス前細胞
Ca²⁺
　　　　　　　　　　ミトコンドリア
②カルシウムイオンの流入
カルシウムチャネル
　　　　　　　　　　シナプス小胞
　　　　　　　　　　シナプス前膜
　　　　　③　　　　シナプス間隙
　　　　　　　Na⁺　シナプス下膜
イオンチャネル（閉）
　　　　神経伝達物質　④イオンチャネル（開）

図11-3a　シナプス

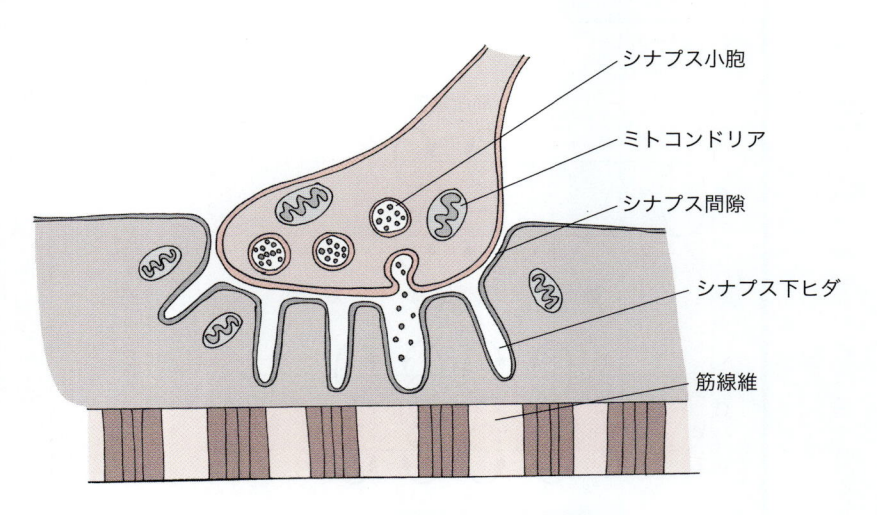

シナプス小胞
ミトコンドリア
シナプス間隙
シナプス下ヒダ
筋線維

図11-3b　神経筋接合部（運動終板）

る．また副腎髄質から分泌されるアドレナリンの作用が自律神経の交感神経の作用と類似するのは，交感神経の末端で分泌されるのも**ノルアドレナリン**であるためである．もう一つの特徴的な伝達方式として，興奮を伝える**興奮性ニューロン**による伝達ばかりでなく抑制性の伝達がある．このような伝達をする神経を**抑制ニューロン**といい，ふつうのニューロンは興奮を伝えるために働いているのに対し，抑制ニューロンはシナプスを受けるニューロンがほかのシナプスから伝達を受けても興奮しないようにするはたらきを持っている．この抑制ニューロンは一見すると生体活動にとって不都合のように思われるが実はそうではなく，逆に抑制ニューロンのはたらきがあるからこそ運動を円滑に行える．狩猟民族が毒矢に用いているストリキニーネは脊髄での抑制ニューロンのはたらきをなくす毒物で，その作用で獲物は円滑な運動ができなくなり，捕まえられるようになる．

シナプス経路　シナプスには上記の特徴のほかに，1方向性伝達とかシナプス遅延と呼ばれる特徴があるが，生理学的に重要なのはこのシナプスがどのように組み合わされているかであり，これをシナプス経路という．シナプスは種々の経路を形成することにより情報処理を行っていると考えられる．たとえば皮膚の温度や触覚などの感覚は集められて大脳に伝えられるし，また歩行という行動でも大脳からの情報が必要な各筋に伝えられる．このように，各神経のシナプスはあたかも電話線における中継基地のような役目を果たしている．

　この中継も抑制ニューロンとの組み合わせで行われていることがあり，その実例を示すとその巧みさがはっきりする（図11-4）．この図は相反性神経支配を示し

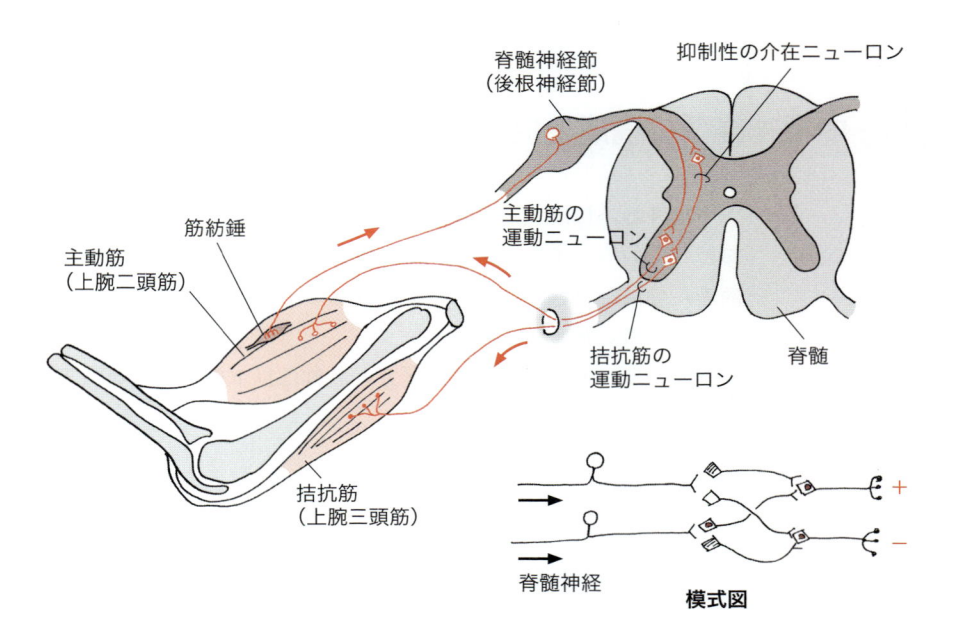

図11-4　抑制ニューロンを組み合わせた反射路

たもので，腕を曲げるためには上腕二頭筋に収縮の命令を送るが，一方腕を円滑に曲げるにはその拮抗筋である伸筋（上腕三頭筋）が弛緩していなければならない．このため伸筋にいく運動神経には抑制ニューロンを介した伝達がなされ，収縮させないようにしている．同図右下は運動時のシナプス経路を模式的に示したものである．以上は先に述べた運動の円滑性の実例である．またシナプス経路は脊髄レベルでは比較的単純だが，大脳になると非常に複雑となっている．大脳での記憶なども特定の回路の形成により，記憶物質がその回路でつくられている．

Check List

☐中枢神経系
　　☐脳
　　☐脊髄
☐末梢神経系
　　☐脳脊髄神経系
　　☐自律神経系：交感神経　副交感神経
☐神経組織　神経細胞（ニューロン）　神経細胞体　神経突起（軸索突起）・樹状突起
　シナプス（神経接合部）　伝導路　灰白質　白質　神経節
☐神経の興奮と伝導　被刺激性　興奮性　伝導性
　　☐電気刺激：静止電位　活動電位
　　☐シナプス伝達　運動終板　アセチルコリン　アドレナリン　ノルアドレナリン
　　☐興奮性ニューロン　抑制ニューロン
　　☐シナプス経路

B. 中枢神経系の構成と機能

　中枢神経系は脳と脊髄からなり，3重の髄膜（外から硬膜，クモ膜，軟膜）でおおわれている．また，クモ膜と軟膜との間をクモ膜下腔といい，ここは髄液（脳脊髄液）で満たされていて，脳と脊髄はこの髄液の中に浸っている状態にある（豆腐パック内の豆腐）．
　完成したヒトの脳の発生的区分と名称は以下のようになっている．
　　前脳　　終脳＝大脳半球
　　　　　　間脳（視床＋視床下部）
　　中脳　　（中脳蓋＋被蓋＋大脳脚）
　　菱脳　　後脳（橋＋小脳）
　　　　　　髄脳（延髄）
　脳幹は脊髄，小脳，大脳半球と連結している部分である．ここは生命維持に重要な機能を持ち，また脳神経の起始・終止核がある（図11-5）．

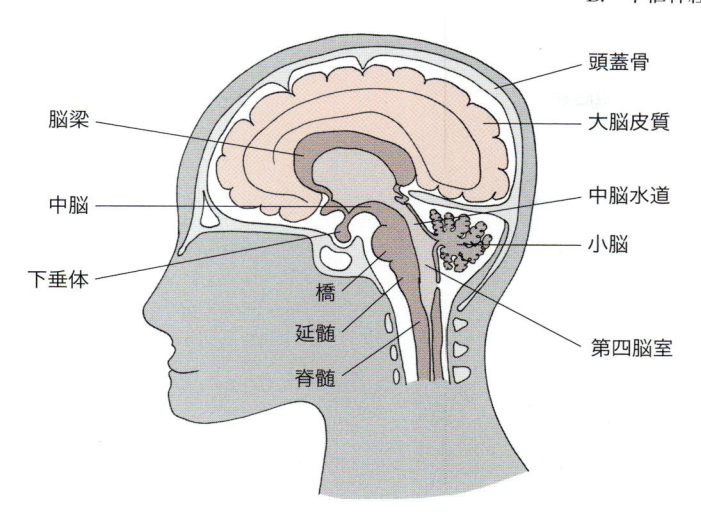

図11-5 脳

1 脊髄

　脊髄は棒のような形をした神経索で，髄膜（脊髄膜）によって包まれ，全体が脊柱管（脊柱となる椎骨の椎孔が上下に重なってできる管腔部分）の中に入れられている．上の方は延髄に続き，下端は第1～2腰椎に終わる．脊髄全体は頸髄，胸髄，腰髄，仙髄，尾髄に分けられ，上肢に対応する部分が頸膨大，下肢に対応する部分が腰膨大となって，それぞれの領域に分布する脊髄神経（末梢神経）が出入りするためにほかの部分よりも発達しふくらんでいる（図11-6）．髄膜は，外から内に向かって硬膜，クモ膜，軟膜の順である．脊髄の断面では，中央部に神経細胞の集まりからなるH字型をした灰白質，その周辺に神経線維からなる白質がみられ，灰白質の中央に中心管がある（図11-7）．脊髄は脳脊髄液に浮かんでおり，腰椎穿刺といってこの液を採取する検査があるが，この場合，第3～4腰椎間に針を刺す．この高さでは脊髄が終わっており，クモ膜下腔が第2仙椎の高さまであるので，脊髄を損傷させないで脊髄液を採取できる．また，この部位に麻酔液を注入し腰髄麻酔を行うこともある．

　中心管の脳脊髄液は脊髄の新陳代謝にかかわっている．また白質の神経線維は重要な神経伝導路となっている．図11-8のように，感覚神経は後根から脊髄に入り，運動神経は前根を通って脊髄を出る．このことをベル・マジャンディの法則という．

　脊髄の中枢：脊髄の全長にわたって，血管運動中枢，発汗中枢がある．頸髄には呼吸運動中枢，頸髄と胸髄の境界部には瞳孔散大中枢，仙髄には排便，排尿，勃起，射精，分娩などの中枢がある．このように脊髄には重要な中枢があるので，頸髄で切断されると脳からの連絡は脊髄に到達せず，すべての脊髄反射は起こらなくなる．

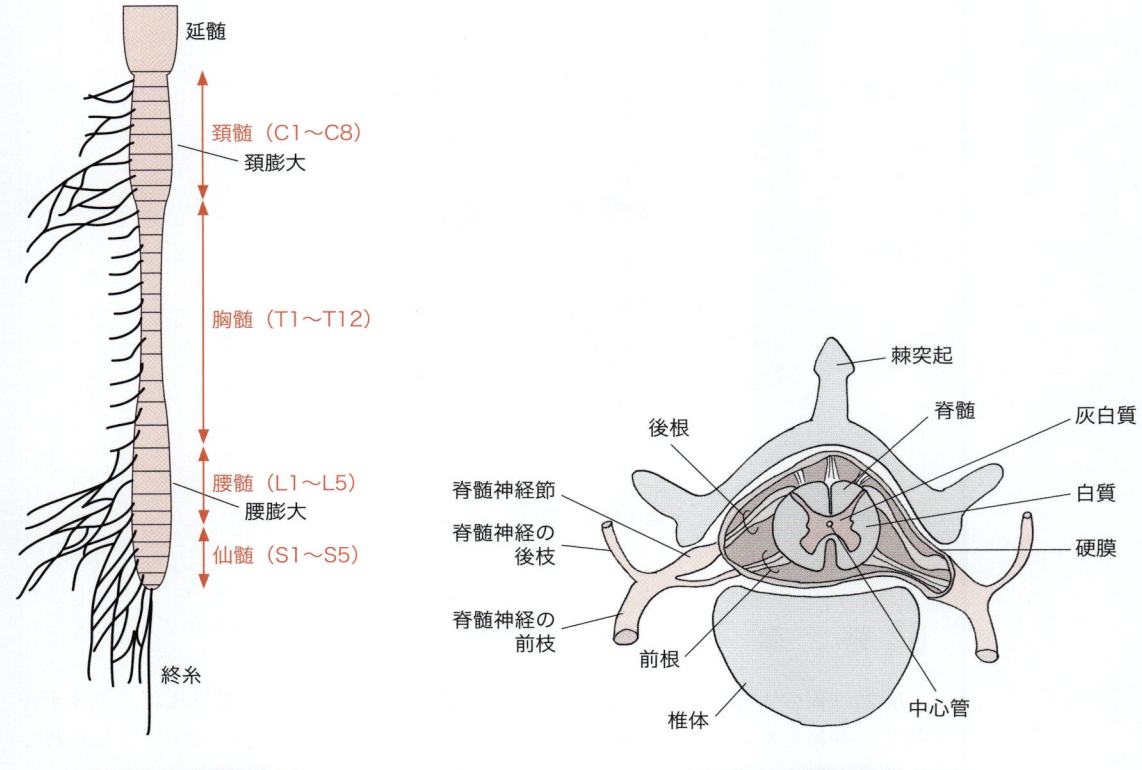

図11-6 脊髄の全景

図11-7 脊髄の断面

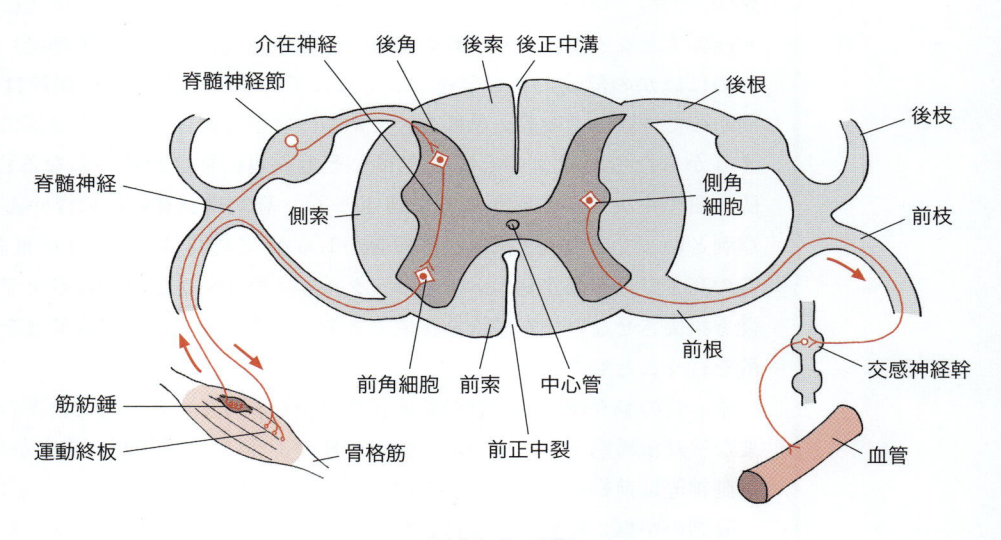

図11-8 脊髄

2 脳　幹

中　脳　中脳は脳幹の一番上にあって，大脳半球におおわれている．中脳蓋は中脳水道よ

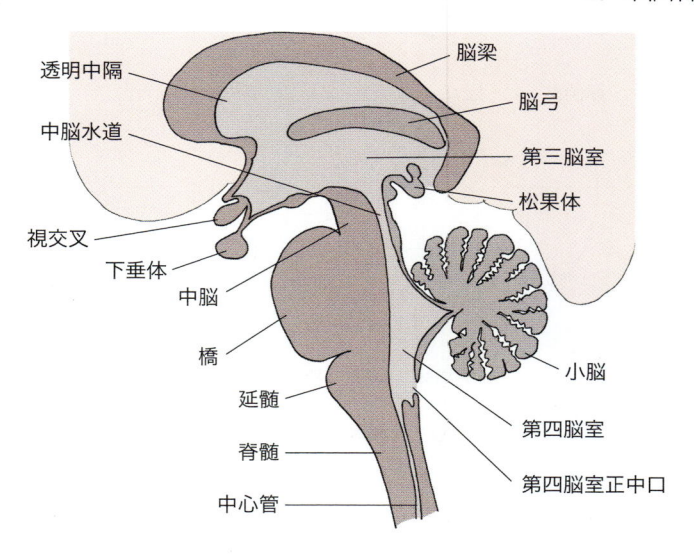

図11-9 脳幹正中断

り背側部にあり，四丘体を含む．四丘体は上丘と下丘からなり，上丘は視覚の中継を行ったり瞳孔反射にかかわっており，下丘は聴覚の中継を行っている．被蓋をはさんで黒質は錐体外路に属し，運動調節にかかわる．大脳脚は大脳と脊髄を結ぶ伝導路の束である．また動眼神経核（Ⅲ）と滑車神経核（Ⅳ）があり，眼球運動に関与する．

橋 橋は延髄と中脳の間にあって，小脳と大脳からの線維束の連絡部であることから橋の名がついたらしい．中・小脳脚は橋と小脳とを連絡する線維群である．ここには三叉神経核（Ⅴ），外転神経核（Ⅵ），顔面神経核（Ⅶ），内耳神経核（Ⅷ）がある．

延髄 延髄は脳幹の一番下で脊髄の延長部分であり，脊髄よりもややふくらんでいる．前面には，前正中裂，錐体，オリーブ核があり，錐体交叉がみられる．背面には菱形窩があり，第四脳室の底をなしている．自律反射の中枢として，呼吸中枢，心臓中枢，消化器（嚥下）に関する中枢，血管運動中枢などがあり，生命維持に欠かせない領域である．オリーブ核は小脳と連絡しており，直立歩行時のバランス感覚に関与する．

3 間　脳

大脳半球と中脳の間にあるので間脳といい，第三脳室を左右からはさんでいる．大部分が灰白質からなり，視床と視床下部に分けられる．視床には多くの神経核があり，嗅覚以外の一般知覚，視覚，聴覚などの感覚情報が中継され，ここから大脳皮質に送られる．またここで感覚による快・不快を意識する．視床下部には自律神経系の中枢があり，内臓運動や体温，血圧，食欲などの調節をコントロールしてお

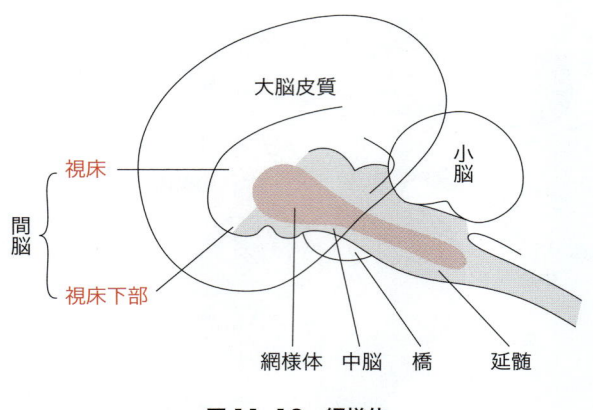

図 11-10　網様体

り，さらに下垂体を支配することによって内分泌系の調節も行っている．

4 網様体

　神経線維が交錯すると網の目のようになる．その中に神経細胞が散在している構造を網様体と称し，これは延髄，橋，中脳，間脳のいわゆる脳幹部や脊髄の内部にみられる．脳幹部網様体は意識の賦活，睡眠，覚醒と関係が深く，生命の保持に重要な部分である（図 11-10）．

5 小　脳

　小脳は左右の小脳半球と虫部とからなる．表面には平行する多くの溝があり，各溝の間を小脳回という．半球内部の白質には4対の小脳核がある．小脳には上，中，下の三つの小脳脚があり，それぞれ中脳，橋，延髄と小脳とを連絡する線維の束からなる．小脳には内耳からの平衡感覚，および筋，腱，関節からの深部知覚を受ける中枢，運動を調節する中枢があり，感覚情報を統合して運動をなめらかにする．小脳が障害されると平衡覚が失われ，まっすぐに歩けないなど，ちょうど酒に酔ったときのようになる．

6 大脳基底核（大脳核）

　大脳基底核は，大脳半球の深い白質の中にみられる灰白質部分である．線条体（尾状核，被殻），レンズ核（被殻，淡蒼球）がある．骨格筋の動きは大脳皮質からの命令（錐体路系）でなされるが，ここはその動きをなめらかにしている命令系（錐体外路系）の中枢と考えられる．ここが障害されると，筋緊張の異常や不随意運動が生じる（錐体外路症状）．

7 大脳半球

　終　脳　終脳は左右の大脳半球で，ヒトではほかのどの動物よりもよく発達しており，脳

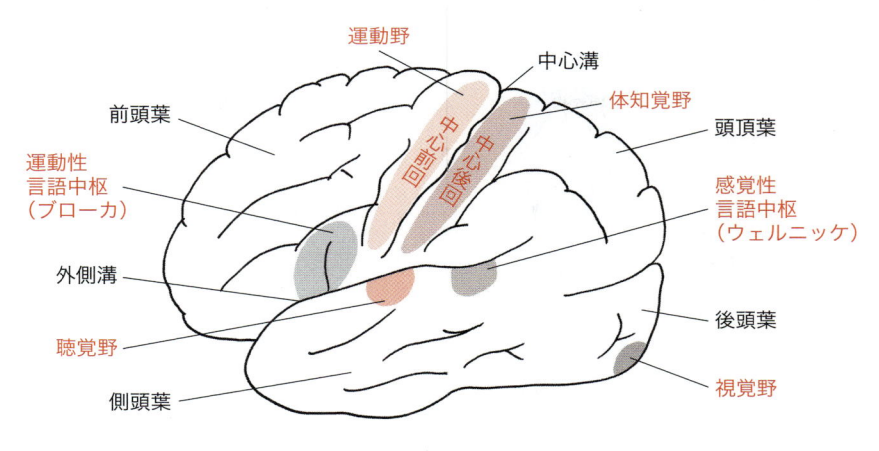

図11-11　大脳皮質の外側面

の大部分を占めている．大脳皮質の表層にある灰白質は神経細胞体の集まったところで，部位により特異性がある．表面には（脳）溝と（脳）回（溝と溝の間の高まり）があり，とくに深い溝（**中心溝，外側溝，頭頂後頭溝**）により葉（前頭葉，頭頂葉，側頭葉，後頭葉）に分けられている．中心溝により**前頭葉と頭頂葉**，外側溝により**頭頂葉と側頭葉**，頭頂後頭溝によって**頭頂葉と後頭葉**が分けられる．**運動野（運動領）**は前頭葉の中心溝より前の部分（中心前回），**体知覚野（体知覚領）**は頭頂葉の中心溝より後の部分（中心後回）にある．**視覚領**は後頭葉の後極，**聴覚領**は側頭葉の外側溝に面する部，**嗅覚領**は前頭葉下面の嗅脳にある．このほかに，統合中枢としての**精神中枢，言語中枢**（**運動性言語中枢；ブローカの中枢，感覚性言語中枢；ウェルニッケの中枢**）も存在する（図11-11）．

大脳辺縁系　　大脳辺縁系は，大脳皮質と脳幹部の移行部の脳回である**海馬，脳弓，乳頭体，帯状回**からなる．ここは食欲，性欲，集団欲，行動，嗅覚，不快・快の感情などの自律神経機能，情動と本能，および嗅覚にかかわる部位である．

内　包　　レンズ核と視床との間を内包という．大脳皮質中枢と脳の下部または脊髄とを連絡する神経線維は，すべて内包を通る．内包の部に出血が起こると，しばしば半身不随となる．

大脳主要交連系　　左右の大脳半球を連絡する線維を交連線維といい，最も大きいものは大脳縦裂の底にある**脳梁**である．

8 脳室系

脳および脊髄などの中枢神経系は，その全周をクモ膜下腔内の脳脊髄液に浸されているが，その内部にも一連の脳室系があり，脳脊髄液を容れている．したがって，

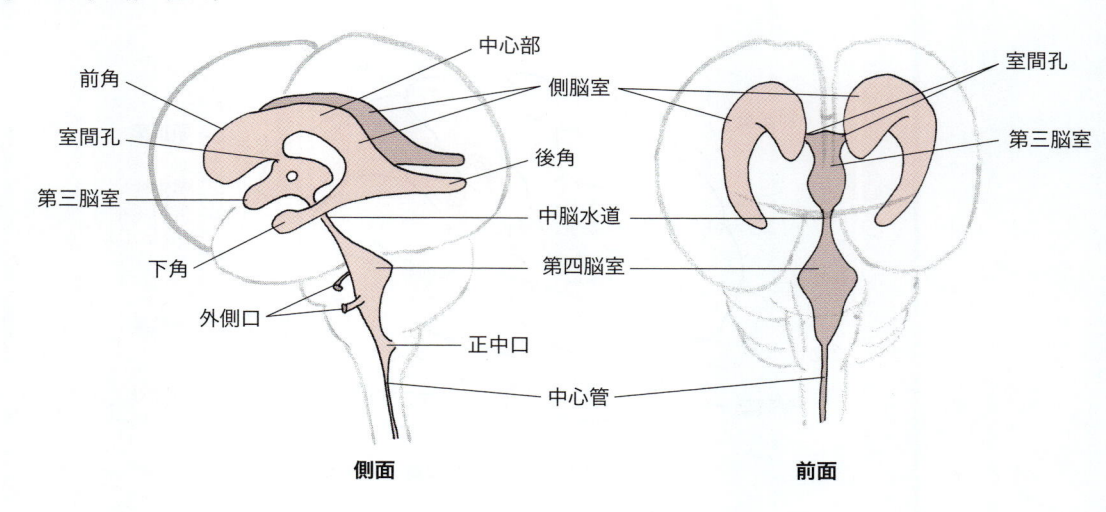

図11-12　脳室

中枢神経系は内外表とも液に浸されている．これらの脳室系は1本の神経管から分化したもので，左右の側脳室→室間孔→第三脳室→中脳水道→第四脳室→脊髄中心管と連絡している（図11-12）．脳室は第四脳室の正中口と外側口で，脳の外側を取り巻くクモ膜下腔に通じている．脳脊髄液の分泌は，脳室の表面をおおう上衣細胞の一部分が脳室内に突出しその中に血管を容れている脈絡叢という構造で行われる．

Check List

- 中枢神経系の構成と機能
    - 脳　髄膜（硬膜，クモ膜，軟膜）　クモ膜下腔　髄液（脳脊髄液）
        - 前脳　中脳　菱脳
        - 脳幹　中脳　橋　延髄
        - 間脳　視床　視床下部　網様体
        - 小脳　小脳半球　虫部　小脳回　小脳核　小脳脚
    - 大脳基底核（大脳核）
        - 線条体（尾状核，被殻），レンズ核（被殻，淡蒼球）
    - 大脳半球
        - 終脳　中心溝：前頭葉　頭頂葉
            　　外側溝：頭頂葉　側頭葉
            　　頭頂後頭溝：頭頂葉　後頭葉
        - 運動野（運動領）　体知覚野（体知覚領）　視覚領　聴覚領　嗅覚領　精神中枢　言語中枢（運動性言語中枢；ブローカの中枢）　感覚性言語中枢（ウェルニッケの中枢）
        - 大脳辺縁系　海馬，脳弓，乳頭体，帯状回

　　　　　　□内包
　　　　　　□大脳主要交連系　脳梁
　　　　　　□脳室系
　　□脊髄　髄膜（脊髄膜）　脊柱管　頚髄，胸髄，腰髄，仙髄，尾髄，頚膨大，腰
　　　　膨大，灰白質，白質　中心管　ベル・マジャンディの法則
　　　　□脊髄反射：血管運動中枢　発汗中枢　呼吸運動中枢　瞳孔散大中枢　排
　　　　　便，排尿，勃起，射精，分娩中枢

C. 末梢神経系の構成と機能

　末梢神経系とは，脳から直接に出る脳神経，脊髄から出る脊髄神経，および内臓を支配する自律神経をいう．

1 脳神経

　脳神経は12対あり，脳底部から出ている．迷走神経，副神経を除き，ほぼ頭部の諸器官に分布している（図11-13）．

　嗅神経（第Ⅰ脳神経） は嗅覚を伝える神経で，嗅脳の嗅球から起こり鼻腔嗅粘膜に分布する．

　視神経（第Ⅱ脳神経） は視覚を伝える神経で，間脳の視床脳から起こり眼の網膜に分布する．

　動眼神経（第Ⅲ脳神経） は上直筋，下直筋，内側直筋，下斜筋，上眼瞼挙筋に分

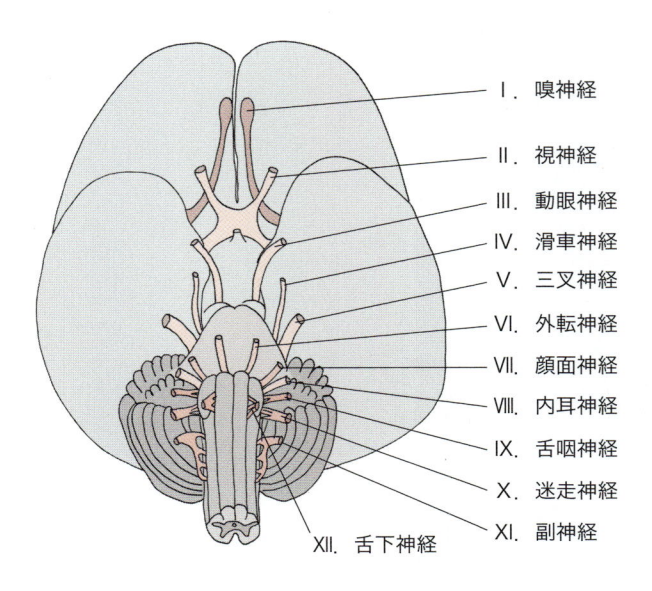

Ⅰ．嗅神経
Ⅱ．視神経
Ⅲ．動眼神経
Ⅳ．滑車神経
Ⅴ．三叉神経
Ⅵ．外転神経
Ⅶ．顔面神経
Ⅷ．内耳神経
Ⅸ．舌咽神経
Ⅹ．迷走神経
Ⅺ．副神経
Ⅻ．舌下神経

図11-13　脳底と脳神経

布する．また副交感神経線維が眼球内の毛様体筋と瞳孔括約筋などの平滑筋に分布する．

　滑車神経（第Ⅳ脳神経）は上斜筋に分布する．
　三叉神経（第Ⅴ脳神経）は橋から起こる混合神経で，知覚線維は頭部と顔面の皮膚，口腔粘膜，鼻腔粘膜，眼球に分布する．運動性の線維は咀嚼筋（咬筋，側頭筋，外側翼突筋，内側翼突筋）に分布する．
　外転神経（第Ⅵ脳神経）は眼の外側直筋に分布する．
　顔面神経（第Ⅶ脳神経）は表情筋（顔面の筋）の運動と舌の前2/3部分の味覚を担う．副交感神経線維は唾液腺（舌下腺と顎下腺）と涙腺に分布する．
　内耳神経（第Ⅷ脳神経）のうち，蝸牛神経は蝸牛のラセン器に分布し聴覚をつかさどる．前庭神経は卵形嚢・球形嚢および膜半規管に分布し，平衡感覚をつかさどる．
　舌咽神経（第Ⅸ脳神経）は咽頭と軟口蓋の筋を支配し嚥下に関与する．口腔粘膜，舌の後1/3部分の味覚を伝える．また副交感神経線維は唾液腺（耳下腺）の分泌にかかわる．
　迷走神経（第Ⅹ脳神経）は混合神経で，頭，頚，胸，腹（骨盤内臓を除くすべての内臓）の各部の諸器官を支配する．迷走神経の枝の反回神経は喉頭の筋，発声に関係する．知覚性の線維は喉頭粘膜に分布する．迷走神経は副交感神経線維を多量に含み，内臓の平滑筋と腺の分泌にかかわっている．

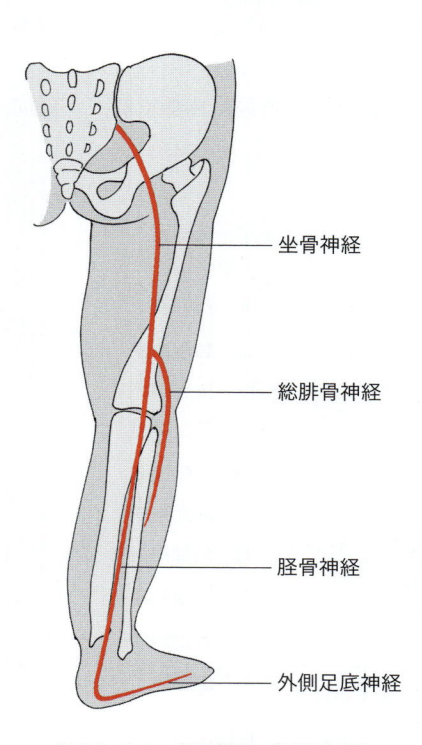

図11-14　坐骨神経（下腿後面）

副神経（第XI脳神経）は僧帽筋と胸鎖乳突筋を支配する．
舌下神経（第XII脳神経）は舌筋群に分布し，舌の動きに関係している．

2 脊髄神経

脊髄神経を分けると，頚神経8対，胸神経12対，腰神経5対，仙骨神経5対および尾骨神経1対の計31対になる．脊髄の前角からは運動神経が，後角からは知覚神経が出て脊柱管内で一緒になる．頚神経叢は頚から肩にかけた部位を支配する．腕神経叢は，尺骨神経，橈骨神経および正中神経を出して，上肢の皮膚と筋に分布する．腰仙骨神経叢から出た大腿神経は，大腿前面の皮膚および筋に分布する．坐骨神経は最も太くて長く，総腓骨神経と脛骨神経に分かれて下肢の大半の領域に分布する（図11-14）．そのほかに陰部神経叢がある．胸神経前枝は肋間神経で，12対の肋間神経は胸壁と腹壁に分布する．

脊髄神経の疾患では，神経痛，神経麻痺などがみられる．坐骨神経痛は腰痛を伴う．

Check List

- □ 末梢神経系の構成と機能
  - □ 脳神経　嗅神経（第Ⅰ脳神経）　視神経（第Ⅱ脳神経）　動眼神経（第Ⅲ脳神経）　滑車神経（第Ⅳ脳神経）　三叉神経（第Ⅴ脳神経）　外転神経（第Ⅵ脳神経）　顔面神経（第Ⅶ脳神経）　内耳神経（第Ⅷ脳神経）　舌咽神経（第Ⅸ脳神経）　迷走神経（第Ⅹ脳神経）　副神経（第XI脳神経）　舌下神経（第XII脳神経）
  - □ 脊髄神経　頚神経　胸神経　腰神経　仙骨神経　尾骨神経

D. 自律神経系

自律神経は内臓の平滑筋・腺および血管に分布する（図11-15）．機能上，交感神経と副交感神経に大別される．

1 交感神経系の構成

交感神経系のことを胸腰系と称することがある．下部頚髄から腰髄にかけて存在する起始細胞体から出た神経線維が節前線維である．交感神経幹は脊柱の両側に縦に長く走っており，その中に約20対の交感神経節が含まれる．この神経節から出た神経線維は節後線維であり，血管と内臓諸器官に分布する．

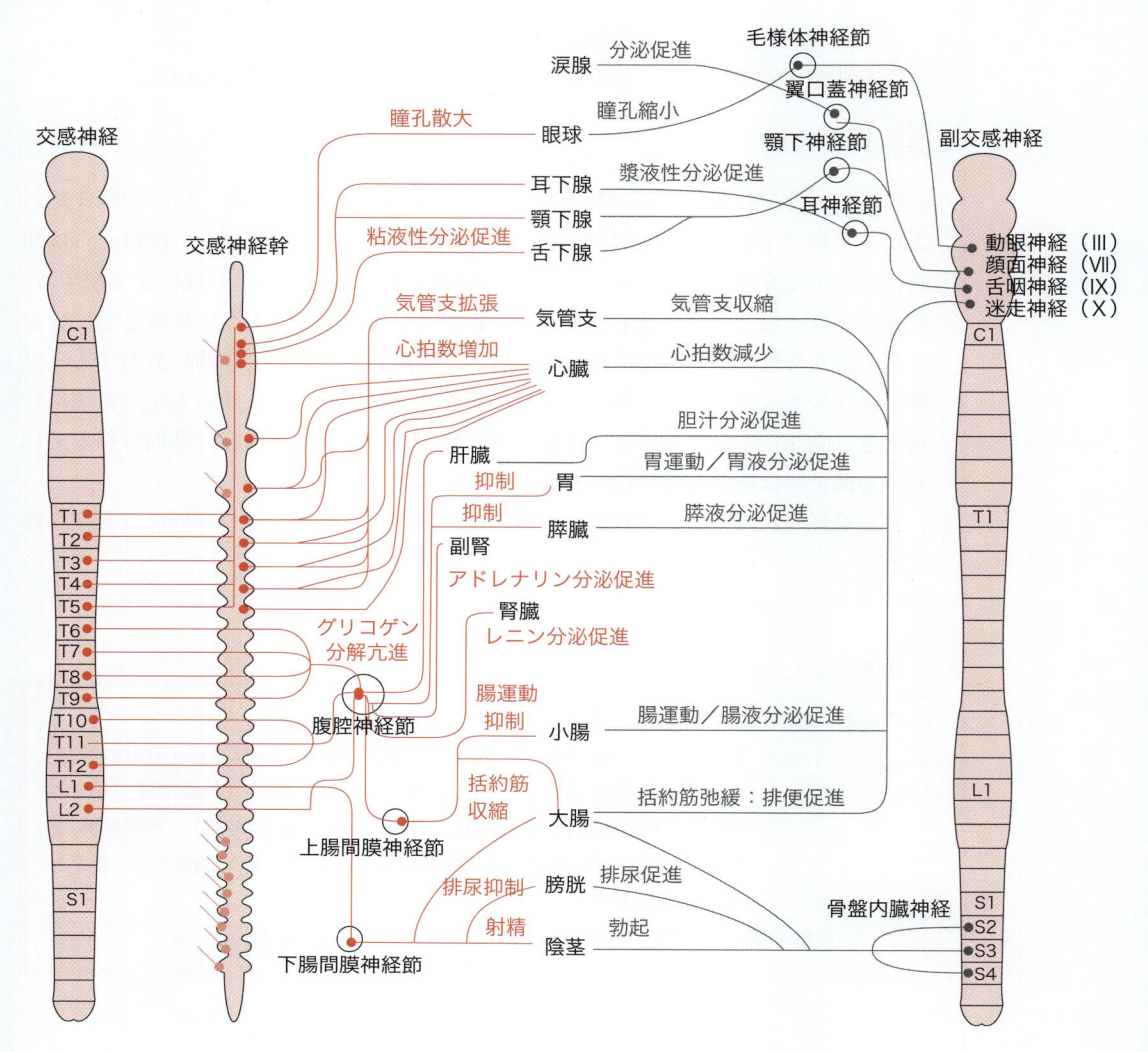

図11-15　自律神経系
●：汗腺に分布し，発汗（部分的に省略）．

2　副交感神経系の構成

　副交感神経系は頭仙系ともいうように，脳神経とともに走るものと，仙骨神経内を走るものとがある．動眼神経内を走るものは瞳孔括約筋と毛様体筋に分布する．顔面神経内を走るものは涙腺，舌下腺，顎下腺に分布する．また舌咽神経内を走るものは耳下腺に分布する．迷走神経は延髄から起こり，頸部を通って胸腔に達し，心臓，肺，気管支，食道に分布するほか，腹腔に入って胃，小腸，結腸上部，腎臓，肝臓，膵臓，脾臓などの諸器官に分布する．

3 自律神経の機能

内臓は神経支配されているが，たとえば心臓の鼓動を意志によって速めたり遅くしたりすることができないように，意志と無関係な，いいかえれば大脳皮質に関与していない神経系によって支配されている．この神経を自律神経という．

自律神経の特徴　自律神経には，上述のように意識に関係しないことのほか，さまざまな特徴があり，その一つは二重支配と呼ばれる．これは，自律神経の遠心路には交感神経と副交感神経と名づけられた2種類があり，同じ臓器に両神経が分布して二重に支配されているからである．また，この二重支配は機能的に拮抗支配である．一方の神経が臓器の機能を高めるよう促進的に働けば，他方の神経は機能を低下させるよう抑制的に働いて，互いに反対の作用を持つことにより臓器の機能を調節している．

また，緊張支配といって，両神経にはいつも弱いながら命令が断続的に送られており，臓器のはたらきを一定のレベルに保つようになっている．この緊張の度合が大きくずれたりすると種々の不調として現れるが，あらゆる検査をしても病因がはっきりしないという状態になる．

交感神経　交感神経は脊髄を出てから直ちに脊柱に沿って神経節を形成しており，この節でニューロンを代えて各種臓器に分布している．その機能は表11-2にみられるように，心臓の機能を高めたり，血圧を上げたり，瞳孔を開いたりすることである．

表11-2 自律神経の機能

器官	交感神経	副交感神経
瞳孔	散大（瞳孔散大筋）	縮小（瞳孔括約筋）
涙腺		分泌
唾液腺	分泌（濃くねばい液）	分泌（大量の薄い液）
気管支	拡張	収縮
末梢血管 [皮膚・粘膜／内臓]	収縮	拡張
冠状動脈（心臓）	拡張	収縮
心臓	促進（拍動数増加）	抑制（拍動数減少）
胃	蠕動の制止	蠕動の促進
胃液・膵液	分泌減少	分泌増加
副腎	アドレナリン分泌	
肝臓	グリコゲンの分解（→ブドウ糖）	グリコゲンの合成
子宮（妊婦）	収縮	
膀胱 [壁／括約筋]	収縮制止／収縮 ｝→尿閉	収縮／収縮制止 ｝排尿
汗腺	分泌	
立毛筋	収縮	

全身的には活動的なエネルギー消費型で，外見的にはネコを怒らせたときの状態を想像していただけばよい．また交感神経の末端からはノルアドレナリンが化学伝達物質として作用している．これは副腎髄質ホルモンのアドレナリンとほぼ同じものであり，両者の作用は類似している．

副交感神経 　副交感神経の代表的なものは，迷走神経などの脳神経に含まれて走っているものが多く，下部では仙髄から出た骨髄神経にも副交感神経が含まれている．副交感神経は各臓器の近くでニューロンを代え，臓器に働く．その作用は表11-2にみられるように，心臓を抑制したり消化腺の分泌や消化管の運動を促進したりすることで，全身的には安静的，エネルギー蓄積型で，外見的には昼寝のウシを想像していただければよい．

化学伝達物質 　交感神経，副交感神経ともに，節前ニューロンではアセチルコリンが化学伝達物質として作用している．節後ニューロンから末梢効果器への伝達で作用している化学伝達物質は，副交感神経では節前と同じアセチルコリンであるのに対して，交感神経ではノルアドレナリンである．

自律神経中枢 　自律神経の中枢は，視床下部や延髄にある．延髄には呼吸中枢や心臓中枢，血圧中枢があり，ここを生命中枢ともいう．視床下部には体温中枢や食欲中枢，日内リズム中枢などがあり，これらの中枢は旧皮質と関係が深く，感情や本能などと密接な関係がある．生体リズムはこの中枢のはたらきによるが，これには種々の外部からの入力もかかわって1日のリズム（日内変動）などがつくり出される．その遠心路は自律神経系ばかりでなく脳下垂体を介して，ホルモン分泌を調節している．自律神経系はホルモン分泌と密接な関係があり，この両者が互いに協調して生体調節を行っている．

　次に，自律神経中枢のうち食欲中枢について詳しく述べる．食欲中枢は機能的に二つの中枢に分けられる．一つは摂食中枢，もう一つは満腹中枢である．においや視覚などの外部刺激ばかりでなく，生体内では血糖利用速度の低下，胃の空腹感や生体時計による食事時間などが刺激となって摂食中枢が刺激され，食欲が生じ，食事をとることとなる．食事を十分にとったことによる味覚や胃の充満感，消化腺の活動などが刺激となって満腹中枢が刺激されると，摂食運動を中止する．しかしこの中枢に障害がある場合，たとえば満腹中枢が破壊されたり摂食中枢に強い刺激が加わったりすれば，常時摂食運動をすることとなり，図11-16のようにいつまでも摂食運動を続け太ったネコとなる．反対に摂食中枢が破壊されたり満腹中枢が強い刺激を受けていたりすると，食欲不振となり食事を摂らずやせてくる．このように視床下部の障害により食欲に影響する病気もあるが，一般に食欲は周囲の環境条件や感情に強く影響されている．口渇や飲水についても同様な機構が解明されている．

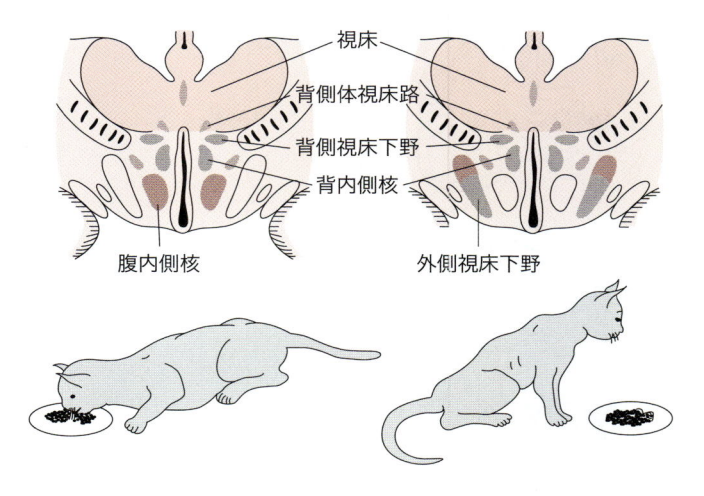

図11-16 摂食亢進と低食欲
左図は腹内側核の破壊，右図は外側視床下野の破壊．

Check List

- □ 自律神経系
    - □ 交感神経：交感神経幹　交感神経節
    - □ 副交感神経
    - □ 化学伝達物質　アセチルコリン　ノルアドレナリン
    - □ 自律神経中枢：視床下部，延髄　生命中枢　生体リズム

E. 神経系の伝導路

　大脳皮質運動中枢から起こり，遠心性伝導路で運動系の下行性伝導路と，皮膚の知覚など感覚系で求心性の上行性伝導路とに大別できる．

1 下行性伝導路

　下行性伝導路は横紋筋を支配しており，錐体路と錐体外路に分けられる（図11-17）．錐体路は大脳皮質運動中枢から起こり，脳神経運動核にいたるものもあるが，延髄の錐体を通り，脊髄の前角を経て全身横紋筋に分布して，随意運動にあずかる．錐体外路は錐体を通らずに大脳基底核を経由して末梢へ行き，骨格筋の運動の調節と緊張を無意識的に支配する．

2 上行性伝導路

　上行性伝導路は皮膚の一般知覚，味覚，聴覚を中枢に伝える．求心性神経刺激は脊髄の後角から上行し，大脳皮質の感覚中枢に達する．平衡感覚と深部知覚情報の

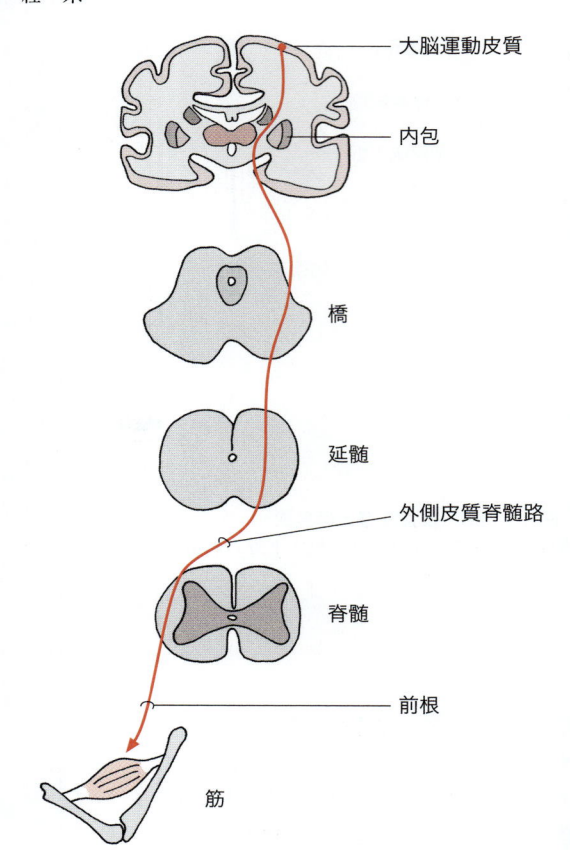

図 11-17 下行性伝導路（錐体路）

一部は小脳皮質に達する．嗅覚は嗅脳に，視覚は大脳皮質視覚領に達する．

Check List

- □ 神経系の伝導路
    - □ 下行性伝導路（遠心性）　錐体路　錐体外路
    - □ 上行性伝導路（求心性）

練習問題

（1）ヒトの脳の発生的区分と名称を述べよ．
（2）脳室の位置と形を図解せよ．
（3）脳や脊髄はどのように保護されているか説明せよ．
（4）脊髄の横断面を描き，各部の名称を記入し，それぞれのはたらきを説明せよ．
（5）脊髄の灰白質と白質との相違を述べよ．

（6）腰椎穿刺はどこで行うと安全か．またそれはなぜか説明せよ．
（7）延髄にある中枢について説明せよ．
（8）大脳の皮質と髄質を細胞的に説明せよ．
（9）12対の脳神経を列挙せよ．
（10）自律神経系の支配の特徴を説明せよ．
（11）消化に関係する脳神経について述べよ．
（12）迷走神経のはたらきについて述べよ．
（13）自律神経の中枢はどこにあるか答えよ．
（14）食欲の調節について述べよ．
（15）錐体路と錐体外路について説明せよ．

12章 感覚器系

　ここでは，生体の内外の情報を知覚する感覚器系について学ぶ．まず，特殊感覚に分類される視覚，聴覚，平衡覚，味覚，嗅覚を受容する感覚器の構造と機能について学ぶ．次に，体性感覚・内臓感覚について学び，それらが生体にどのように役立っているかを学ぶ．

　生体は身体の内外の情報を集め，それに応じた身体の活動を行っている．感覚器系はこの情報を受け取るために神経細胞が特殊に変化したものと考えてよい．ここでとらえられた感覚情報は，末梢神経（知覚神経）によって大脳皮質に送られ，そこで感覚として自覚されることになる．

A. 感覚器

1 感覚の種類

　感覚には，専門の感覚器でのみ感じられる**視覚**，**聴覚**，**平衡覚**，**味覚**，**嗅覚**といった**特殊感覚**と，**温・冷覚**，**痛覚**，**触覚**，**圧覚**などの**皮膚感覚**，関節や腱などの**運動器の深部感覚**からなる**体性感覚**，**胸痛・腹痛**などの**内臓感覚**がある．感覚にはそれを認知し判別する能力が伴い，この判断にはその人の過去の経験・学習が強く影響している．現在感覚の分類には種々あるが，その一つを表12-1に示す．また，ここでは主に特殊感覚について述べる．

2 感覚の特徴

　感覚を生じるには，まず，外からの種々の**刺激**すなわち**エネルギー**を受ける**受容器（レセプター）**が必要であり，レセプターはある特定のエネルギーしか受けることができない．耳は音しか感じられず，眼は光のみを感ずる．刺激はレセプターでエネルギー変換されて**電気信号**に変えられ，**感覚神経（末梢神経）**を通って脳に入り，**大脳皮質の感覚野**に伝えられる．このとき大部分の感覚は，身体の**左半身**からのものは**右脳**へ，**右半身**からのものは**左脳**へと交叉して伝えられている．運動機能についても同様で，左脳が傷害されると右半身の運動が障害される．大脳では感覚の種類や大きさばかりでなく，感覚の起こった場所も認知することができ，熱いものに触れた指先での感覚は"指先が熱い"となる．これを**投射**という．このため指先を切断してなくした人でも，感覚神経が残っていると，当然ながら神経に刺激が

表12-1 感覚の種類

特殊感覚	1. 視覚 2. 聴覚 3. 味覚 4. 嗅覚 5. 平衡感覚
体性感覚	1. 表面感覚 　①触覚 　②圧覚 　③温覚 　④冷覚 　⑤痛覚 2. 深部感覚 　筋，腱，関節による感覚
内臓感覚	1. 臓器感覚 2. 内臓痛覚

加わったときに失った指の場所に感覚を生じることになり，これは錯覚でも神経異常でもない（これを幻肢痛という）．感覚には"なれ"（順応）という現象もある．お風呂に入るとき，最初は熱いと感じてもそのうち熱くなくなっていい湯加減と感じるように，同じ強さの刺激を連続すると感覚は弱くなり，さらには感じられなくなる現象である．

また，砂糖水は甘いが，それをきわめて薄くすると味がわからなくなる．そこから徐々に濃度を高めていくと，ある濃度以上になったときに"甘さ"を感じることができる．それより濃ければ当然もっと容易に甘いと感じられるだろう．この場合，甘さを感じない/感じるの境界値を閾値という．閾値が低い感覚ほど鋭敏だといえる．

Check List

□感覚の種類
　　特殊感覚：視覚，聴覚，平衡覚，味覚，嗅覚
　　皮膚感覚：温・冷覚，痛覚，触覚，圧覚など
　　体性感覚：運動器の深部感覚など
　　内臓感覚：胸痛・腹痛など
□感覚の特徴
　　刺激（エネルギー）　受容器（レセプター）　電気信号
　　感覚神経（末梢神経）　大脳皮質の感覚野
　　左半身→右脳　右半身→左脳
　　投射　順応　閾値

B. 視覚器の構造

　光の刺激を受け入れる器官で，付属器を含めると次のものがある．
　眼は眼球と視神経に分けられ，眼球付属器としては，眼瞼，結膜，涙器，外眼筋がある．

眼　球　　眼球は頭蓋骨の眼窩の中に位置し，その後方から出入する視神経によって脳とつながっている．形状としては直径 20〜25 mm の球体である（図 12-1）．眼球壁は 3 層構造になっており，最外層は眼球線維膜で，前方の一部透明な角膜と後方の大部分を占める不透明な強膜（白目の部分）がある（図 12-2）．中間層の眼球血管膜（ブドウ膜）には，虹彩，毛様体，眼球に分布する血管を通す脈絡膜がある．最内層の眼球内膜では外層の色素上皮層と内層の神経層がつながっている．この内層の神経層がいわゆる網膜で，ここで視覚の受容が行われている．
　眼球の内容には，ほかに水晶体，硝子体，毛様体小帯，眼房水などがある．

角　膜　　角膜は透明で厚く丈夫な膜で，眼の保護をしている．角膜は知覚神経が豊富で，わずかな刺激でも痛みを感ずる．また角膜には血管がなく，角膜表面の細胞は表面を流れる涙から酸素と栄養を得，角膜の内層の細胞は前眼房の眼房水から栄養をもらっている．移植手術の中では角膜移植が最多で，これは角膜に血管がないために，移植片を拒絶する白血球が入りにくいことが理由である．血縁者間でなくても移植が可能であり，提供者の死後 24 時間以内に取り出すことが必要である．

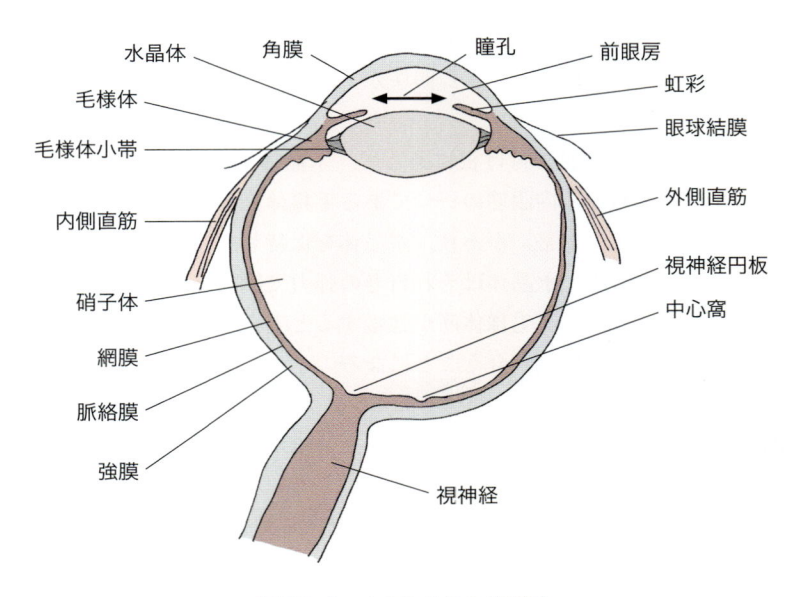

図 12-1　上方からみた右眼球

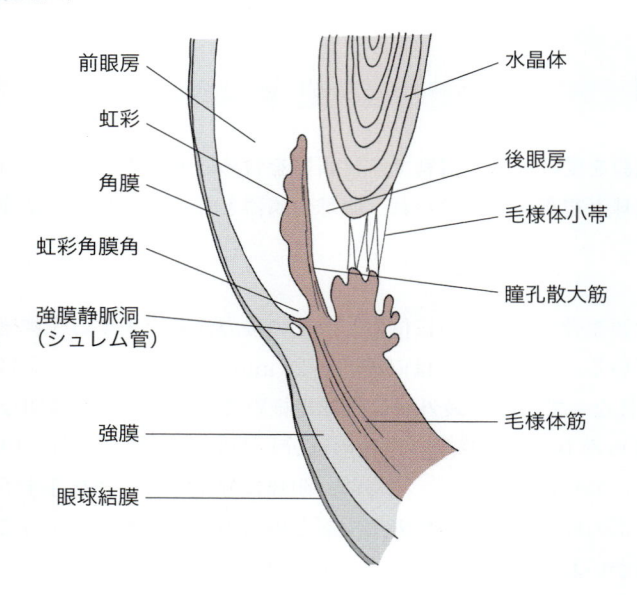

図12-2 眼前部

虹　彩　　虹彩はいわゆる黒目の部分で，中央部分に円形の孔があいており，ここを瞳孔という．眼の色とは虹彩の色であり，虹彩のメラニン色素細胞の量による．青い眼の外国人では，虹彩の色素細胞は欠如に近い状態である．光線の量により，瞳孔の大きさは変化する．これは2層の平滑筋層（内眼筋）のはたらきによる．瞳孔括約筋は瞳孔の周囲に同心円状に配列しており，副交感神経（動眼神経に含まれる）の興奮で収縮し，それにより瞳孔の直径が小さくなる（縮瞳）．瞳孔散大筋は瞳孔の縁から放射状に配列し，交感神経の興奮で収縮して瞳孔を開大する（散瞳）．
　　　　　虹彩角膜角は，前眼房の眼房水を外側にある強膜静脈洞へ導く通路をなしている．この通路が妨げられると，眼圧が上昇することがある（緑内障）．

毛様体　　毛様体は虹彩の付け根にあって，水晶体を輪状に取り囲んでいる．毛様体には，平滑筋からなる内眼筋の一つである毛様体筋がある．毛様体と水晶体の間には毛様体小帯（チン小帯）があり，水晶体を保持している．毛様体筋が収縮すると毛様体小帯がゆるみ，水晶体はそれ自身の弾力で厚みを増し，より近い所に焦点が合うようになる．逆に，毛様体筋が弛緩すると毛様体小帯が緊張し，水晶体は扁平に薄くなり，遠くに焦点が合うことになる．

脈絡膜　　脈絡膜には，網膜に酸素や栄養を供給する毛細血管網がある．

網　膜　　狭義の網膜は，視細胞や神経細胞を含む神経層で，前方は毛様体と接する部分（鋸状縁）までである．その外層の色素上皮層は網膜を通過した光を吸収する役割を持ち，前方の毛様体や虹彩にも続いている．この網膜毛様体部と網膜虹彩部には視覚

機能はない．狭義の網膜が視覚器における感受部であり，網膜視部とも呼ばれ，顕微鏡的には10層の感覚上皮からなる．ここには光のレセプターである視細胞として，光の明暗を感受する杆状体細胞と，色を感ずる錐状体細胞がある．これらの細胞の層は最外層の色素上皮細胞層に接する部分にあり，これより内側の層には視覚伝導路の神経細胞（ニューロン）の連鎖が存在する．視覚情報を受け取った神経細胞の軸索がおよそ100万本集まって，視神経円板（視神経乳頭）から眼球層を貫通し，視神経となって大脳に向かう．またこの視神経の軟部には網膜中心動脈・静脈が通り，ここから網膜に分布している（眼底カメラでこれらの血管をみることができる）．この部分は視細胞がないので盲点となり，視力がない．しかし眼球は外眼筋のはたらきで細かく動き，みえているものは大脳皮質で再構築されて視野として認識されるので，この盲点は通常意識されることはない．視神経円板の外側に，黄色の色素がある黄斑があり，黄斑の中央にはわずかにくぼんだ中心窩がある（図12-3）．この部分は錐状体細胞が最も多く，かつものを注視した際に像が結像されるところであり，視力が最も鋭敏な部分である（網膜の周辺部には錐状体細胞がなく杆状体細胞だけなので，実際は色のついていないモノクロの像がみられている．しかしこれも眼球の動きによって視野が再構築されることにより意識されない）．

眼　房　角膜の後方，間に虹彩をはさんで水晶体までの空間を眼房と呼び，ここは眼房水と呼ばれる組織液で満たされている．この液体は毛様体でつくられて後眼房に出され，前眼房の虹彩の付け根の強膜静脈洞（シュレム管）から吸収されて，静脈に排泄される．この吸収部分が詰まると眼房水がたまり続け，眼球内圧（眼圧）が上昇し，失明にいたることがある（緑内障）．

水晶体　水晶体は透明な，両側のふくらんだレンズであり，その厚みを変化させることで

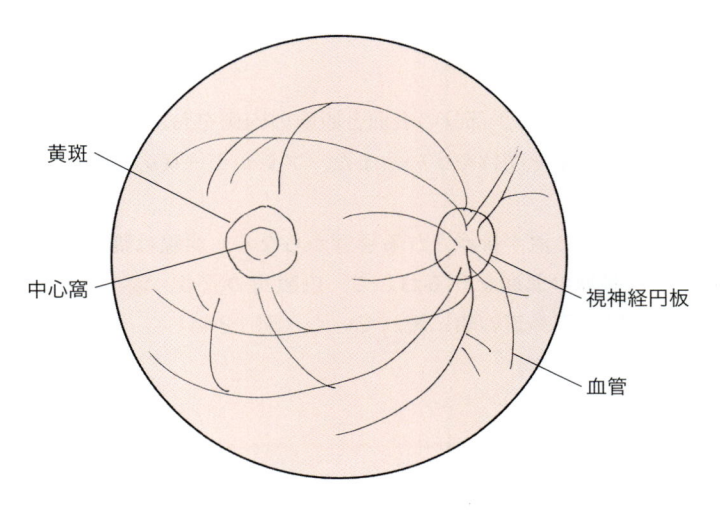

図12-3　右眼底

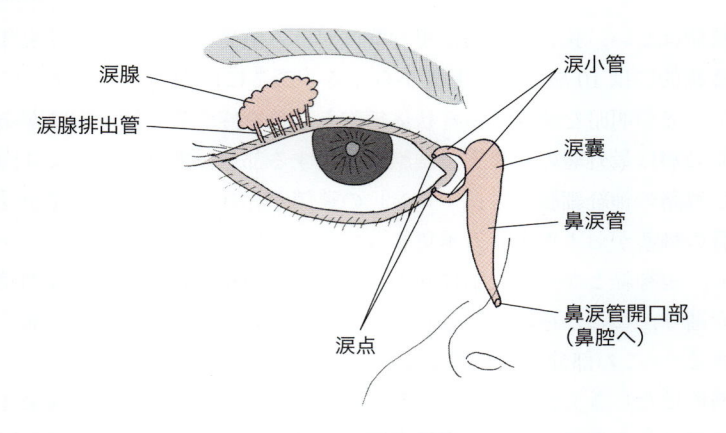

図 12-4　涙の通る道

網膜に結像させるはたらきを持つ．水晶体は**線維性被膜**と**水晶体質**とからなり，皮質は水分を含んでいてやわらかいが，中心部は水分が少なくかたい．老眼では核の部分が弾力を失い，黄色になりかたくなる．水晶体が白濁する病気を白内障という（多くは老化に伴い生じる）．

硝子体　硝子体は水晶体の後方にあって，その内容は99％水からなる無色透明なゲル状の組織である．眼球内圧を保つ役割を持っている．

眼球付属器　**眼瞼**（けん），結膜，涙器，外眼筋．

眼瞼　眼瞼（まぶた）は，眼球の前面にある上下に分かれた板状の構造物である．眼瞼の前面は皮膚，後面は結膜で，中には顔面神経支配で閉眼に関与する**眼輪筋**，動眼神経支配で上眼瞼の挙上に関与する**上眼瞼挙筋**，眼瞼の芯となるかたい結合組織でできた**眼瞼板**がある．

結膜　結膜は白目（強膜）部分の表面と眼瞼の内側をおおう粘膜で，外界の刺激や細菌・ウイルスの感染を受けやすい．また，アレルギー反応を起こすこともある．

涙器　涙器は**涙腺**と涙が排泄される導管からなる．涙腺は漿液性の涙を上結膜円蓋に出し，涙は眼球の前面をうるおして，内眼角の**涙点**，**涙小管**（上下2本），**涙嚢**，**鼻涙管**，鼻腔，下鼻道の順に流れていく（図12-4）．

Check List

□ 視覚器の構造
　　□ 眼球　眼窩　視神経

　　　　　　　　眼球壁　強膜
　　　　　　　　　　　眼球血管膜（ブドウ膜）：虹彩，毛様体，脈絡膜
　　　　　　　　　　　眼球内膜：網膜
□角膜
□虹彩　瞳孔　平滑筋層（内眼筋）　瞳孔括約筋　縮瞳　瞳孔散大筋　散瞳　虹彩角膜角　強膜静脈洞
□毛様体　毛様体筋　毛様体小帯（チン小帯）
□脈絡膜　毛細血管網
□網膜　鋸状縁　色素上皮層　杆状体細胞　錐状体細胞：色素上皮細胞層　視神経円板（視神経乳頭）　黄斑　中心窩
□眼房　眼房水　強膜静脈洞（シュレム管）　眼球内圧（眼圧）
□水晶体　線維性被膜　水晶体質
□硝子体
□眼球付属器
　　□眼瞼　眼輪筋　上眼瞼挙筋　眼瞼板
　　□結膜
　　□涙器　涙腺　涙点　涙小管　涙嚢　鼻涙管

C. 視覚器の機能

　視覚器の構造はカメラに例えることができ，絞りは瞳孔の大きさ，ピント合わせは水晶体の厚さの調節にあたる．いずれにしても，フィルムに相当する網膜上に焦点の合った結像をしなければ，はっきりとした像は得られない．この水晶体の厚さの調節を遠近調節という．

　ヒトの水晶体は調節しないときには無限大（10 m 以上）の物体に焦点が合っているが，近くの物体を注視するときには毛様体筋が収縮して毛様体小帯がゆるみ，これで引っ張られていた水晶体が水晶体自身の弾性により厚さを増して，焦点を合わせる（図12-5）．

　調節力はジオプトリー（D）で表され，メガネの処方箋に－2Dとか＋3Dとか書かれているDはこれのことで，もともとレンズの屈折力を示すものである．またプラス（＋）は凸レンズを，マイナス（－）は凹レンズを示す記号である．調節力は明視できる最も遠い点（遠点）と最も近い点（近点）から計算される．20歳では近点は10 cmで10 Dであるが，60歳では近点は83 cmと遠くなり，調節力も1.2 Dと弱くなる（通常遠点は無限大）．この調節力は年齢とともに低下し，水晶体の厚さの調節ができなくなったものを老視という．

　一般に老視は遠視と混同されやすいが，これらは異なるものであり，老視では近距離用と遠距離用の両方の補正レンズが必要となる．

　視力はランドル環（異なる大きさのC字型の環が開いている方向を識別するもの）

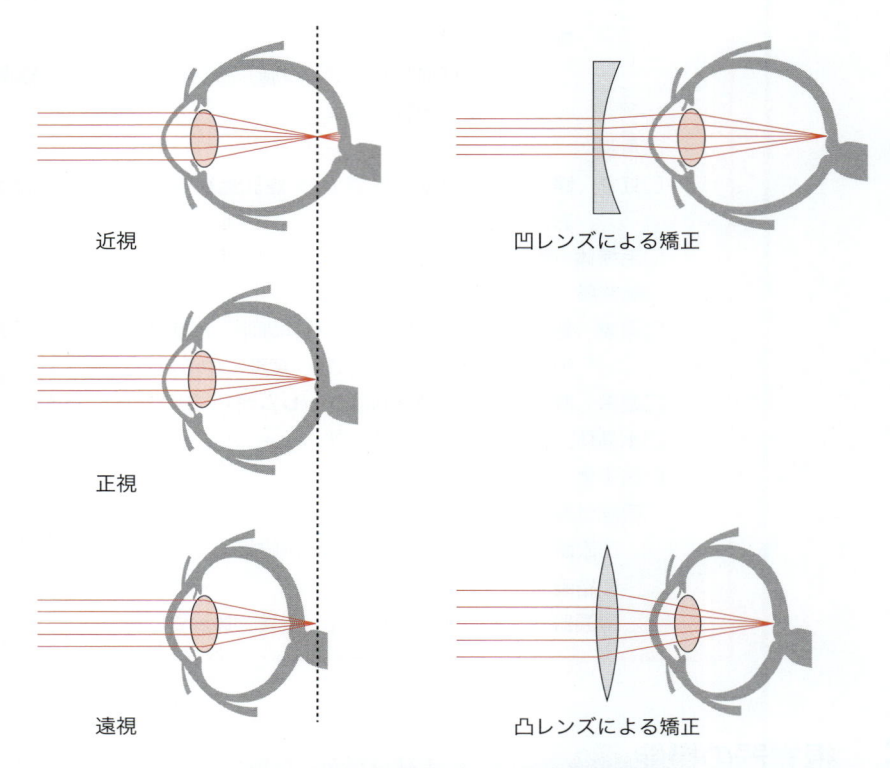

図 12-5　屈折異常における結像とその矯正

で測定される．環の切れ目に対する視角の逆数が視力として表される．5 m の距離から約 1.45 mm の切れ目を判別できれば，視角が 1/60 度（1 分）で "視力 1.0" となる．

1 屈折異常

物体の注視は毛様体筋の収縮とレンズ（水晶体）の弾性によって行われているため，その使用状況によって調節機能が低下してくることがあり，これが持続すると屈折異常をきたすこととなる．日本人は眼鏡民族といわれるように，多くの人がメガネを使用している．

屈折異常には近視・遠視と乱視がある．図 12-5 にみられるように，近視は水晶体の厚さに比して眼球の前後径が長すぎるもので，凹レンズで補正する．遠視は反対に前後径が短いもので凸レンズを用いて補正する．また乱視は角膜面が完全な球面でないので屈折が入射方向により異なるもので，原因には種々ある．乱視の補正には円柱レンズを用いる．

2 暗順応・明順応

急に暗いところや明るいところに移動したとき，暗くて何もみえなかったり，ま

ぶしくてみえなかったりする．しかししばらくすると物体が明視できるようになり，これを順応という．明順応は非常に短時間で起こるが，暗順応には20分程度も必要である．光のレセプターである網膜の視細胞（杆状体細胞）には，ロドプシン（視紅）と呼ばれる光と化学反応を起こす視物質がある．このロドプシン量が明るいところや暗いところに適した量になるまでの時間が，順応までの時間に相当する．ビタミンAが不足すると夜盲症（とり眼）になるといわれるが，これはロドプシンのレチナールが構造的にビタミンAと類似しており，ビタミンAによりロドプシンが生成されているからである．また公共施設の非常口標識には緑色が使用されている．これは，暗順応のときには視細胞のうち杆状体細胞のはたらきでより低い照度でみえるようになるが，この杆状体細胞の視物質（ロドプシン）に緑の波長によく反応する物質があるからである．

3 色感覚

　カラーテレビやカラー写真では，赤緑青の三原色の組み合わせによってすべての色がつくり出されている．ヒトの眼も同様で，色彩視をする錐状体細胞には赤緑青のそれぞれを吸収波長に持つ視物質（ヨドプシン）が見出されており，大脳の視覚野はこの情報を組み立てて色感覚としている．色覚を判別できない人を色盲というが，色盲にはすべての色が判別できない全色盲のほか，部分的に赤緑色盲とか黄青色盲などがある．これはいずれの視物質が障害されるかによって決まる．また色盲は性染色体に伴った劣性遺伝であるため，男性に多く（8％），女性に少ない（0.4％）．

Check List

□視覚器の機能
　□遠近調節　焦点　ジオプトリー（D）　屈折力　調節力：遠点，近点　ランドル環
　□屈折異常
　　　近視：凹レンズ　遠視：凸レンズ　乱視：円柱レンズ
　□暗順応・明順応　杆状体細胞　ロドプシン（視紅）
　□色感覚　錐状体細胞　ヨドプシン

D. 平衡聴覚器の構造

　内耳は，まったく機能の異なる聴覚器と平衡器とが隣接して存在することから，平衡聴覚器という．ここに分布する神経は内耳神経で，これは聴覚をつかさどる蝸牛神経と，平衡覚をつかさどる前庭神経とに分かれる．耳の部位的な区分は次のとおりである．

図12-6 平衡聴覚器の構造

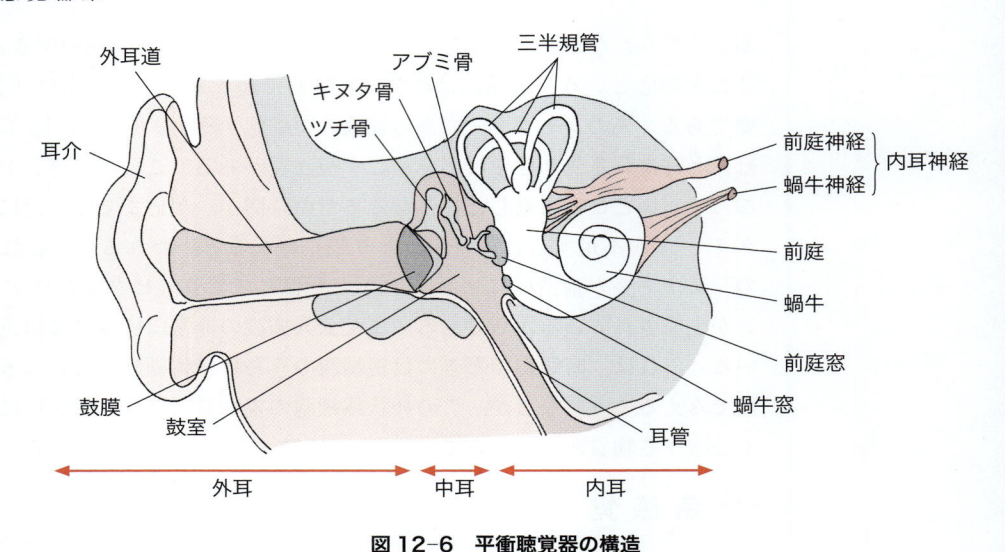

外　耳　耳介と外耳道とからなる，鼓膜より外側の部分である（図12-6）．

中　耳　鼓膜と鼓室，鼓室の中にある耳小骨，鼓室と咽頭とを連絡する耳管からなる．

内　耳　蝸牛と前庭，半規管からなる．これらの構造は，膜迷路という袋状の構造が骨迷路という骨でかこまれた複雑な空所に入っている．膜迷路の中には内リンパ，膜迷路の外で骨迷路内には外リンパという液体が満たされている．骨迷路の平衡器には骨半規管と前庭があり，聴覚器として蝸牛がある．これとは別に，内耳神経の通る内耳道がある．一方，膜迷路のうち平衡器に属するものには膜半規管，卵形嚢，球形嚢が，聴覚器に属するものには蝸牛管がある．

耳　介　耳介軟骨は弾性軟骨で，耳介の基礎をつくっている．耳介の下端には軟骨がなく，この部分を耳垂という．内部は脂肪組織でやわらかく，耳垂の外側面で微量採血することがある．集音器としてのはたらきを持つ（図12-6）．

外耳道　外耳道の外側はやわらかく軟骨性で，内側はかたく骨性である．外耳道の表面は皮膚で，耳毛があり異物の侵入を防いでいる．耳道腺はアポクリン腺であり，外耳道の上皮細胞と分泌物とが混ざって耳垢（耳あか）となる．ここは耳介で集めた音を鼓膜に伝えるトンネルである．

鼓　膜　鼓膜は外耳と中耳との境となる膜である．健康人では真珠色ないしは灰白色にみえる．外耳道下壁に対し，約50°の角度で傾いている（図12-6）．

鼓 室 　鼓室は中耳内の部屋である．この鼓室と咽頭とを連絡する管を耳管といい，鼓室の圧力を外圧と同じにするためにある．鼓室の中には**ツチ骨・キヌタ骨・アブミ骨**があり，これらは鼓膜で受けた音波を増強して内耳に伝える作用を持つ（図12-6）．また，アブミ骨にはアブミ骨筋が付着しており，強大な音が入ってきた場合には，収縮してアブミ骨を引いてその動きを抑制し，音の伝播を止める．

内 耳 　内耳は側頭骨の中にあり，**骨迷路**という複雑な部屋からなっている．この**骨迷路**の部屋の中に**膜迷路**がある．骨迷路と膜迷路との間には外リンパがあり，膜迷路の中には内リンパがある．**三半規管**は，互いに直角に交わる**前半規管，後半規管，外側半規管**からなる．

内耳に伝わった音の振動は**蝸牛**内のリンパに波を起こし，この波が**コルチ器**という音の感受装置を興奮させる．音の高さによって感知される場所は異なり，**蝸牛管**の奥ほど低音（周波数の小さい波）を感知する．一方，平衡覚は三半規管と**前庭**の**卵形嚢**，および**球形嚢**で感知される．三半規管では主に身体の動きを感じ，前庭では頭の傾きや空間的な位置を感ずる．

Check List

□平衡聴覚器の構造
　　□聴覚：蝸牛神経　　平衡覚：前庭神経
　　□外耳　耳介　外耳道
　　□中耳　鼓膜　鼓室　耳小骨（ツチ骨・キヌタ骨・アブミ骨）　耳管
　　□内耳　骨迷路　蝸牛　前庭　骨半規管　内耳道
　　　　　　膜迷路　膜半規管（三半規管：前半規管，後半規管，外側半規管）
　　　　　　コルチ器　蝸牛管　前庭：卵形嚢　球形嚢
　　□耳介　耳介軟骨　耳垂
　　□外耳道　耳道腺
　　□鼓膜

E. 聴覚器の機能

ヒトは視覚動物といわれるほど感覚のうち視覚に頼っている部分が大きく，"目でみて確かめて"行動する．しかし聴覚も非常に重要であり，聴覚を失うと，ことに言語のまねができず，きこえない，話せないなど，社会生活が困難になる．ヒトの聴覚の可聴範囲は20〜20,000 Hz（ヘルツ）と幅広いが（日常会話は500〜3,000 Hz，図12-7），イヌではさらに広く，コウモリやイルカはさらに高音域の120,000〜150,000 Hz（超音波）まできくことができる．ヒトの可聴域の中で，低音域では大

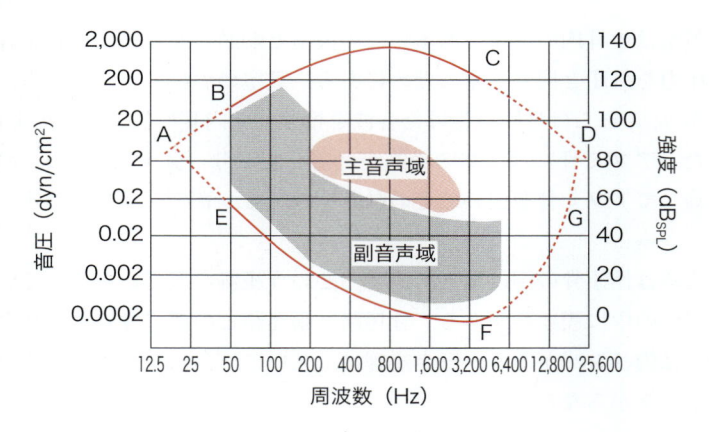

図 12-7　可聴域

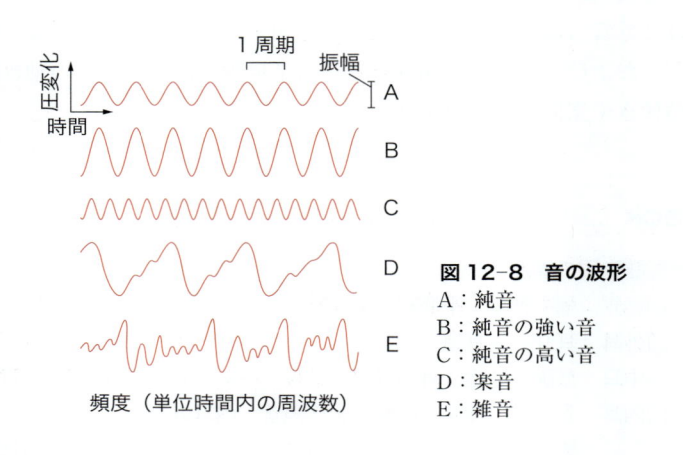

図 12-8　音の波形
A：純音
B：純音の強い音
C：純音の高い音
D：楽音
E：雑音

きな音しかきこえないが，高音域では比較的小さな音もきくことができる．

　音を分析すると，その因子は波の物理的因子に相当している．**音の高低**は**周波数**（Hz）で表され，**音の大きさ（強さ）**は**振幅**（**dB；デシベル**）で示される．音色に関する楽音は規則性の波形，雑音は不規則性の波形に相当する（図12-8）．

1　伝音および感音機構

　音は**耳介**で集められ，**外耳道**に集音して**鼓膜**を振動させる．中耳において，鼓膜の振動は**耳小骨**により約20倍に増強される．アブミ骨の振動は，**卵円窓**を介して内耳の**蝸牛**のリンパ液の振動に変えられる（図12-9）．音のレセプターは**コルチ器官の有毛細胞**で，リンパ液の振動が**蓋膜**の動きに変えられて有毛細胞の毛の屈曲を引き起こすと，この刺激が内耳神経の電気信号（インパルス）に変えられる．ヒトの聴覚の弁別能力は大変にすぐれており，3〜10 Hzの音の差もきき分けることができる．これは，図12-10に示したように蝸牛では音の高低によってそれを感ずる場所が異なっており（場所説），感知された情報が巧みに情報処理されている

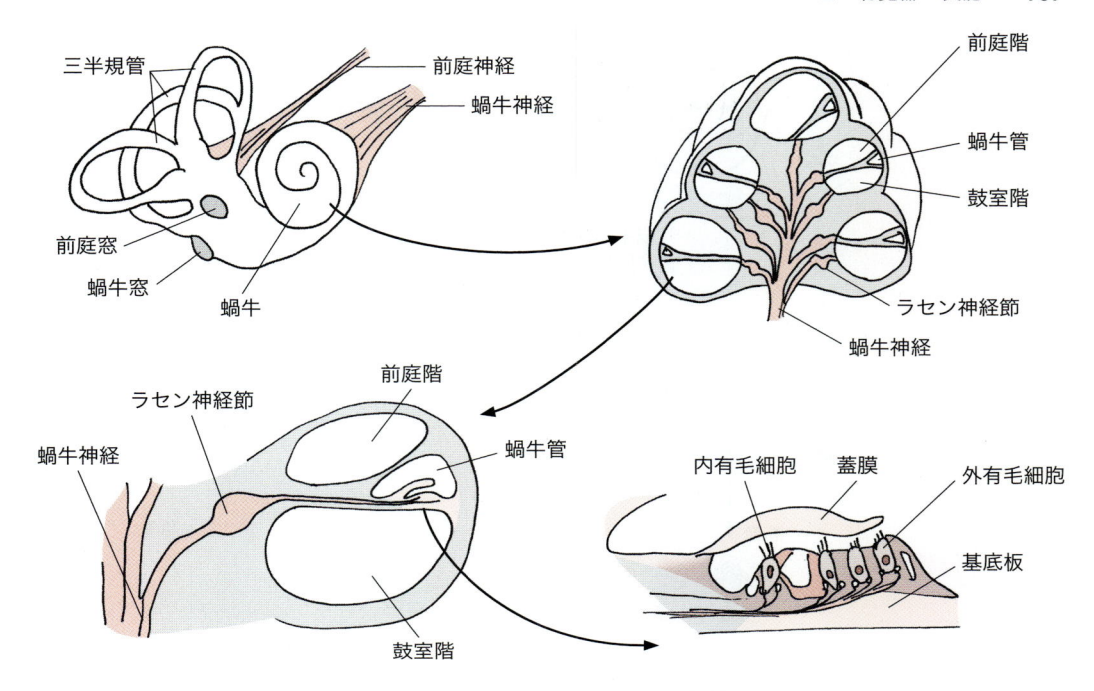

図12-9 外耳から内耳への振動伝達

2 難 聴

　聴力障害のことを難聴といい，難聴は**伝音性難聴**と**感音性難聴**に分けられる．聴覚経路のうち，音が物理的に振動として伝わる外耳から内耳までの経路が伝導系であり，音の一部は骨を伝わって直接内耳にいたる（骨伝導）．音が内耳から大脳皮質まで伝わる神経の経路が感音系である．伝音性の障害は，鼓膜が破れたときや中耳炎などで中耳に障害のあるときに起こり，この場合は頭蓋骨に直接振動を与えれば音をきくことができる．感音性のものは感音部の内耳の障害により，薬物の副作用（抗生剤の一種のストレプトマイシン）や老人性変化によるものがある．この場合は補聴器により音量を大きくして補う方法がとられることもある．老人性難聴では高音がききづらくなる．職業性難聴に含まれる騒音障害も感音性難聴に分類され，繰り返される騒音によって有毛細胞の疲弊・脱落をきたすもので，比較的高音域が障害される．同様の難聴は大音響で音楽をきくことでも生じうる（たとえば携帯型音楽プレーヤーの長時間使用など）．

　難聴の検査に用いられるものの一つに**オージオメトリー**という装置があり，これによりどの高さの音がどの程度きこえるかを検査する．この場合，30 dB以上の聴力損失を難聴とし，90 dB以上では聾となる．一般に，30 dB以上の聴力損失があると社会生活に支障をきたしはじめる．

168　12章　感覚器系

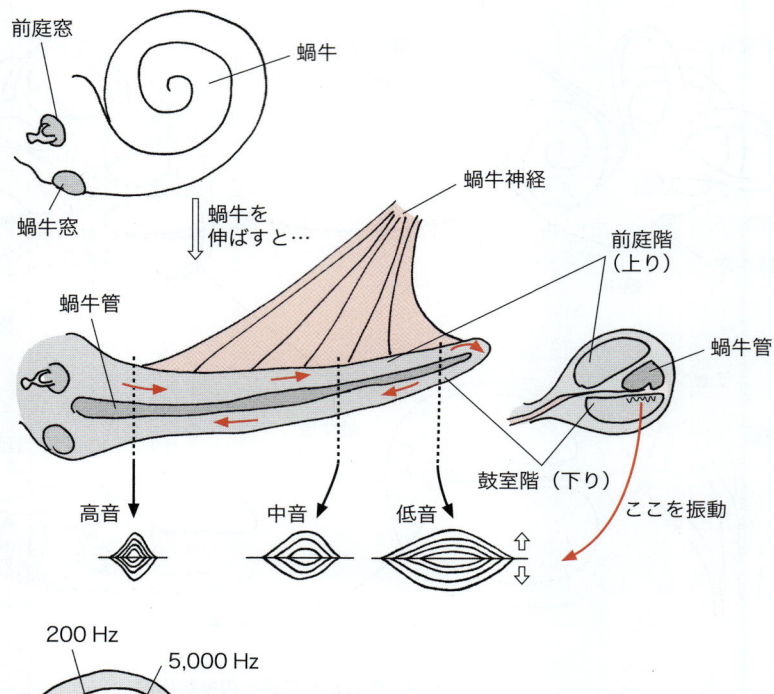

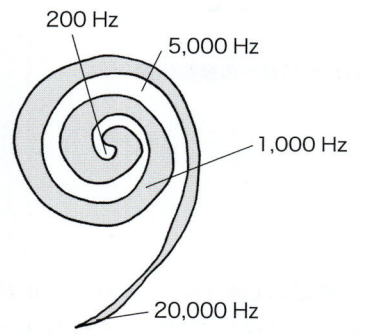

図12-10　音の振動数に対応する蝸牛管の位置

Check List

- □ 聴覚器の機能
    - □ 音の高低：周波数（Hz）　音の大きさ（強さ）：振幅（dB；デシベル）
    - □ 伝音および感音機構
        - 耳介　外耳道　鼓膜　耳小骨　卵円窓　蝸牛　コルチ器官の有毛細胞　蓋膜
    - □ 難聴　伝音性難聴　感音性難聴　オージオメトリー

F. 平衡感覚器の機能

　平衡感覚は，前庭器官（半規管，卵形嚢，球形嚢）のほか視覚や固有感覚も加わって身体の動きを知る感覚で，反射的に姿勢を制御することに役立っている．三半規管は互いに直角に向いて位置する3本の半規管からなる．この配置により，すべての方向の動きを三次元的にとらえることができる．身体の動きや頭の回転によって半規管の内リンパが動き，これにより膨大部にある感覚細胞である有毛細胞の毛が屈曲し，動きを感ずる（図12-11）．一方，前庭の卵形嚢および球形嚢の平衡斑には，耳石（平衡砂）という結晶構造がゼラチンで包まれた構造を頂部にのせた有毛細胞（感覚細胞）があり，頭が傾くと耳石が重力方向に動いて有毛細胞の毛が屈曲し，傾きを感じている．このようにして，前庭器官は重力や直線および回転加速度によって，起こる感覚を感知している．身体を回転させたとき，初期には回転を感じるが，定速で回っていると感じなくなる．これは次のようなことが起こるためで

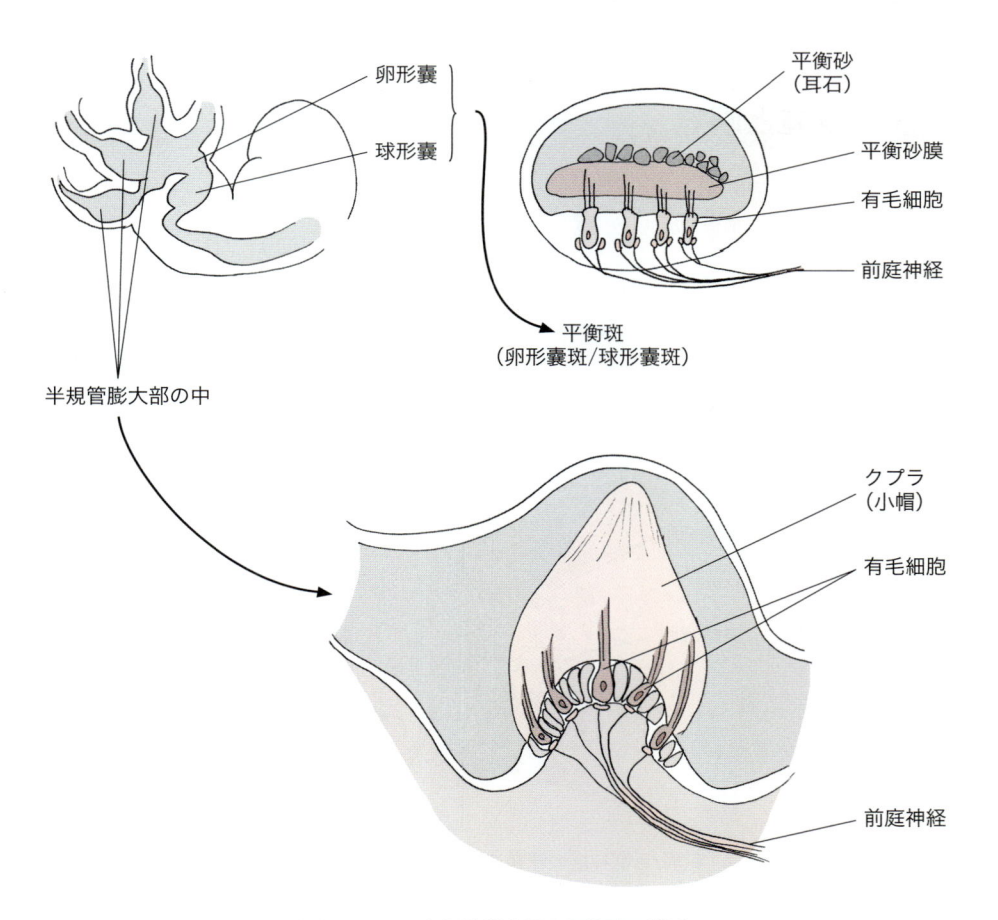

図12-11　半規管膨大部と平衡斑の構造

ある．身体に加速度が加わったとき，まず前庭器官のリンパが慣性で逆方向の流れとなりレセプターである有毛細胞の毛の屈曲を生じ，感覚神経の情報となって運動を感ずる．しかししばらく運動が続くと，リンパ液の動きは身体の動きと同じになり，有毛細胞の興奮がなくなってリンパ液の流れを感じなくなる．ところが，運動を停止すると，身体の動きはなくなるがリンパの流れはしばらく続くので，ふたたび動きを感ずることになる．この平衡感覚に過度の刺激があると障害が起こり，めまいが生じたり気分が悪くなったりする（ただし，めまいはさまざまな疾患でもみられる）．車酔いや船酔いなどの乗り物酔いは"酔い"であって病気ではない．"酔い"と呼ばれるものはいずれも，平衡感覚への刺激をなくしてやれば，つまり車や船から降りれば，症状は軽減され，消失する．

Check List

- □ 平衡感覚器の機能
    - □ 前庭器官（半規管，卵形嚢，球形嚢）　視覚　固有感覚　耳石（平衡砂）

G. 味覚と嗅覚

1 味　　覚

　舌の表面の粘膜からなる舌乳頭，軟口蓋などの口腔粘膜上皮内に，味を感ずる味蕾がある．味蕾はヒトでは約1万個あるとされている．1個の味蕾は，味細胞，支持細胞，基底細胞の3種の細胞から構成されている．味細胞には味神経細胞がついている（図12-12）．

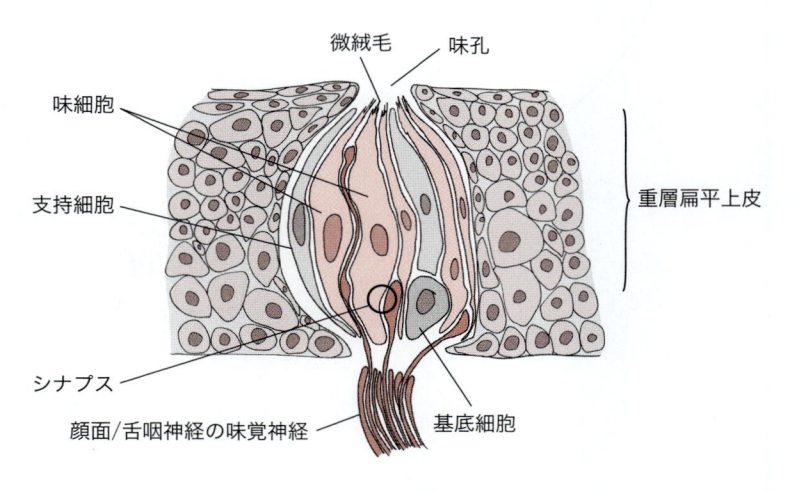

図12-12　味蕾の組織

味覚は，甘味，塩味，酸味，苦味，およびうま味の5原味が複雑に組み合わさって，大脳皮質の味覚野で感じられている．いわゆる渋味やトウガラシの辛味はこの5原味には含まれない．辛味は痛みとほぼ同じもので，舌上皮に分布する自由神経終末で感じられている．

味覚受容器である味細胞は新生が盛んで，14～20日くらいで入れ替わるといわれている．老化によって味覚が低下し，それには味蕾数の減少がかかわっているとする説もあるが，正確なことはわかっていない．

味覚を引き起こす化学物質は，甘味は糖類，クロロホルム，タンパク質などの有機物質，塩味はNa^+，酸味はH^+である．苦味の場合，キニーネ，Mg^{2+}，Ca^{2+}，ニコチンなど共通性はなく，PTC（phenyl-thiocarbamide）も苦味があり苦味検査によく用いられる．この苦味の閾値の高いヒト（味盲）は日本人で10～15%程度存在するといわれている．

最近味覚を変える物質も見出されており，ミラクリン（ミラクルフルーツの成分）は酸味物質で，甘味を感じさせる（レモンをかじってもすっぱくなく，甘いオレンジのように感じる）ことが知られている．また宇宙飛行士のアイスクリームを食べたいとの希望を満足させるために開発された物質は口腔で冷覚を感じさせ，現在日本でもキャンディーとして発売されている．また，ダイエット用とギムネマ茶として市販されているギムネマ・シルベスタは，口に含むとしばらく甘味を感じなくなる．

味覚を伝導する神経は舌咽神経（舌の後方1/3）と顔面神経（舌の前方2/3）で，延髄の孤束核と視床を経由して，頭頂葉にある体性感覚野の顔面の側方に存在する味覚野に送られる．

2 嗅　覚

におい（匂い，臭い）の受容器は，鼻腔の頂部にある嗅上皮（嗅粘膜）にある．嗅上皮は嗅細胞と支持細胞とからなる（図12-13）．嗅細胞の先端の嗅毛が鼻腔に突出している．

クンクンとさせる独特な呼吸のしかたによりにおい物質を嗅上皮の場所に送り込むと，におい物質は嗅上皮をおおう粘液中に溶け込み，これらが嗅細胞を刺激することによりにおいを感ずることができる．嗅細胞は両側に突起をのばした双極性の神経細胞で，嗅粘膜内の突起の先端である嗅毛でにおい物質をとらえ，中枢側の突起から情報を脳へと送っている．この中枢側の突起は篩骨・篩板の孔を通っているので，交通事故などで頭部を打撲すると，この突起が切断されてにおいを感じられなくなることがある．

嗅覚はもともと，味覚と共同して食物探しや食用の可否の判断に役立っていたが，最近ではその信頼性は薄く，冷蔵庫内の貯蔵食品でも嗅覚や味覚よりも賞味期限の日付により判断されることが多い．しかし動物によっては重要な役割を果たしており，たとえばサケの河川回帰は嗅覚によるものとされている．

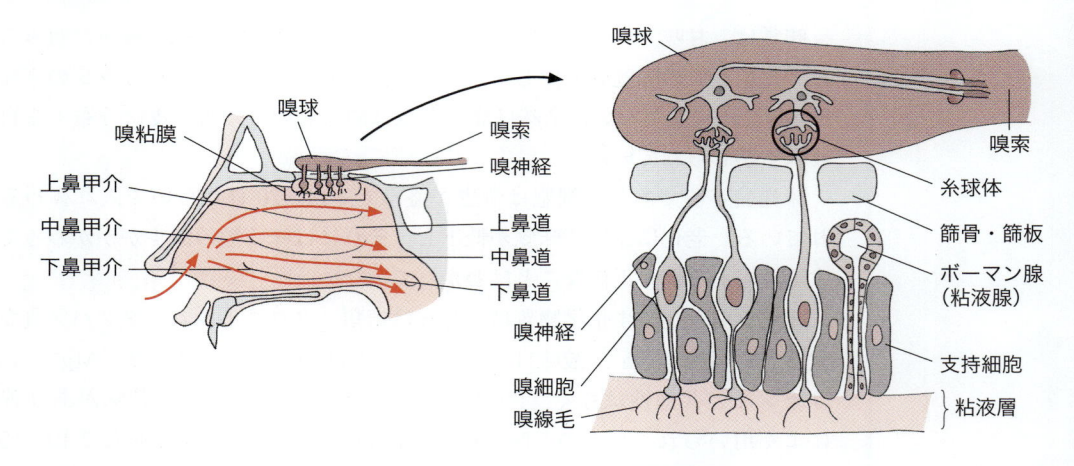

図 12-13　嗅上皮の細胞

　嗅覚の**基本原臭**はエーテル臭，ハッカ臭，ジャコウ臭など7～10種に分けられているが，実際には約1万種の異なったにおいの判別が可能であり，このことは香水の種類の多さからも判断することができる．また，味覚での塩味の閾値が $1×10^{-2}$ M であるのに対して，嗅覚では，たとえばジャコウ臭は $1×10^{-3.3}$ mg/L と非常に感度がよい．しかし嗅覚の順応は非常に早く，強烈なにおいであってもすぐ慣れて気にならなくなってしまうことがある．

　におい物質の反応はその分子の立体構造によって決定されるとされている．感覚神経は**嗅神経**で，中枢は側頭葉にある．嗅覚では辺縁系にも情報が伝達され，そこから視床・視床下部につながっている．そのためにおいは快・不快の感情を生じさせ，それが情動や本能，とくに性行動とも関連している．

Check List

- □味覚　□舌乳頭　味蕾：味細胞，支持細胞，基底細胞　味神経細胞
  - □甘味，塩味，酸味，苦味，うま味
  - □舌咽神経　顔面神経　味覚野
- □嗅覚　嗅上皮（嗅粘膜）：嗅細胞　支持細胞
  - 基本原臭　嗅神経

H. 体性感覚・内臓感覚

1 体性感覚

　体性感覚には，筋の収縮や関節の角度などを感ずる**深部感覚（固有感覚）**と，皮

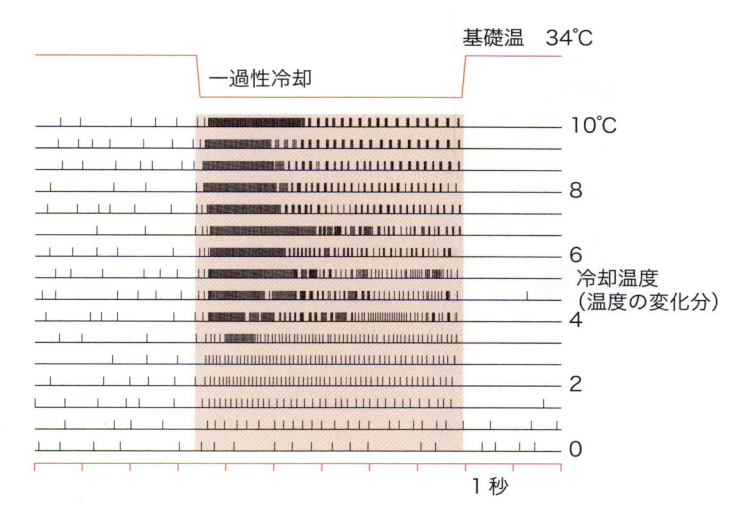

図12-14 冷線維の冷却に対する反応（Darian-Smith ら，1973）

膚で感ずる**皮膚感覚**（**表面感覚**）がある．皮膚感覚は全身の皮膚に分布しており，接触や圧迫などの機械的刺激を感ずる**触覚・圧覚**や，温度を感ずる**温覚**と**冷覚**のほか，侵害刺激や化学的刺激に反応する**痛覚**がある．触覚・圧覚では**皮膚メルケル細胞**や**ルフィーニ小体**などがレセプターであるが，有毛部には毛包を取り囲むレセプターもあり，毛に触れることによっても感覚が生じる．これらの感覚は順応が早い感覚である．温覚と冷覚はそれぞれ，皮膚温より高い温度および低い温度に反応する．反応のしかたは図12-14のようになる．図は冷覚の感覚神経よりインパルスを記録したもので，皮膚に低い温度の刺激を与えたとき，最初に非常にたくさんの電気信号が観察され，その後一定の間隔で電気信号がみられる．これは最初"冷たい"と感じたときの信号と，その後"慣れ"のため数は減少するものの，その温度が何度であるかを知ることができる信号である．痛覚は**原始感覚**といわれ，大脳で知覚するとともに脊髄での反射路があり，侵害刺激から逃れるための運動を起こす．痛覚では皮膚の神経の自由終末がレセプターである．深部感覚では，目を閉じていても手足の屈曲の状態が判断できるようにレセプターは関節包，腱や筋にあり，関節の角度や筋の緊張の状態を知って身体の位置や方向を知覚する．

2 内臓感覚

内臓に分布している神経は自律神経であるが，この神経にも知覚路はあり，内臓にも感覚がある．筋肉痛，血管痛，臓器痛などがあるが，このうち胆嚢や腎臓にできた結石による痛みは疝痛と呼ばれ，耐えられないほどである．時に臓器の障害が特定の皮膚上に痛みを生じることがあり，これは**関連痛**といわれる（図12-15）．たとえば肝臓の疾患では右肩に，胃の疾患では背部に痛みを感じる．これは，内臓の感覚路が脊髄に入る際に，それと同じレベルにある皮膚の痛覚路に電気信号が伝

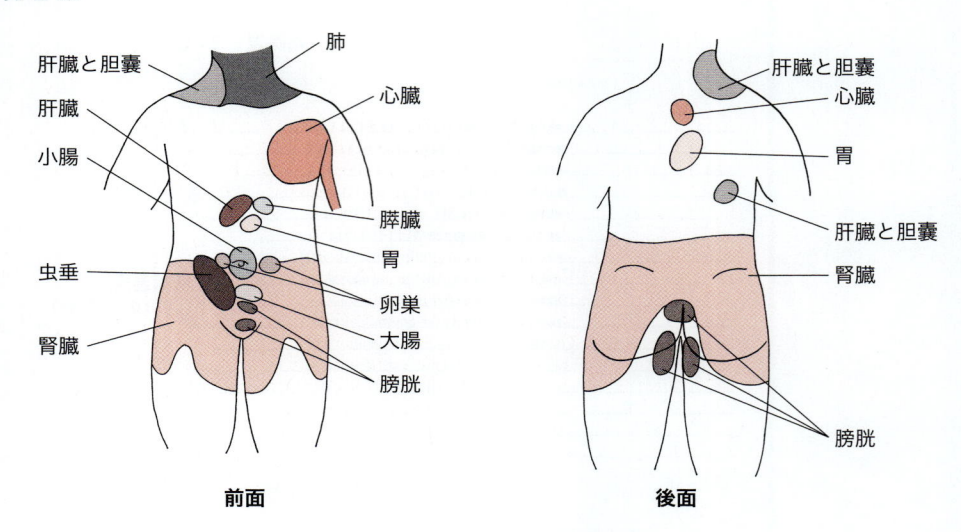

図12-15　関連痛の皮膚投射範囲

えられるためだと説明されている．

Check List

□体性感覚
　　□深部感覚（固有感覚）
　　□皮膚感覚（表面感覚）
　　　触覚・圧覚　皮膚メルケル細胞　ルフィーニ小体
　　　温覚・冷覚　痛覚（原始感覚）
□内臓感覚　関連痛

練習問題

（1）感覚の種類をあげよ．
（2）感覚の特徴について説明せよ．
（3）眼球壁の3層構造を述べよ．
（4）目の屈折異常を三つあげ説明せよ．
（5）鼓室とはどこをいうのか，またそこに何があるか説明せよ．
（6）音が耳から入り，脳で知覚されるまでの経路を説明せよ．
（7）平衡覚はどのようにして知覚されるか説明せよ．
（8）舌の味覚に関係する神経をあげよ．
（9）においが知覚される経路を説明せよ．
（10）内臓感覚を説明せよ．

13章 皮膚と体温調節

　　ここでは，皮膚が全身の外表面をおおい，身体の機械的な保護を行っていること，体温調節に関係していること，さらにさまざまな感覚機能を持っていることを学ぶ．また，体温の調節中枢は視床下部にあって熱の産生と放散を調整し，生命維持に重要であることを学ぶ．

A. 皮膚の構造と機能

1 皮膚の肉眼的構造

　皮膚は，日本人の成人男子で総面積が約 1.6 m²，重量は**表皮**と**真皮**をあわせて 2 kg 以上あり，皮下脂肪を加えると 10 kg 近くなり人体で最大の臓器ともいえる．体表の大部分は薄い皮膚でおおわれているが，手掌や足底の皮膚は厚い．表皮の厚さは 0.07〜2 mm ほどであり，眼瞼のものは 0.04 mm と薄いのに対し，足底では 2 mm もある．真皮の厚みは 2 mm 程度で，皮下組織は腹部，殿部などで著しく厚い．また皮下組織は一般に男性では少なく，女性では比較的多い．

　皮膚の色は，表皮にあるメラニン色素の量と，血管とそこを流れる血液の量で決まる．皮膚の色は人種によっても異なり，熱帯地方では色の黒い人が多く，寒帯地方では白い人が多い．個人でも日焼けにより色が濃くなるが，これはメラニン色素が増加することによる．皮膚のメラニン色素が完全に欠如することがあり，これを色素欠乏症という．

　皮膚表面の凸凹の，突出部を**皮膚小稜**，陥凹部を**皮膚小溝**という．皮膚小稜の頂上部に**汗腺**の開口部がある．手掌や足底では**小稜**と**小溝**とが平行に走り，指紋，掌紋，足底紋が構成される．

2 皮膚の顕微鏡的特徴

表　皮　表皮は皮膚の最も表面に存在し，重層扁平上皮であり，その表面は角化している．上から，**角質層**，**淡明層**，**果粒層**，**有棘層**，**基底層**（胚芽層）が区別される（図13-1）．淡明層は手掌や足底の皮膚にのみみられる．基底層（胚芽層）には，基底細胞と**メラニン色素**をつくる**メラノサイト**がみられる．また有棘層内には**ランゲルハンス細胞**という免疫担当細胞があるが，これは特殊な染色をすることにより確認できる．表皮の中には血管はない．また，表皮内のメラニン果粒の量の変化によって皮膚の色が決まってくる．日焼けにより色が黒くなるのはメラニン果粒が増加す

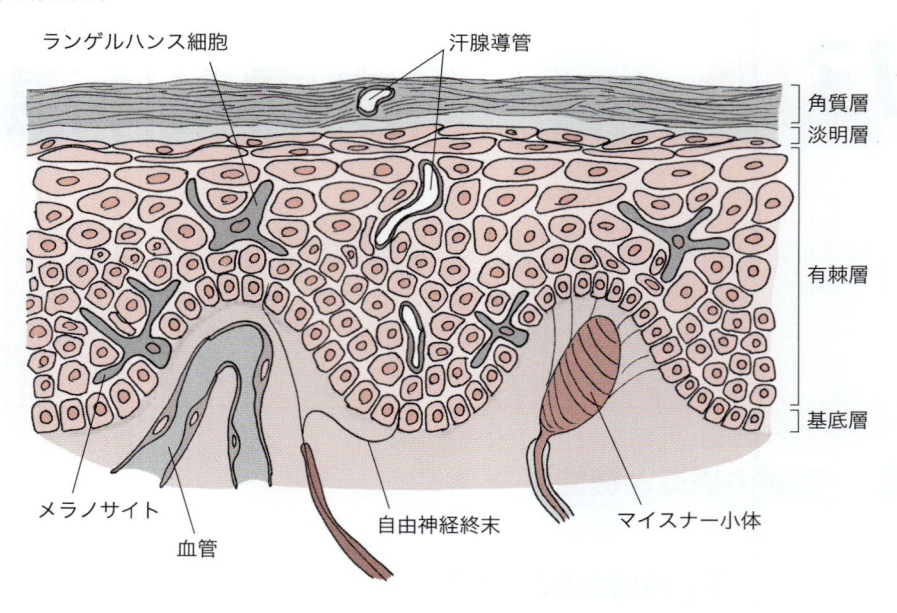

図13-1　表皮

ることによる．

真　皮　真皮は線維性結合組織層で，太い膠原（コラゲン）線維が密に分布しており，その中に血管，神経，毛包，汗腺，皮脂腺などがみられる．細胞成分として，膠原線維や弾性線維をつくり出している線維芽細胞，およびマクロファージ，肥満細胞，形質細胞などの免疫担当細胞が存在している．表皮との境界では，真皮がところどころで指状に突出して真皮乳頭を形成しており，ここに毛細血管やマイスナーの触覚小体，温冷や痛覚を感じる自由神経終末を容れている．いわゆる革靴などの皮革製品は動物の真皮を処理したもので，それらが丈夫なのは膠原線維からできているためである．

皮下組織　皮下組織は疎性結合組織で，脂肪組織を含んでいる．皮下組織には膠原線維が少なく，真皮に比べるとずっとゆるい構造であるが，このようにゆるく皮膚と深い層にある筋との間をつなぐことで，皮膚や筋が自由に動くことを可能にしている．いわゆる皮下脂肪は，脂肪成分により体温の喪失を防ぎ，クッションとしてのはたらきもしている．手掌や足底部の皮下には，ファーター・パチニ層板小体という圧覚を感受するタマネギ状の神経終末装置がある．

3　皮膚の付属器

爪や毛は，表皮が変形し，ケラチンを多量に含んで固くなったものである．毛は機械的刺激や寒冷に対して保護作用がある．手掌，足底，乳頭，陰茎の亀頭，包皮，

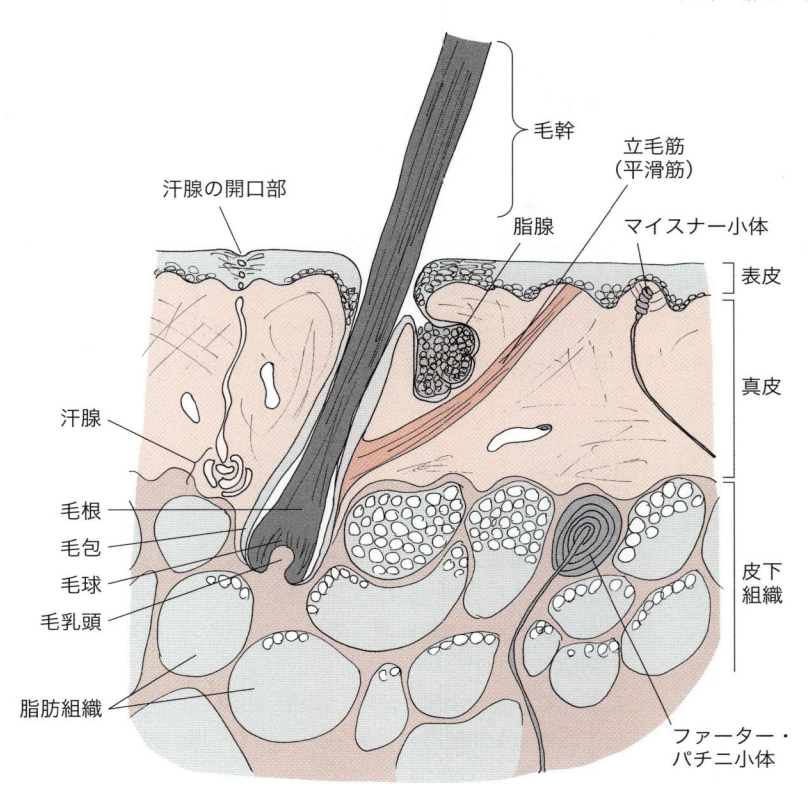

図 13-2 皮膚の構造

陰核，小陰唇などには毛がない．毛の基部である毛根は毛包に取り囲まれている（図13-2）．毛包には脂腺と立毛筋が付着する．毛皮質にはメラニン色素が含まれるが，これは白毛（しらが）では減少している．日本人の頭髪が黒いのはメラニンが多いためであり，欧米人種では毛のメラニンは少ない．爪は指先の背面で表皮が板状に角質化したもので，爪の根元は皮膚におおわれている．ここを爪根といい，爪ができる場所である．ここから押し出されて表面に現れた部分を爪体と呼ぶ．

4 皮膚腺

エクリン汗腺　エクリン汗腺は小汗腺とも呼ばれ，ほとんど全身の皮膚に存在している．成分の99％が水からなる汗を皮膚表面に出す．それが蒸散する際に気化熱が奪われ，体表面近くの毛細血管を流れる血液が冷やされることで体温調節がなされる．この汗腺の開口部は皮膚の小稜（りょう）に存在する．

アポクリン汗腺　アポクリン汗腺は大汗腺とも呼ばれる．ヒトの大汗腺には，耳道腺，睫毛腺（しょうもう），鼻翼腺，腋窩腺，乳輪腺，肛門周囲腺などがある．アポクリン汗腺から出る汗に含まれるタンパク質などの有機物質（終末部の細胞がちぎれて分泌物ができる）を皮

脂腺　脂腺は毛包に属する皮脂を分泌する腺で，毛包に開き，皮脂は毛の表面をおおう．また，毛とは無関係に存在する独立脂腺もある．

乳腺　乳腺は思春期以後の女性でよく発達している．大きな乳房を形づくる皮膚腺で，アポクリン汗腺が変形してできたものであり，脂肪とタンパク質を含む乳汁を分泌する．乳房の中央に乳頭があり，乳頭を取り囲む乳輪はメラニン色素に富む．乳輪部にはアポクリン腺が存在し，妊娠時には小隆起として認められる．

Check List

☐ 皮膚の肉眼的・顕微鏡的構造
　☐ 表皮　角質層，淡明層，果粒層，有棘層，基底層（胚芽層）　メラニン色素　メラノサイト　ランゲルハンス細胞
　☐ 真皮　線維性結合組織層　膠原（コラーゲン）線維　血管，神経，毛包，汗腺，皮脂腺
　☐ 皮膚小稜　皮膚小溝　汗腺　小稜　小溝
　☐ 皮下組織　脂肪組織　ファーター・パチニ層板小体
　☐ 皮膚の付属器　爪　毛　ケラチン
　☐ 皮膚腺　エクリン汗腺　アポクリン汗腺　脂腺　乳腺

B. 体温の調節

1 体温とは

　ヒトは恒温動物であり，外界温度が大きく変化しても体温をほぼ一定に保ち，体内の代謝や機能を維持している．実は一定に保たれるようになっているのは体内の深部の温度で，これを核心温度と呼ぶ．これは脳や胸腔，腹腔にある臓器が機能するための温度で，肝臓は38℃以上にもなる．しかし，この核心温度はふつう簡単には測定できないため，いわゆる体温を核心温度の指標としている．通常，肛門より8〜15 cmで測定した直腸温が核心温度に近いが，簡便ではない．日本で体温測定といえば腋窩温（直腸温より0.8℃低い），欧米では口腔舌下温（直腸より0.4℃低い）が用いられるが，最近は鼓膜温の測定がよく使われるようになっている．いずれにしても正しく測定することは案外難しい（☞実習）．体温には個人差があり，またさまざまな要因で変化するが，ヒトの平熱は36〜37℃である．

2 産熱・放熱機構

　ヒトが体温を一定に保てるのは，体内に体温を上げる産熱（ヒーター）と放熱（クーラー）の両機構があるからで，ヒトの身体は暖房機と冷房機を備えているといってよい．暖房機にあたるヒーターは，細胞が活動するためのエネルギー，すなわち物質を燃焼させて得られたエネルギーによって熱を発生させる．安静時にも心臓や腎臓，肝臓などは活動し，体温を保つのに役立っている．筋運動時には，筋が多量に熱産生する．運動により熱くなるのもこのためである．また，寒いときには"**ふるえ**"による熱産生があるが，これは骨格筋の不随意的律動的収縮による．一方，冷房機であるクーラーに相当する放熱機構としては，体表面からの**輻射**，**伝導**，**対流**がある（図13-3）．輻射は皮膚表面から熱線として放熱されるもので，熱を持った物体に手をかざすとあたたかく感ずるような放熱のしかたである．伝導は直接皮膚に接している物質に熱が伝わることで，熱は高い方から低い方に伝わっていく．対流は皮膚の周辺に接している空気に熱が伝導されるもので，その空気が対流を起こし，常に新しい空気と接して伝導を起こしている．これらの放熱機構は物理的現象によっており，動物であれば体表をおおう毛が空気の層をつくるため保温が可能であるが，そのような体毛をほとんど失ったヒトにおいては，衣服による保温を考える上で重要である．

3 不感蒸泄

　上述の機構のほかに，生物学的な放熱機構もある．呼吸や皮膚から水分が水蒸気となって蒸散する際の水の**気化熱**（水1 mLで0.58 kcal）を利用した放熱機構である．呼気は，呼吸で述べたように飽和水蒸気となり，呼吸に伴って伝導・対流と水分蒸発による熱放散がみられる．また皮膚からは，たとえば手をビニール袋に入れると袋の内側がくもったり水滴ができたりするように，毛穴などから水分が常に蒸散している．この両者はふつう目にみえないので不感蒸泄と呼ばれ，水分量としては1日約1,000 mL（2/3は皮膚表面，1/3は呼吸）になる．

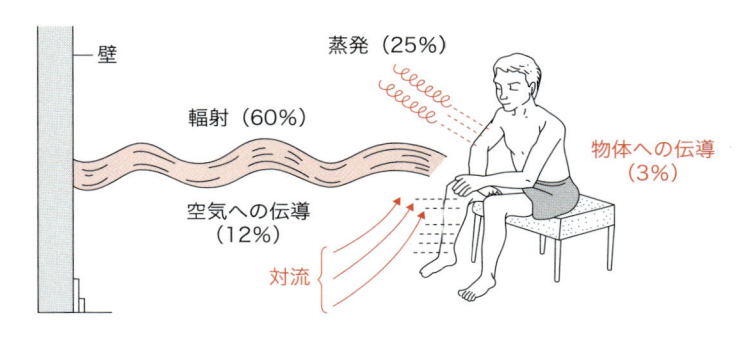

図13-3　放熱機構とその割合

しかし最もクーラーらしいはたらきをしているのは発汗である．発汗では汗腺から汗を出し，皮膚表面から水分が蒸発した分が気化熱として熱放散されている．よくお風呂上がりに扇風機にあたると風邪をひくといわれるのは，皮膚温が上昇しているため輻射や伝導の放熱が大きい上に，皮膚がぬれていて水分の気化量が大きく，また風で対流による放熱が大きいので，急激に体温が下がるためである．

4 体温調節

　産熱・放熱機構のはたらきを調節しているのが，視床下部の体温調節中枢である（図13-4）．皮膚や体内からの温度感覚が，中枢で設定している温度（正常では37℃）に対し高いか低いかを判別して，低い温度であれば産熱を増加させ，放熱を抑える．体温が上昇した際に体温を下げるためには，皮膚血管を拡張する，発汗による蒸発熱を増やす，内臓での熱産生を抑えるなどの反応がみられる．一方，体温低下時の体温上昇では，皮膚血管の収縮，ふるえによる熱産生，甲状腺機能亢進による全身の細胞の代謝亢進が生じる．

　ヒトとサル以外の動物では，ほとんど全身に発汗をしない．そのため，イヌでは長い舌を出し呼吸を荒くして舌と呼吸による放熱を増加させ，またウサギでは唾液を身体にぬりつけることで放熱を増やすなどの方法をとっている．この放熱機構が十分でないとき，熱が体内で蓄積する．熱中症（熱射病，日射病）といわれる状態がそれである．

5 発熱と解熱

　種々の病気のとき，一時的に体温が上昇し，これを熱が出たという．これは，細菌感染などで生じた発熱物質が体温調節中枢の神経細胞に働きかけて設定温度を変

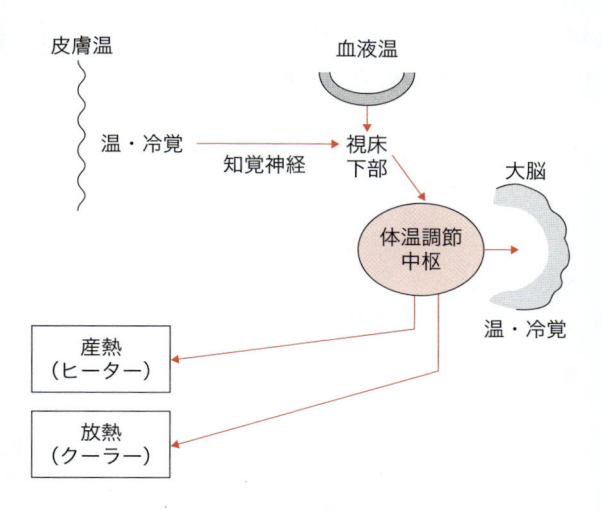

図13-4　体温調節の反応

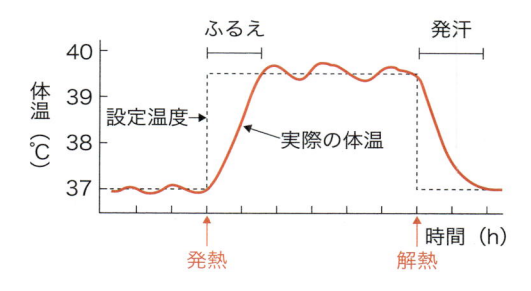

図13-5 体温の設定温度が39.5℃となり発熱しその後解熱した経過の設定温度と実際の体温の変化

えてしまうためである．発熱物質には，外因性のものとしてグラム陰性桿菌の**エンドトキシン**，内因性のものとしては細菌感染によって活性化される白血球が出す**インターロイキンI**がある．たとえば発熱物質が設定温度の基準を40℃に変えれば，通常の37℃が低温となり，産熱を増加させる．実際に私たちが感ずるのは"さむけ"と"ふるえ"で，このとき体温を測定するとすでに37℃以上であるにもかかわらず，さらに体温を上げていく．ふとんにくるまっていれば，体温は発熱物質によって変えられた基準温度まで上昇し"ふるえ"は止まる．一方，発熱がやんだとき，これを解熱という．発熱物質が消失し設定温度がふたたび37℃に戻れば，発熱時の体温は高温であるため放熱機構が盛んとなり，発汗をきたして体温を基準温度まで下げる．一般に風邪で床についていて汗をかいたときに，もう治癒したといわれるのはこの現象で，発熱物質がなくなったことを示している（図13-5）．発熱によって，細菌，ウイルス，腫瘍細胞などの体内での増殖が抑制され，Tリンパ球の増殖などの免疫系の活性化が生じる．

6 発　汗

日常よく経験するように，発汗が生じる場所はときにより異なっており，2〜3種の発汗に分けられる．体温調節に働く発汗を**温熱性発汗**と呼び，これは全身の皮膚にみられるエクリン腺によるものである．時には1時間に1L以上の汗を出すことがあるため，多量に発汗したときは水分の補給のほかに，失われた電解質のNaとClを補給するためにこれらの塩分を摂取することも必要である．これに対し，体温調節に関係のない**精神性発汗**があり，精神的緊張や感動したときに起こる．俗に"手に汗をにぎる"というように，手掌や腋窩，足底にみられる．暗算などをさせれば，容易に手掌での発汗が観察できる．この発汗は原始的発汗とされ，"鉄棒"をするとき手掌に"つばき"をつけるように，ヒトがかつてサルのように樹上生活をしていた頃の名残りだとする説もある．

発汗のしかたには，**半側発汗**という変わった発汗もある．これは，発汗状態のとき左右一方の横腹を強く圧迫しておくと，押された側の半身は発汗しないが反対の半身に発汗がみられる状態である．これにより横になって寝ているときに上半分しか汗をかかないので，日常生活には大変都合がよい．

Check List

□ 皮膚の生理機能
　　□体温の調節　核心温度　直腸温　腋窩温　口腔舌下温　鼓膜温
　　□産熱・放熱機構　ふるえ　輻射，伝導，対流
　　□不感蒸泄　気化熱　発汗：視床下部の体温調節中枢　熱中症
　　□発熱　解熱
　　　　発熱物質：エンドトキシン，インターロイキンⅠ
　　発汗　温熱性発汗　精神性発汗　半側発汗

練習問題

（1）皮膚の3層構造とはどのようなものか述べよ．
（2）皮膚の付属器にはどのようなものがあるか答えよ．
（3）放熱機構とはどのようなものか説明せよ．
（4）体温調節と発汗の関係はどのようなものか述べよ．

14章 栄養と代謝

ここでは，三大栄養素とビタミン，ミネラルがどのように生体に取り込まれ，活用されているか栄養と代謝のあらましについて学ぶ．これらの内容は生化学および栄養学で主に学ぶことであるが，生体にとって最も重要なはたらきである．

代謝 metabolism は吸収した栄養素を利用して体内で起こる複雑な化学反応の組み合わせであり，細胞内で小分子から大分子の新しい物質を合成する**同化** anabolism と，大分子を小分子に分解してエネルギーを得たり，不要物を処理したりする**異化** catabolism がある．

栄養素にはエネルギー源となる糖質，脂肪（脂質），タンパク質（たんぱく質）があり，これらは**三大栄養素**または**主栄養素**とか**熱量素**とも呼ばれている．ビタミンやミネラル（無機質と**微量元素**）は代謝を円滑に進めるはたらきを持ち，これらも栄養素の仲間で，**副栄養素（保全素）**と呼ばれる．

A. 物質代謝

1 糖質（炭水化物）

糖質の基本は**グルコース** glucose（ブドウ糖）で，これは**単糖**に分類される．**単糖類**にはほかに**フルクトース** fluctose（果糖），**ガラクトース** galactose があるが，分子式はすべて $C_6H_{12}O_6$ である．単糖2分子がグリコシド結合でつながったものが**二糖類**で，代表的なものに**スクロース**（ショ糖，いわゆる砂糖），**マルトース**（麦芽糖），**ラクトース**（乳糖）がある．2分子から20分子程度に単糖が結合したものをオリゴ糖と呼ぶ．さらにたくさんの単糖が結合したものが**多糖類**であり，グルコースの貯蔵型として動物の**グリコゲン**，植物の**デンプン（でん粉）**がある．これは体内で分解（消化）され，グルコースとして使われる．また，ヒトが消化できない**セルロース**も多糖類の一種である．

多くの糖質は $C_n(H_2O)_m$ の形で表すことができるので，炭水化物とも呼ばれる．

ヒトが取り込む食物中の糖質の多くはデンプンであり，これは**唾液アミラーゼ（プチアリン）**，**膵液アミラーゼ（アミロプシン）**によって消化され，最後に小腸の絨毛を構成する吸収上皮細胞頂部の微絨毛の細胞膜に存在する**オリゴ糖分解酵素**で消化分解され，グルコースとなって吸収される．グルコースは細胞の基底側から毛細血管に入り，門脈（静脈系）を通って肝細胞に運ばれていき，その後**インスリン**の

作用で代謝利用される．グルコースからは，無気的分解（嫌気的異化，酸素を必要としない）ではピルビン酸を経て乳酸が生成され，少量のATPが産生される．有機的分解（好気的異化，酸化）されると，ピルビン酸はアセチルCoAとともにTCAサイクルに入り，完全に分解され，CO_2とH_2Oとともに多くのATPを産生できる．グルコースはすぐにエネルギー源として使われるが，余剰なものは肝臓や筋内にグリコーゲンとして，また皮下組織に脂肪として貯蔵される．

2 脂肪（脂質）

食物中の脂肪（脂質）の大部分は，グリセロールと脂肪酸がエステル結合してできたトリアシルグリセロールである．脂肪酸には，動物性脂肪に多く含まれ室温では固形の飽和脂肪酸と，室温では液体で一般に"油"と呼ばれる不飽和脂肪酸がある．脂肪酸の中でリノール酸とα-リノレン酸，アラキドン酸などは体内で合成できないので食事から摂取しなければならず，必須脂肪酸と呼ばれている．

脂肪はエネルギー源になるほか，生体膜の構成成分，胆汁酸として消化の補助機能，ステロイドホルモンやプロスタグランジンなどの生理機能物質，脂溶性ビタミンとして，生体におけるさまざまな役割を果たしている．コレステロールも脂肪の一種であり，肝臓で合成される．

摂取された脂肪は膵液中のリパーゼにより消化分解され，脂肪酸とグリセロールに分解される．このとき，胆汁は脂肪を乳化（水に混じり合わない脂肪滴を細かくしてにごり水のようにすること）して，脂肪分解を助けている（けっして脂肪を消化分解しているわけではない）．脂肪酸とグリセロールは小腸の絨毛の吸収上皮細胞に取り込まれ，ここで再度カイロミクロンとなって中心乳糜腔（リンパ管）に入り，胸管に集められたのち，左静脈角で左鎖骨下静脈に入ってリポタンパクとなって運ばれる．脂肪酸の合成分解は肝臓で行われる．代謝されると最後には糖質代謝系に入り，エネルギー源（ATPが生成される）に変わる．

3 タンパク質（たんぱく質）

タンパク質（タンパク；蛋白とは卵の白身）は，生体に取り込まれて身体，とくに筋を構成する．また，酵素，ホルモン，輸送体，浸透圧調節物質（血中アルブミン），抗体など生体の機能性物質としてのはたらきをするとともに，エネルギー源としてのはたらきもある．生体のタンパク質は20種類のアミノ酸から合成されるが，その中の9種類（イソロイシン，ロイシン，バリン，リシン，メチオニン，スレオニン，トリプトファン，フェニルアラニン，ヒスチジン）は必須アミノ酸と呼ばれ，食物より摂取しないとタンパク質代謝の維持ができなくなる．

食物として取り込まれたタンパク質は，胃で胃酸（塩酸）によりその三次構造が分解され，プロテアーゼ（タンパク質分解酵素）が作用しやすい構造となる．主細胞より出されたペプシノーゲンが塩酸（壁細胞から分泌される）によりペプシンになり，そのはたらきでタンパク質はポリペプチドであるペプトンまで分解される．

これが十二指腸に運ばれると，膵液中の**トリプシン**，**キモトリプシン**，**エラスターゼ**，**カルボキシラーゼ**および腸液中の**アミノペプチダーゼ**，**ジペプチダーゼ**のはたらきにより，**ポリペプチド**，**ジペプチド**，**アミノ酸**まで消化分解が進む．これらは小腸絨毛の吸収上皮細胞の微絨毛から担体により細胞内に取り込まれる．その後，細胞基底側から毛細血管に取り込まれ，門脈を介して肝臓に運ばれる．

B. 栄養素の作用

ここに主な栄養素の作用について簡単に書いておくが，詳しくは栄養学や生化学のテキストを参照のこと．

1 糖質

主として**エネルギー源**であり，最も効率がよい栄養素である．肝臓や筋にグリコーゲンの形で貯蔵できるが，その量は200～300 g程度であり，過剰に摂取したときは中性脂肪（トリアシルグリセロール）に変換されて貯蔵されることになる．

2 脂肪

リン脂質，糖脂質，ステロールは生体膜の構成成分としてなくてはならない物質である．皮下脂肪や筋の間の結合組織に貯蔵される．コレステロールは動脈硬化の原因として有名であるが，けっして悪い物質ではなく，食物から入らないときは体の中でアセチルCoAから生成され，男性ホルモン，女性ホルモン，副腎皮質ホルモン，胆汁酸の材料となる．

3 タンパク質

筋の構成成分や骨，軟骨，腱，真皮に多く含まれているコラーゲン，靱帯に多いエラスチン，毛，爪，皮膚のケラチンなど，**人体の構成成分**として重要である．成長ホルモンやインスリンなどのペプチド性ホルモンやヘモグロビン，リポタンパク，トランスフェリンなどの担体，抗体，さらに血清アルブミンとして，血液浸透圧の調節にも役立っている．**糖質や脂質が不足した場合のエネルギー源**にもなる．

個々のアミノ酸から生成される主な生理活性物質については表14-1に示した．

4 ビタミン

ビタミンはミネラルとともに生体の正常な発育や機能維持には欠くことのできない物質であり，各種酵素のはたらきを助ける**補酵素**や**補因子**としての役割を持っている．体内での合成ができないので，食物等から適切に摂取することが必要な必須栄養素である．そのため欠乏した場合には問題を生じることがある一方で，逆に一時的に大量に摂取した場合には過剰症が問題になることもある．ビタミンはエネルギー源にはなれない有機物質であり，水溶性と脂溶性に分類される（表14-2）．

表 14-1　アミノ酸から生成される主な生理活性物質

アミノ酸	3文字略語	1文字略語	特徴など	
グリシン	Gly	G	中性	プリン塩基の構成成分
アラニン	Ala	A	中性	
バリン	Val	V	中性　必須	
ロイシン	Leu	L	中性　必須	
イソロイシン	Ile	I	中性　必須	
セリン	Ser	S	中性	
スレオニン	Thr	T	中性　必須	
システイン	Cys	C	中性	含硫アミノ酸，タウリンの生成
メチオニン	Met	M	中性　必須	含硫アミノ酸
フェニルアラニン	Phe	F	中性　必須	
チロシン	Tyr	Y	中性	副腎髄質ホルモン（アドレナリン），甲状腺ホルモン（チロキシン）の生成，メラニン色素
トリプトファン	Trp	W	中性　必須	神経伝達物質，セロトニン，松果体ホルモン（メラトニン）の生成
アスパラギン酸	Asp	D	酸性	
アスパラギン	Asn	N	中性	
グルタミン酸	Glu	E	酸性	神経伝達物質 GABA の生成
グルタミン	Gln	Q	中性	プリン塩基，ピリミジン塩基の構成成分
アルギニン	Arg	R	塩基性	筋クレアチンの生成
ヒスチジン	His	H	塩基性　必須	神経伝達物質，ヒスタミンの生成
リジン	Lys	K	塩基性　必須	一部オキシリジン
プロリン	Pro	P	中性	イミノ基を持ち，イミノ酸と呼ばれることもある

5　ミネラル（無機質）

　人体を構成する主なミネラルは約 40 種類あり，体重の 3〜4％を占めている．その存在量から，**ナトリウム，カリウム，カルシウム，マグネシウム，リン**は**多量元素**に分類され，量の少ない**鉄，亜鉛，銅，マンガン，ヨウ素，セレン，クロム，モリブデン**は**微量元素**に分類されている（表 14-3）．

　ミネラルの一般的な生理作用として，骨や歯などの**硬組織の構成要素**（Ca, P, Mg など），タンパク質等と結合して筋や皮膚，血液など**軟組織の構成要素**，浸透圧や緩衝作用といった**生体機能の調整作用**（Na, K, Cl など），**酵素やホルモンの構成要素**（I, Zn, Mg など）等があり，生体の構築や生理作用にかかわっている．

表14-2 ビタミン

	ビタミン	生理作用	主に含まれる食物	欠乏症	過剰症
水溶性ビタミン	ビタミンB₁ (チアミン)	糖質代謝の補酵素	胚芽, 酵母, ブタ肉	脚気, 多発性神経炎	
	ビタミンB₂ (リボフラビン)	糖質代謝と脂質代謝の補酵素	胚芽, レバー, 乳, 卵, アーモンド, ノリ	口角炎, 口唇炎, 舌炎, 角膜炎	
	ビタミンB₆ (ピリドキシン)	アミノ酸代謝と脂質代謝の補酵素	イワシ, 肉, レバー, くるみ	皮膚炎	末梢神経障害
	ビタミンB₁₂ (シアノコバラミン)	アミノ酸代謝と脂質代謝の補酵素	ニシン, サバ, 肉, レバー, カキ	悪性貧血	
	ビタミンC (アスコルビン酸)	抗酸化作用, 鉄の吸収促進, 抗凝固因子	新鮮な果物, 野菜	壊血病, 創傷治癒遅延	
	ナイアシン (ニコチン酸, ニコチン酸アミド)	酸化還元反応の補酵素（NAD⁺, NADP⁺）	鰹節, 肉, 乾シイタケ, レバー, 酵母	ペラグラ（皮膚炎, 下痢, 認知症症状 Dermatitis, Diarrhea, Dementia；三大D症状）	
	パントテン酸	糖質代謝と脂質代謝の補酵素	レバー, ソラマメ, サケ, 卵	通常の食生活では欠乏症は起こらない	
	ビオチン	糖質代謝と脂質代謝の補酵素	レバー, カキ, ニシン, エンドウマメ	通常の食生活では欠乏症は起こらない	
	葉酸 (プテロイルグルタミン酸)	アミノ酸代謝と核酸代謝の補酵素	レバー, 新鮮な緑黄色野菜, 豆類	巨赤芽球性貧血, 神経障害, 腸機能不全	発熱, じんましん, 紅斑, 瘙痒, 呼吸障害
脂溶性ビタミン	ビタミンA (レチノール) (Zn²⁺, タウリンと関係を持つ)	視覚明暗順応, 成長作用, 生殖作用, 上皮機能維持, 細胞の増殖・分化	肝油, レバー, 卵黄, ニンジン, トマト, ホウレンソウ, ウナギ	夜盲症, 眼球乾燥症, 角膜軟化症	頭蓋内圧亢進, 脱毛, 関節痛, 皮膚落屑, 筋肉痛
	ビタミンD (コレカルシフェロール)	カルシウムの恒常性維持, 骨石灰化	魚, きのこ類	くる病, 骨軟化症, 骨および歯の発育不全	尿路結石, 腎機能障害, 軟組織の石灰化, 高カルシウム血症
	ビタミンE (トコフェロール)	発育促進, 細胞増殖能維持, 生体膜の抗酸化	小麦胚芽, マーガリン, 綿実油	溶血性貧血, 過酸化脂質増加, 深部感覚障害, 小脳失調	
	ビタミンK (フィロキノン)	血液凝固能維持, 骨形成	カリフラワー, ホウレンソウ, 納豆, 海草	血液凝固障害, 新生児メレナ, 特発性ビタミンK欠乏症	

表 14-3　ミネラル（無機質）

		生理作用	欠乏症
多量元素	ナトリウム（Na）	筋・神経の興奮性を抑える，細胞外液の浸透圧保持	胃酸分泌低下，食欲減退，倦怠感，めまい，失神
	カリウム（K）	心機能・筋機能の調節，細胞内液の浸透圧調節，細胞電位の設定	筋無力症，筋麻痺，腸閉塞症，知覚鈍麻，反射低下
	カルシウム（Ca）	骨・歯の生成，細胞の情報伝達，筋の興奮抑制	発育不全，神経過敏
	マグネシウム（Mg）	刺激による筋の興奮性を高める，刺激による神経の興奮性を抑える，酸素活性化	心悸亢進，神経興奮
	リン（P）	骨・歯の生成，酸・塩基性の中和，糖代謝を円滑化，エネルギー貯蔵	骨軟化，歯の脆弱化

		生理作用	関連酵素，関連物質	欠乏症
微量元素	鉄（Fe）	酸素受容体，組織内呼吸	ヘモグロビン，フェリチン，ミオグロビン	貧血，運動機能・認知機能の低下，神経質，学習能力低下
	亜鉛（Zn）	タンパク質代謝，脂質代謝，骨代謝，創傷治癒促進，抗酸化作用	アルカリホスファターゼ，DNAポリメラーゼ	皮疹，口内炎，舌炎，脱毛・爪変形，下痢，味覚障害
	銅（Cu）	造血作用，骨代謝，結合組織代謝，抗酸化作用，神経機能，色素調節機能	セルロプラスミン	白血球減少，貧血，骨粗鬆症
	セレン（Se）	抗酸化作用，抗がん作用	グルタチオンペルオキシダーゼ，セレノプロテイン	筋肉痛，心筋症，爪床部白色変化
	クロム（Cr）	糖代謝，コレステロール代謝，結合組織代謝，タンパク質代謝，抗酸化作用	耐糖因子	耐糖能異常，体重減少，末梢神経障害，代謝性意識障害，窒素平衡の異常
	コバルト（Co）	造血	ビタミン B_{12}	
	ヨウ素（I）	組成の代謝	甲状腺ホルモン	
	マンガン（Mn）	骨代謝，糖代謝，脂質代謝，生殖能，免疫能，抗酸化作用	ピルビン酸カルボキシラーゼ，アルギナーゼなど	発育障害，代謝性障害，血液凝固能低下，毛髪の赤色化
	モリブデン（Mo）	尿酸代謝，アミノ酸代謝，硫酸・亜硫酸代謝	キサンチンオキシダーゼ，アルデヒドオキシダーゼ	頻脈，多呼吸，中心暗点，頭痛，嘔吐，嘔気，夜盲症

Check List

- □ 代謝　同化　異化
- □ 三大栄養素（主栄養素，熱量素）

- □糖質（炭水化物）　グルコース glucose（ブドウ糖）：単糖
    - 単糖類：フルクトース fluctose（果糖），ガラクトース galactose
    - 二糖類：スクロース（ショ糖，いわゆる砂糖），マルトース（麦芽糖），ラクトース（乳糖）
    - 多糖類：グリコゲン，デンプン（でん粉），セルロース
- □消化吸収：唾液アミラーゼ（プチアリン），膵液アミラーゼ（アミロプシン），オリゴ糖分解酵素，インスリン
    - 無気的分解（嫌気的異化）：乳酸→少量の ATP
    - 有機的分解（好気的異化，酸化）：アセチル CoA→TCA サイクル→CO_2，H_2O と多くの ATP
- □作用：エネルギー源
- □脂肪（脂質）　グリセロール，脂肪酸→トリアシルグリセロール
    - 不飽和脂肪酸
    - 必須脂肪酸：リノール酸，α-リノレン酸，アラキドン酸
    - コレステロール
    - □消化吸収：リパーゼ→脂肪酸，グリセロール→カイロミクロン→リポタンパク
    - □作用：生体膜の構成成分
- □タンパク質（たんぱく質）
    - □アミノ酸
        - □必須アミノ酸：イソロイシン，ロイシン，バリン，リシン，メチオニン，スレオニン，トリプトファン，フェニルアラニン，ヒスチジン
    - □消化吸収：胃酸（塩酸），プロテアーゼ（タンパク質分解酵素）→ペプシン，ペプトン
        - トリプシン，キモトリプシン，エラスターゼ，カルボキシラーゼ，アミノペプチダーゼ，ジペプチダーゼ→ポリペプチド，ジペプチド，アミノ酸
    - □作用：人体の構成成分，糖質や脂質が不足した場合のエネルギー源
- □副栄養素（保全素）
- □ビタミン（微量元素）：補酵素，補因子
    - □水溶性：ビタミン B_1（チアミン），ビタミン B_2（リボフラビン），ビタミン B_6（ピリドキシン），ビタミン B_{12}（シアノコバラミン），ビタミン C（アスコルビン酸），ナイアシン（ニコチン酸，ニコチン酸アミド），パントテン酸，ビオチン，葉酸（プテロイルグルタミン酸）
    - □脂溶性：ビタミン A（レチノール），ビタミン D（コレカルシフェロール），ビタミン E（トコフェロール），ビタミン K（フィロキノン）
- □ミネラル（無機質）
    - □多量元素：ナトリウム，カリウム，カルシウム，マグネシウム，リン
    - □微量元素：鉄，亜鉛，銅，マンガン，ヨウ素，セレン，クロム，モリブデン
    - □作用：硬組織の構成要素，軟組織の構成要素，生体機能の調整作用，酵素やホルモンの構成要素

C. 先天性代謝異常

　　代謝酵素の欠損などにより先天的に代謝機能に異常があり，放置すると知的障害や発育障害などの症状が生じ，時には命にかかわることがある．そのため生後1週間頃に，新生児のかかとを穿刺して少量の血液をろ紙にしみこませて検査に出し，血中の特定アミノ酸を測定する先天性代謝異常マス・スクリーニング検査が行われている．

　　検査対象となる疾患は，フェニルケトン尿症，ホモシスチン尿症，メープルシロップ尿症，ガラクトース血症，先天性副腎過形成症，先天性甲状腺機能低下症（クレチン症）である．

　　これらの疾患は，早期に発見・治療することにより，死亡や障害の発生を予防することができる．また確立された診断・治療法があり，発生頻度がある程度高い（数万人に1人程度）ので，集団に対してスクリーニング検査が行われている．

D. エネルギー代謝

1 エネルギーとは

　　エネルギーという言葉は，ギリシア語で"仕事の中にあるもの"を意味する．ここでいう"仕事"はヒトが生存・活動するための行為で，食物の摂取，消化，吸収，呼吸，血液循環，成長，生殖，身体構成細胞の再構築，尿の排泄などである．一般には仕事をすることができる能力をいい，仕事をするとそれだけエネルギーは減少する．

　　ヒトが仕事のために利用できるのは食物から摂取した物質の持つ化学エネルギーで，体内では **ATP（アデノシン三リン酸）** に変換されて使われている．糖質，脂肪（脂質），タンパク質は，体内で完全に燃焼（酸化）されると，それぞれ1gにつき4 kcal，9 kcal，4 kcalの熱量を生じる．**熱エネルギー** は **cal（カロリー calory）** で表される．1 calは1gの水を14.5℃から15.5℃に上昇させるのに必要な熱量であり，生体ではこの1,000倍の **kcal** を用いるが，国際単位では **J（ジュール）** が用いられる．**1 kcal＝4.18 kJ** である．

2 エネルギー必要量

　　詳しくは，栄養学のテキストにゆずる．
　　エネルギー必要量＝総エネルギー消費量＋組織の増減に相当するエネルギー
という式が成り立つ．

　　成人期では，体重変化がなく，組織量の増減がないと仮定され，エネルギー必要量は総エネルギー消費量に等しくなる．

成人における総エネルギー消費量は，生体を構築している細胞・組織を壊してはつくり直すことと体温を保ち最低限の生命活動維持のための基礎代謝と，身体活動を行うことで消費されるATP（アデノシン三リン酸）を再合成するのに必要なエネルギー量である．

しかしこれは本当に必要最低限であって，1日あたりのエネルギー消費量（総エネルギー消費量）は，基礎代謝量に身体活動に伴うエネルギー量を加え，成長期の小児期や乳児期に必要なエネルギー蓄積量（自己の成長に必要な組織増加分に相当する），また妊娠中の女性では胎児の成長に必要なエネルギー，授乳期では母乳にかかわるエネルギーを考慮する必要がある．この部分が"組織の増減に相当するエネルギー"にあたる．

そして，エネルギー必要量を超えてエネルギーを摂取すると，消費されないエネルギーは主に中性脂肪のかたちで脂肪組織に蓄積される．これが持続するといわゆる肥満になる．

基礎代謝量

基礎代謝量（kcal/日）＝基礎代謝基準値（kcal/kg体重/日）×基準体重（kg）

基礎代謝量は，早朝覚醒時に安静に横たわっているときに必要な最低限のエネルギー量にあたる．日本人の成人男性では約1,500 kcal/日，成人女性で約1,200 kcal/日である．

基礎代謝量に影響を及ぼすものには，環境温度（温度が下がる冬に高くなり，夏に低くなる），性別（男性の方が女性より高い），年齢（乳児期から思春期といった成長期には高くなる），栄養（飢餓状態では低下し，過食すると高くなる），ホルモン（成長ホルモン，甲状腺ホルモン，副腎皮質および髄質ホルモンで高くなる）などがある．

身体活動レベル physical activity level（PAL）

身体活動レベル＝1日あたりの総エネルギー消費量/1日あたりの基礎代謝量

身体活動レベルは身体活動量の指標で，総エネルギー消費量を基礎代謝量で除したものである．

推定エネルギー必要量 estimated energy requirement（EER）

推定エネルギー必要量（kcal/日）＝基礎代謝量（kcal/日）×身体活動レベル＋A＋B

A：エネルギー蓄積量．成長期の小児・乳児では追加する．

B：付加量．妊娠中の女性では，胎児と母体の組織の増加に相当するエネルギーを考慮し，授乳中の女性では，母乳産生に必要なエネルギーと産後の体重変化に相当するエネルギーを考慮して追加する．

身体活動の強度

身体活動レベルを推定するために必要な各身体活動の強度を示す指標はメッツ値（metabolic equivalent：座位安静時代謝量の倍数として表した各身体活動の指標；METs）を用いる．

表14-4に，身体活動レベル別にみた活動内容と活動時間の代表例（15～69歳）

表14-4　身体活動レベル別にみた活動内容と活動時間の代表例（15〜69歳）

		低い（Ⅰ）	ふつう（Ⅱ）	高い（Ⅲ）
身体活動レベル[*1]		1.50（1.40〜1.60）	1.75（1.60〜1.90）	2.00（1.90〜2.20）
日常生活の内容[*2]		生活の大部分が座位で，静的な活動が中心の場合	座位中心の仕事だが，職場内での移動や立位での作業・接客等，あるいは通勤・買物・家事，軽いスポーツ等のいずれかを含む場合	移動や立位の多い仕事への従事者．あるいは，スポーツなど余暇における活発な運動習慣を持っている場合
個々の活動の分類（時間/日）	睡眠（0.9）[*3]	7〜8	7〜8	7
	座位または立位の静的な活動（1.5：1.0〜1.9）[*3]	12〜13	11〜12	10
	ゆっくりした歩行や家事など低強度の活動（2.5：2.0〜2.9）[*3]	3〜4	4	4〜5
	長時間持続可能な運動・労働など中等度の活動（普通歩行を含む）（4.5：3.0〜5.9）[*3]	0〜1	1	1〜2
	頻繁に休みが必要な運動・労働など高強度の活動（7.0：6.0以上）[*3]	0	0	0〜1

表中の値は，東京近郊在住の成人を対象とした3日間の活動記録の結果から得られた各活動時間の標準値．二重標識水法および基礎代謝量の実測値から得られた身体活動レベルにより3群に分け，各群の標準値を求めた．
[*1] 代表値．（ ）内はおよその範囲．
[*2] 活動記録の内容に加え，Black et al. 17)を参考に，身体活動レベル（PAL）に及ぼす職業の影響が大きいことを考慮して作成．
[*3] （ ）内はメッツ値（代表値：下限〜上限）．
[日本人の食事摂取基準（2010年版）p.54より引用]

を示す．

これらをもとにすると1日あたりのメッツの平均値は1.60となる．

Check List

□エネルギー代謝
　□ ATP（アデノシン三リン酸）
　□熱エネルギー：cal（カロリー calory），kcal，J（ジュール）
　　　　　　1 kcal＝4.18 kJ
　□エネルギー必要量＝総エネルギー消費量＋組織の増減に相当するエネルギー

□基礎代謝量（kcal/日）＝基礎代謝基準値（kcal/kg 体重/日）× 基準体重（kg）
□身体活動レベル physical activity level（PAL）＝1 日あたりの総エネルギー消費量/1 日あたりの基礎代謝量
□推定エネルギー必要量 estimated energy requirement（EER）（kcal/日）＝基礎代謝量（kcal/日）× 身体活動レベル＋A（エネルギー蓄積量）＋B（付加量）
□身体活動の強度：メッツ値（metabolic equivalent；METs）

●●● **練習問題** ●

（1）三大栄養素の生体での役割を説明せよ．
（2）水溶性ビタミンと脂溶性ビタミンを説明せよ．
（3）微量元素とは何か，またそのはたらきを説明せよ．
（4）先天性代謝異常症とは何か述べよ．
（5）基礎代謝量とはどのようなものか説明せよ．

15章 解剖生理実習

- 実習1　実習レポートの作成
- 実習2　人体の体表と計測実習
- 実習3　生体観察実習
- 実習4　生理実習
- 実習5　動物の解剖実習
- 実習6　組織実習

実習の意義・目的・ねらい

　従来，栄養学は食物中心に進められてきた感があるが，対象はヒトの健康であり，病人の栄養である．食物にいかに栄養価があっても，消化・吸収されない，利用されないでは，講義で学んだ知識も十分に活かされない．それにはヒトの構造・機能を解剖生理実習で知る必要がある．本項目は学生に実施可能な範囲・内容で，解剖・生理実習の一端を取り上げた．

　もとより限られた時間，少ない教育者で実習を行わなければならない．しかも，医科大学のように高価な器械や解剖死体を使用することはできない．さまざまな制約はあるが，本書の使用により実習の一端を学び，栄養学に対する興味が増すならば喜ばしい．

実習1　実習レポートの作成

それぞれの実習終了後には，実習レポートを作成し，提出することになる．実習レポートとはいえ，原則として学術論文と同様に以下の部分から構成される．
  a）実習タイトル
  b）実習の目的
  c）方法
  d）結果
  e）考察
  f）参考文献

a）実習タイトル
　実習の主題であり，基本的にはテキスト等に示されているもの．レポート用紙（A4サイズ）の表紙に書くのが原則である．
　レポートの表紙には，実験実施日，天気，気温，湿度，（気圧），学籍番号，氏名，共同実習者名を明記する（表紙の書式等が指定されていることもある）．

b）実習の目的
　テキストにも目的が簡単に書かれているが，それを丸写ししてはいけない．実習を行う前に，関連した教科項目を復習し，また実習項目を予習して調べ，得られた知識を加えたものにする．

c）方法
　この項目もけっしてテキストを書き写すだけではいけない．テキストで箇条書きになっているものでは，目的と同じように復習・予習で得られた知識を加えて文章にする．また，文章で長く書かれていた場合には，簡単に箇条書きにまとめてみるなどの工夫をする．

d）結果
　測定値や観察された情報を記載する．結果は基本的には過去形で書くことになる．単に「スケッチしなさい」と書かれている実習項目であっても，図に引き出し線を引くなどして，何がみえているかを記入する．また，そのデータが得られたときの条件等が関係してくる場合もあるので，記録しておく．数値を記録する際には，有効数字（小数点第何桁まで読み取る（取れる）のかは使用機器により異なる．計算の際にも何桁までが有効か考慮する）についても十分に吟味して記入する．生理実験では，場合によっては被検者の体調などの身体条件を記載する必要も出てくる．
　数値を単に記載するだけでなく，場合によっては図表やグラフを描く必要がある．

この場合，図表には番号を振り，それぞれにタイトルをつける．端的なタイトルを考えること．

e) 考察

考察はレポートの要となる，最も力を入れなくてはならない部分である．当該実習で得られた結果に基づき書くことになる．考察は現在形で書く．実習をしてわかったこと，観察されたことの科学的な根拠などを中心に，今後何をすべきかといったところを書く．実験データが予想とは異なってほかの人とは違うものになった場合には，その原因を追求することも重要である．

＊考察には，感想を含めない．感想や反省することがあれば，最後に感想などの項目をつくって書く．

f) 参考文献

参考にした図書や文献は引用文献として最後に記載する．インターネットを利用した場合には必ず，URL を記載する．インターネットは便利だが，それが本当に正しい情報かどうかの検証は必要である．

＊レポートを手書きするかパソコンのワープロソフトを使って作成するかは，教官の指示に従うこと．

小笠原喜康（著）『新版 大学生のためのレポート・論文術』（講談社現代新書）や，木下是雄（著）『理科系の作文技術』（中公新書）などの一読を勧める．

実習2　人体の体表と計測実習

人体の構造を理解するために、体表から生体を観察する。教科書以外に解剖学アトラスがあると、体表下にどのような臓器があるのかを調べるのに重宝する。

解剖学アトラスには『ネッター解剖学アトラス』（南江堂）のようなイラストで描かれたものと、『人体解剖カラーアトラス』（南江堂）のような実際の解剖体のカラー写真をもとにしたものがある。

1 人体の体表区分（図15-1）

身体は、体幹と体肢（四肢）に大きく分けることができる。体幹は頭（顔面を含む）、頚（首）、胴（胸、腹）に、上肢は上腕、前腕、手に、下肢は大腿、下腿、足に区分できる。しかしここでは、痛みなどのある部位を的確に言い表すために最小限のものを列記する。

体の前面　まず体の前面では、大別すると、頭、顔、頚（くび）、胸、腹、骨盤、上肢、下肢の各部がある。

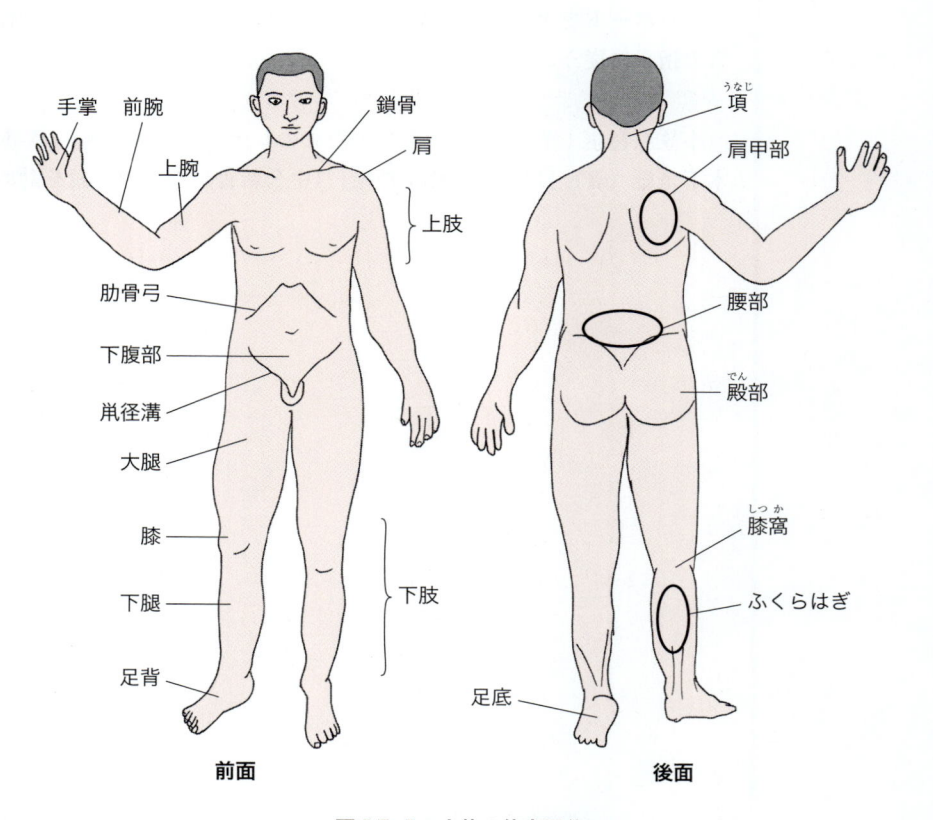

図15-1　人体の体表区分

実習2　人体の体表と計測実習　　199

体の後面　　後面には以上のほか，背，腰，殿（しり）の各部がある．

頭・顔　　頭と顔の部位をさらに分けると，前頭部，頭頂部，側頭部，後頭部，眼窩部，鼻部，口部，オトガイ部，頰部などがある．頸の部位では，顎下三角，喉頭部，胸鎖乳突筋部，大鎖骨上窩などがある．このうちオトガイ部は口部の下方で，乳幼児では食事によってこの部位の皮膚が荒れることがある．顎下三角は下顎底の直下で左右にある三角形状のくぼみで，ここに顎下腺が入っている．胸鎖乳突筋部は側頸部にあり，首を左右に振るとこの筋のふくらみがよくみえる．大鎖骨上窩は鎖骨の直上にある深いくぼみで，医師が診察をするときには，手指の先でここを触診し，リンパ節（左鎖骨上窩リンパ節）にがんの転移（ウィルヒョウ転移）が存在しないかをみる．

胸　部　　胸の部位には，鎖骨部，胸骨部，乳房部，腋窩部などがある．このうち腋窩部は，体温計を入れるほか，ここにはリンパ節（腋窩リンパ節）があり，上肢や胸部の病気の際に腫脹する．

腹　部　　腹の部位（図15-2）は，体の表面からは上腹部，中腹部，下腹部に分けられるが，体の内部では横隔膜が上の境である．肝臓の位置に体表からは肋骨が触れられるので，胸部に属する臓器のように思えるが，横隔膜の下方にあって腹部の臓器になっている．下腹部とは，臍部の下方で，恥骨結合までをいう．鼡径部も下腹部に入る．

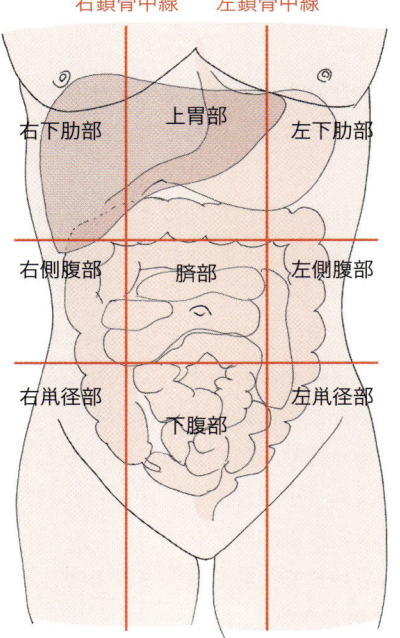

図15-2　腹部の9区分

背 部 背の部位の真ん中には脊柱部がある．肩甲骨のあるところが肩甲部であり，仰向けに寝たときに体の支えとなる．腰部は上の方，殿部は下の方である．かつてはおしりのことを臀といったが，今では殿の字を用いる．

会 陰 会陰の部位とは外陰部，会陰部，肛門部で，かいいんではなく，えいんと読む．出産のとき胎児の出口となるあたりをさす．

上 肢 上肢の部位は，上肢帯，上腕，前腕および手に区分される．三角筋のあるところが肩のまるみをつくる．肘部はひじのある部．前腕部には橈骨，尺骨という長い骨がある．手は手根部，手掌，指などに分ける．指は，第1指（母指・おやゆび），第2指（示指・ひとさしゆび），第3指（中指・なかゆび），第4指（薬指・くすりゆび），第5指（小指・こゆび）などと呼ぶ．

下 肢 下肢の部位は，殿部，大腿部，膝部，下腿部，足，指などに分けられる．大腿部には大腿骨があり，膝部には膝蓋骨がある．後面のくぼみを膝窩という．下腿の脛骨の下端部を内果（うちくるぶし），腓骨の下端部を外果（そとくるぶし）という．腓腹部は下腿部後面のことで，俗にふくらはぎと呼ばれる．

体表解剖学 人体の体表面からいくつかの内部構造がわかる部分がある．これらはまた，生体の位置を示す指標にもなるので，アトラス等を手元に置いて確認してみたい．

頭頸部
①乳様突起は耳介の後下方に触れる．乳様突起には胸鎖乳突筋・板状筋などの筋がつく．
②舌骨は前頸部で喉頭の甲状軟骨のすぐ上方にある．生体で，オトガイの下面正中部の皮膚を後下方に向かってたどると，頸部前面との境界で舌骨（体）を皮下に触れる．
③体表から下顎頭・下顎角を触れながら口を開くと，下顎頭が前進し（とくに外耳道に示指を入れて触れるとわかる），下顎角が後方に引き上げられることがわかる．
④咬筋は歯をくいしばるような状態にすると，その筋腹を触れる．
⑤口を開け閉めすると側頭筋の収縮を耳介の上方で触れることができる．側頭部をこめかみというのは，米をかむときに動くからである．
⑥胸鎖乳突筋は側頸部にある長い筋で，頸を側方に向けるとよくみえる．胸骨頭と鎖骨頭との間には小さなくぼみ（小鎖骨上窩）がみられ，鎖骨頭の外側には大きなくぼみ（大鎖骨上窩）がみられる．
⑦耳下腺管は，歯を強くかみあわせて咬筋を緊張させると，その前縁で頬骨弓の約2cm下方に管を触れることができる．

⑧外頸静脈は上体を臥位に近づけると血液を満たすので，みることができるようになる．上大静脈の圧迫閉塞による還流障害・うっ血性右心不全などで静脈圧が高くなると，外頸静脈は座位でも拡張し明瞭にみられるようになる（病的状態）．
⑨顎下リンパ節は，歯およびその周囲組織の炎症などが波及すると腫れる．

胸部
①第1肋骨は鎖骨の深側にあり，体表から触れることはできない．
②胸骨角は体表で前胸壁の重要な指標である．胸骨角の両側に第2肋軟骨がついているので，体表で肋骨を数える場合の基準となる．胸骨角は第4胸椎の下縁の高さにあたり，気管分岐部・大動脈弓の起始部の高さにもあたる．
③剣状突起の部分は体表でややくぼんだみぞおちにあたる，ほぼ第9胸椎の高さにある．
④心尖は心臓の拍動とともに前胸壁にあたる．これを心尖拍動といい，体表で触れることができる．一般に左側の第5肋間で正中線から約7 cm左方で触れる．この位置は男性では左乳頭のやや内下方である．

腹部
①虫垂炎の圧痛点（マック・バーネー点 McBurney's point）は，臍と右上前腸骨棘とを結ぶ線上で上前腸骨棘から3～5 cm内側にある（臨床的には臍と右上前腸骨棘とを結ぶ線上で，右1/3と中1/3との境界点とすることも多い）．ランツ点 Lanz's point は左右の上前腸骨棘を結ぶ線上で右1/3と中1/3との境界点で，虫垂の先端の位置がある（人によって虫垂の先端はさまざまな方向を向いているので，一概には正しいとはいえない）．
②脾臓は正常では左肋骨弓の中にあって，体表から触れない．2～3倍以上に腫脹する（脾腫）と，肋骨弓の下に出て触れるようになる．
③腎臓の位置は生体では個体によりかなり異なり，体位によっても変化する．さらに呼吸による横隔膜の運動に伴い，上下に約3 cm移動する．

背部
①第7頸椎（隆椎）の棘突起は体表から容易に触れることができる．頸部を前屈すると突出する．
②左右の上後腸骨棘（皮膚にくぼみを生ずる）を結ぶ線は第2仙椎の棘突起の高さを通る．

上肢
①肩甲骨の内側縁は脊柱にほぼ平行で，第2肋骨から第7肋骨までにある．下角は第7胸椎の棘突起の高さにあるが，上腕の動きとともに動き，肩甲骨の運動を調べるときの目標となる．

②上腕骨の遠位端の内側上顆と外側上顆は皮下に容易に触れる．
③尺骨の肘頭は肘のところで突出している．
④橈骨の遠位部は皮下に触れる．遠位端の茎状突起は手根の外側部で皮下に触れる．
⑤橈骨の茎状突起は尺骨の茎状突起より約2cm遠位にある．
⑥こぶしを握るときには，中手指節（MP）関節と指節間（IP）関節とで屈曲する．このとき，中手骨頭は手背で突隆し，そのすぐ遠位側に中手指節（MP）関節を体表から触れることができる．
⑦上腕二頭筋の収縮によってちからこぶができる．
⑧母指を強く伸展すると，手背の手根部で長母指伸筋腱と短母指伸筋腱との間に凹みがみられる．これをスナフ・ボックス（かぎタバコ入れ）といい，ここを橈骨動脈が通っている．
⑨尺骨神経は上腕の下部，内側上顆の後ろで皮下に触れることができる．この部分をたたくと小指側がしびれる．

下肢
①腸骨稜はそのほぼ全長を体表から触れることができる．腸骨稜の頂点は中央よりやや後ろである．背部で左右の腸骨稜の頂点を結ぶ線をヤコビー線といい，ほぼ第4腰椎の高さを通る．
②上前腸骨棘は，腸骨稜を前下方に向かってたどるとあたる．下肢の長さは上前腸骨棘から脛骨の内果（うちくるぶし）の先端までである．上後腸骨棘は腸骨稜を後内方に向かってたどる．
③坐骨結節は，腰掛けた際に，椅子に面するところで体表から触れることができる．直立位では寛骨の最下位となる．
④大腿骨の内側顆と外側顆は体表からその輪郭を触れることができる．
⑤膝蓋骨は膝関節の前面で容易に触れることができる．膝関節を伸ばし大腿四頭筋を弛緩させた状態で，膝蓋骨を上下・左右に動かせる．膝関節を屈曲すると，膝蓋骨は大腿骨の下面に向かい，内側顆と外側顆との間に固定される．
⑥脛骨前縁は脛骨粗面から下腿の前面の全長にわたって触れる．
⑦脛骨の内果（うちくるぶし）は脛骨遠位端の内側に突出する．
⑧腓骨の遠位端が外果（そとくるぶし）である．外果は脛骨の内果よりも1〜2cm遠位かつ後方にある．
⑨膝を強く伸ばすと，大腿四頭筋は緊張し，とくに大腿下部で体表から輪郭をみることができる．大腿直筋は大腿前面の中央で隆起し，内側広筋と外側広筋との隆起はそれぞれ，大腿下部の内側と外側にみられる．
⑩腓腹筋はつま先立ちをすると収縮し，体表から明瞭にみることができる．ヒラメ筋は腓腹筋の深側にあり，収縮させると，筋腹が腓腹筋のやや下方で両側にはみ出るのがわかる．
⑪踵骨腱（アキレス腱）は体表から明瞭にみられる．

2 姿勢とくに脊柱

姿勢を形づくっているのは脊柱であることが多い．脊柱が後方に突出するものを**後弯**といい，胸背部でみられる．一側に曲がったものを**側弯**という．脊柱の一部が前方に突出するものを**前弯**という．脊柱全体が曲がるのではなく一部が突出したものを亀背という．

3 身体計測

目 的 身体の状態や栄養状態の程度の判定のために，身体の計測を行う．身体計測に使われる測定器には，長さ，重さ，量，角度などをはかるものがある．このうち長さには，体表の凹凸に合わせてA点からB点までの距離をはかる実長的長さと，A点とB点との最短距離をはかる投影的長さとがある．たとえばカーブした肋骨の長さを測定するとき，弯曲に合わせてはかる方法と，胸の厚さを知るために，最も後方に突出した点と最も前方に突出した点の最短距離をはかる方法がある．また，私たちがふつう身長といっているのは床から頭頂点までの投影距離であって，生体学的に頭頂高というものである．以下，測定器，計測点，測定と術式のうち，栄養学に関係のあるものの一部を列記する．

測定器 ①身長計

身長をはかるのに用いる．最近は身長と同時に体重が計測できるものもある．

②体重計

体重をはかるのに用いる．安定な場所に水平に置く．台の上にのるだけで針が数字を示すので，広く用いられている．

③触角計

昆虫の触角のような形をした器械．間に障害物があるために直接ものさしを通して2点間の距離をはかれない場合に使用する．たとえば，胸郭の厚さ，骨盤の幅，頭蓋骨の最大長や最大幅などをはかるのに使用する（図15-3）．

④杆状計

触角計をいっぱいに広げてもはさみきれないほど大きな部位をはかるのに用いる．たとえば体幅や腕の長さ，垂直耳高（外耳孔の上縁から頭頂部までの長さ）をはかるときに使用する（図15-4）．

⑤曲度計

弯曲の度合をはかるもので，殿部の形，乳房のカーブをはかるときに用いる．

⑥求量計

容積計ともいい，体積を水量に換置して測定する．一定の容器にはかろうとするものを入れ，あふれた水の量を測定する．

⑦面積計測用紙

面積をはかるもので，体表面積の測定に用いる．1 cm² あたりの紙の重さが均一

図15-3　触角計　　　　図15-4　杆状計

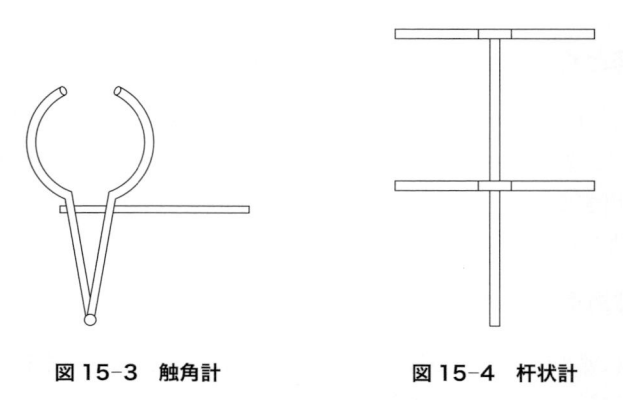

の和紙で，体表に合わせて紙を切り，その紙の重さをはかって面積を推定する．

計測点　身体の各部位を計測するに際し，各種の方法が決められている．計測点がはかるたびに移動してはいけないので，ヒトの骨格では，突起，骨端，切痕などが基準になっている．Martinの計測器による方法が最も広く行われている．主な計測点を以下に列記する．

①胸骨中点

　左右の第4胸肋関節を結ぶ直線と前胸壁表面の正中線（前正中線）との交点をいう．胸骨の柄と体とのなす胸骨角の両側にあるのが第2胸肋関節で，そこから数えれば第4胸肋関節を求められる．胸骨の中点である．胸の幅や厚さをはかるときの基準点となる．

②乳頭点

　男性の場合は乳頭がほぼ定位置にあるので定められる．乳房の下垂している女性では使えない．

③臍点

　へその中心．肥満者では臍点は著しく前方に突出する．

④恥骨結合点

　恥骨結合の上縁と正中面との交点である．およそ恥丘の高さであるため，恥丘の厚い脂肪層によりこの結合点がわかりづらいことがある．腹壁の力を抜き，平手で臍の下を下方に向かいなでおろすと恥骨結合にいたる．

測定と術式　身体各部の周囲の長さをはかることがある．

①胸囲

　Martinの方法によると，背部では肩甲骨の下角の直下，前胸部では乳頭の直上に，巻尺をあててはかることになる．安静呼吸時の中間時点ではかる．巻尺は適度にしめつける．

②腰部の最小囲

　腰部とは，肋骨弓と腸骨との間で，側腹部が最も凹んでいる場所の腹部の周径を

はかる方法があるが，肥満者ではこの凹みが明瞭でない．この代わりに臍の高さにおける水平周径をはかることもある．
③骨盤囲
　背面では第5腰椎棘突起の高さ，そこから腸骨稜に沿って外側から前方の前腸骨棘まで達し，さらに両側の前腸骨棘を結ぶ前腹壁の表面の線である．パンツのゴムはこの線のやや上方に位置する．お産のとき，内骨盤腔の大きさの推定のために必要な測定である．
④上腕の最大囲
　右上肢を自然に下垂した状態で，上腕二頭筋の最もふくらんだ部位を巻尺で水平にはかる．筋腹の膨隆に関係なく，上腕の中央部ではかっても大差はない．肘関節を曲げたり二頭筋を収縮したりした状態ではかってはならない．
⑤大腿の最大囲
　右脚大腿部の最も内側に突出している部分を，大腿の軸に直角の方向，すなわち立っているときなら水平に，巻尺ではかる．被計測者の局所に触れないように，両脚をわずかに開かせて計測者は右側に位置し，膝のあたりで巻尺を脚の内側に入れ，そこから上方に向けて測定位までずらすとよい．

4 身　　長

　床面から頭頂点までの垂直距離である．測定では，身長計に裸足でのり，台の足型に合わせるか左右のつま先を開いて，踵を合わせ直立する．背筋を伸ばし，耳眼水平面が床と平行になるようにあごを引く（眼と耳を結んだ線が水平になるように頭部の向きを調節する）．カーソルを下ろして頭頂部に軽く接触させ，目盛りを読み取る．

5 体　　重

　体重は体重計を用いて測定するが，測定値から着衣分を差し引くことを忘れてはならない．

6 体格指数の算出

① BMI（Body Mass Index）（表15-1）
　BMIは身長と体重から得られる成人の体格指数で肥満度を表す．
　BMI＝体重(kg)／[身長(m)]^2
　身長の単位がm（メートル）であることに注意．
　標準体重(kg)＝22×[身長(m)]^{2}であるが，この22という係数は，BMIが22となった場合に最も疾病の発症（または合併）率が低いという報告に由来している．標準体重と生活活動強度よりみた標準体重1kgあたりの必要エネルギーも設定されている．

表 15-1　肥満度の判定基準

判定	BMI
低体重（やせ）	18.5 未満
普通体重	18.5 以上 25 未満
肥満（1 度）	25 以上 30 未満
肥満（2 度）	30 以上 35 未満
肥満（3 度）	35 以上 40 未満
肥満（4 度）	40 以上

［日本肥満学会，2000］

表 15-2　ローレル指数による判定基準

判定	ローレル指数
やせすぎ	100 未満
やせぎみ	100 以上 115 未満
標準	115 以上 145 未満
太りぎみ	145 以上 160 未満
太りすぎ	160 以上

表 15-3　カウプ指数による判定基準

判定	カウプ指数
やせすぎ	13 未満
やせぎみ	13 以上 15 未満
普通	15 以上 19 未満
太りぎみ	19 以上 22 未満
太りすぎ	22 以上

②ローレル指数 Rohrer's Index（表 15-2）

学童期の体格指数にはローレル指数が用いられる．

$$\text{ローレル指数} = 10^7 \times 体重(kg)/[身長\,(cm)]^3$$
$$= 10 \times 体重(kg)/[身長\,(m)]^3$$

③カウプ指数 Kaup Index（表 15-3）

乳幼児期の体格指数にはカウプ指数を用いる．

$$\text{カウプ指数} = 10 \times 体重(g)/[身長(cm)]^2$$

7　皮下脂肪のはかり方

　皮下脂肪の厚さを国際規定に従い計測する器械がある．キャリパー法は触角計（図 15-3）で所定の皮膚を"つまみ"計測するが，最近では超音波装置で簡便に，かつ熟練しなくても正確に測定できる．計測することによって肥満度や体脂肪率を推定できる．

測定部位　　測定部位として，国際規定によると次の 2 点が定められている．①上腕部背面，すなわち右上腕背面の肩峰突起と肘頭の中間点．同部皮下脂肪層は肩に向かうに従って急に厚くなるので，中間点を正しく定めることが必要である．②背面肩甲骨下端，すなわち右肩甲骨下角の真下 1〜2 cm のところ．

測定法　はかり方は，栄研式皮下脂肪計を使用するならば，使用説明書に詳しく書いてある．

　上腕の場合，上腕の力を抜いて自然に垂らした状態で，上肢の長軸と平行に指でつまみ上げる．肩甲骨の場合は，脊柱より肩甲骨下点に向かって斜めに下方につまみ上げる．胸をそらせると皮膚のはり具合がゆるみ，つまみやすい．つまみ方は，脂肪層がはずれないように，広く深く，指先が筋に触れるくらい，しっかりと深くつまんで固定する．著しく肥満している被験者の場合には測定補助者に手伝ってもらい，両手でつまみ上げてもらう．つまむ位置は計測点がつまみの端より約1cm離れたところにあるようにする．読み取りは，キャリパーの一定圧がかかったらなるべく2秒内に行う．もたついていると脂肪層がずれて失敗する．繰り返し測定し，測定値がほぼ一定になることを確認したら，3回測定して平均値を求める．

8 体脂肪率（% fat）および肥満の判定基準

　皮下脂肪厚または皮脂厚は，上腕部背側と肩甲骨下端の両方の値を加えたものである．表15-4には体脂肪率の判定基準値を示した．

　正確には，皮下脂肪厚（皮脂厚）から身体密度を次式によって求める．
- キャリパー法
  - 男性　身体密度（D）= 1.0913 − 0.0016 × 皮脂厚（mm）
  - 女性　身体密度（D）= 1.0897 − 0.0013 × 皮脂厚（mm）

- 超音波法（超音波皮脂厚計）
  - 男性　身体密度（D）= 1.0957 − 0.0018 × 皮脂厚（mm）
  - 女性　身体密度（D）= 1.0792 − 0.0016 × 皮脂厚（mm）

さらに，体脂肪率（パーセント・ファット）は身体密度よりBrozekの式で計算する．

　　体脂肪率（% fat）=（4.57/D − 4.142）× 100
　　体脂肪量（kg）= 体重（kg）× 体脂肪率（%）/100
　　除脂肪体重（kg）= 体重（kg）− 体脂肪量（kg）

＊キャリパー法には，皮下脂肪の分布には個人差があること，内臓脂肪の測定ができないことといった欠点がある．

表15-4　体脂肪率（%）による肥満の目安

	軽度肥満	中等度肥満	高度肥満
男性	20%以上	25%以上	30%以上
女性（15歳以上）	30%以上	35%以上	40%以上

9 生体インピーダンス法による体脂肪率の測定

　生体に微弱な電流を流し，電圧を測定することで，体の抵抗値を求める．脂肪は電気を通しにくく（神経突起をシュワン鞘が包むことにより絶縁していることを思い出そう），抵抗値が高い．その他の組織は電気を通しやすく，抵抗値が低い．この抵抗値の差を用いて，脂肪とその他の組織の割合を推測するのが生体インピーダンス法である．体組成計として専用機が市販されているが，簡易的なものは体重計に組み込まれている．これらの装置で得られた値は目安でしかない（体内の水分量で変化する）が，キャリパー法や超音波法と比較検討することができる．

　腹部 CT や MRI 画像で皮下脂肪を観察するとよい．

10 栄養と肥満

　骨格を筋，皮下脂肪組織，皮膚などが包んで，身体の外形をつくっている．とくに皮下脂肪組織の発達状態は栄養と関係が深い．ふつう上腕の内側の皮膚の上から皮下脂肪をつまみ，その厚さから栄養状態を知る．脂肪計という器械もある．栄養状態がよくないと，骨の存在が皮膚の上からわかるようになる．肋間や鎖骨上窩が凹んだり，くびが細く，鎖骨，肩甲骨，腸骨稜などが皮膚の上からわかったりする．栄養状態が良好なときは筋の上を脂肪が包むようになり，体は局所的にまるみをおびる．肥満型では，腹部に加え全身に脂肪が沈着する．

　肥満には，脂肪がたまる部位により"内臓脂肪型肥満"と"皮下脂肪型肥満"の2タイプがあり，メタボリックシンドロームの原因となる"危険"な肥満は内臓脂肪型肥満である．

　その体型から，内臓脂肪型肥満はリンゴ型肥満，皮下脂肪型肥満は洋梨型肥満とも呼ばれている．内臓脂肪型肥満は腹部内臓の周囲に脂肪がつくタイプで，上半身に脂肪が多く，中年以降の男性や閉経後の女性にみられる．お腹がぽこっと出てしまうものである．一方の皮下脂肪型肥満は皮下組織に脂肪がつくタイプで，殿部から大腿部にかけての下半身に脂肪が多く，女性に多いタイプである．

メタボリックシンドロームの判定基準　2008（平成20）年4月からはじまった特定健康診査はメタボリックシンドローム（内臓脂肪症候群）に着目した健康診査で，その診断基準が導入された．その測定項目の中の身体計測に，身長，体重，BMI に加えて腹囲が加わった．腹囲が男性で 85 cm，女性で 90 cm あると内臓脂肪面積にするとして 100 cm^2 に相当し，それ以上で内臓脂肪蓄積と診断される．この状態は，内臓脂肪の蓄積を基盤として，高血圧，高血糖，脂質異常症という動脈硬化の危険因子が複数重積している状態である（表15-5）．

表 15-5　メタボリックシンドロームの判定基準

内臓脂肪蓄積	ウエスト周囲径 男性 85 cm 以上，女性 90 cm 以上
これに加えて，以下の 3 項目のうち 2 項目以上	
血清脂質異常	高トリグリセリド血症 150 mg/dL 以上 　　かつ/または 低 HDL コレステロール血症 40 mg/dL 未満
血圧高値	収縮期（最高）血圧 130 mgHg 以上 　　かつ/または 拡張期（最低）血圧 85 mmHg 以上
高血糖	空腹時血糖値 110 mg/dL 以上

11 体表面積

目　的　放熱と体表面積とは密接な関係にある．基礎代謝量は体重に比例するが，体重は水分や活性組織でない脂肪量に影響されるので，体重よりも体表面積に一層よく比例する．私たちが失うエネルギーは，皮膚の表面から放出されることが多い．

　ルブナーは，基礎代謝は体表面積によく比例し，体の小さい動物では大きい動物に比べて熱の放出が大きいが，これを体表面積あたりにするとどの動物でも似たような値を示すと発表した．すなわち，基礎代謝は体表面積 1 m² あたり，1 日約 1,000 kcal とみて大きな間違いはない．第 5 次改定日本人の栄養所要量までは，基礎代謝基準値は体表面積 1 m² あたり，1 時間何 kcal と表され，

　基礎代謝量（kcal）＝基礎代謝基準値（kcal/m²/時）×体表面積（m²）×24（時間）

となっていた．

　現在は体重（kg）あたりの代謝量として，基礎代謝基準値（kcal/kg/日）が表示されている．

測定法　体表面積を実際に測定するには，面積計測用紙を用いる．これは 1 cm² あたりの紙の重さを均一にしてある和紙で，これを小さく切って重なり合わないように体表に密着させ，その重さをはかって面積を推定する．人体は円柱でも直方体でもないので，かなり面倒な作業になる．

実験式　体表面積を実測するのは大変な作業なので，身長と体重から体表面積を推定するための実験式がある．

　欧米人と日本人とで，また子供と成人とでは体型が異なるので，この体表面積を同一の式で求めることはできない．藤本らの，年齢により分けた次の三つの式は比較的合理的である．

　　0 歳　　　$A = W^{0.473} \times H^{0.655} \times 95.68$
　　1〜5 歳　$A = W^{0.428} \times H^{0.362} \times 381.89$

6歳〜　　$A = W^{0.444} \times H^{0.663} \times 88.83$

この式で，Aは体表面積（cm^2），Wは体重（kg），Hは身長（cm）である．

たとえばHを165 cm，Wを60 kgとすると，年齢20歳では

$\log A = 0.444 \times \log 60 + 0.663 \times \log 165 + \log 88.83$ となる．

また，"体表面積算出図"に身長（cm）と体重（kg）をあてはめて求めることもできる．

実習3　生体観察実習

　対象者が健康か何らかの病気を患っているかを診断することは，医師の仕事と考えてよいだろう．しかし，現在のようにチーム医療という中でさまざまな医療関係者がかかわるようになってくると，管理栄養士もその一員であるから，対象者の身体の状態を把握できることは重要だと考える．ここでは消化器系を中心に，生体を観察してわかることを示す．これらのことを行うには対象者が必要となる．通常は学生どうしで行うわけだが，個々人のプライバシー，羞恥心なども考慮して，真摯な態度で臨むようにしてほしい．

　ここにおいても解剖アトラスなどの参考書を準備すること．

1 口腔の観察

　口唇は表層に色素を欠き，表皮の角化が弱く血液が透過して赤い色にみえるので粘膜と思いがちだが，顔面皮膚の続きである外皮部，口腔粘膜の一部である粘膜部，および両者の間にある口唇移行部（口唇縁）の3部に分けられる．皮膚と粘膜の表面構造の相違は，一見簡単なようで区別するのが意外に難しい（組織学実習の口唇も参考にすること）．口唇の色が紫色（寒いときにプールで泳ぐと唇が紫色になることがあるが，それと同じ色）になると，それはチアノーゼ（血液中の酸素が不足して暗赤色になる．それが皮膚の色を通してみると紫色になる）と呼ばれる．

　口唇・頬・口蓋・舌・下顎によって囲まれた腔所が口腔で，ここには外から肉眼でみただけでも，色々なものがみつかる．

　歯が弓状に並んだものを歯列弓という．この歯列弓と頬および口唇との間を口腔前庭という．

　口腔は口裂により外に開口し，後ろは口峡を経て咽頭に移行する．口腔の上壁を口蓋という．蓋にはふたという意味がある．前3分の2は硬口蓋，後3分の1は軟口蓋である．軟口蓋は咽頭口部と咽頭鼻部の境である．

　口腔粘膜は口唇で外皮に移行していて，正中線に上唇小帯，下唇小帯という小さなヒダがある．歯槽突起をおおう粘膜が歯肉である．舌下面と口腔底との境には舌下ヒダがあり，その前端には舌下腺，顎下腺の開口部である舌下小丘がある．耳下腺の導管は口腔前庭に開く．その開口部は上顎の第2大臼歯の歯冠に対向する耳下腺乳頭である．

2 舌の観察

　口を開けて舌を出させてみると，細かくふるえる人がいる．神経質な人に多いが，甲状腺機能亢進症，慢性アルコール中毒でもみられる．脳出血の結果起こる片麻痺では，舌を出させると麻痺側にかたよる．この現象を偏位という．舌の表面に舌苔があるかなども確認する．舌を上にあげて下面をみると，健常者では，臥位では静

脈がみえても，立位になると多くはみえなくなる．静脈圧が 200 mmH$_2$O を超えると静脈は常に怒張しているので，心不全や収縮性心膜炎の診断の際に役立つ．

3 乳歯の観察

どういう歯が何本あるかを簡単に表す式を歯式という．
乳歯では，i＝切歯，c＝犬歯，m＝大臼歯とすると，歯式は

$$i\frac{2}{2} c \frac{1}{1} m \frac{2}{2} = 20$$

となる．

4 永久歯の観察

永久歯では，I＝切歯，C＝犬歯，P＝小臼歯，M＝大臼歯とすると，歯式は

$$I\frac{2}{2} C \frac{1}{1} P \frac{2}{2} M \frac{3}{3} = 32$$

となる．
第3大臼歯は智歯（親知らず）とも呼ばれ，17～21歳ではえることもあるが，人類では退化性で一生涯はえないこともある．たとえはえかかっても用をなさず，抜歯することもある．

5 歯肉の観察

歯肉は歯根の入る部分の顎骨をおおう口腔粘膜で，健康人では赤みがかったピンク色を示すが，疾患により病的症状を示す．
歯槽膿漏では，歯根部から歯肉部が退縮し，圧迫すると膿が流出する．慢性の鉛中毒では歯肉の辺縁に沿って黒色の線が認められる．アジソン病では黒色の色素沈着が起こる．貧血のときは歯肉の色も赤味を失い，蒼白となる．ビタミンＣの欠乏で起こる壊血病では，歯肉はやや腫大しやわらかくなる．圧痛を伴い，出血し，歯が抜けやすくなる．

6 咽頭の観察

食道の入口の咽頭も気管の入口の喉頭も，日本語では区別がなく，"のど"と称されている．単に口を開いた状態では舌根部が咽頭部を隠しているので，舌圧子で軽く舌をおさえて観察する．咽頭全体が発赤していれば，炎症のことがある．口蓋扁桃は両側にみられるが，その表面の発赤，肥大，白い斑点の有無に注意する．正中線上に上から口蓋垂が下がっている．その腫脹や拍動に注意する．

7 腹部をみてわかること

腹部をみるために仰臥位（あおむけ）で膝を曲げ，腹筋をゆるめてリラックスしてもらう．可能であれば，剣状突起から恥骨結合まで十分に露出してもらう．観察時以外にはバスタオルをかけておくようにする．腹部をみると，全体にくぼんでい

るか，ふくらんでいるかで（目の高さを腹部の高さにして観察），皮膚に異常があることなどがわかる．臍の位置も重要である．正中線上にない場合は何らかの問題がある可能性がある．

　腹壁の皮膚をみただけでも，湿っている，乾いている，また貧血状態であったり，黄疸（おうだん）だったり，かき傷があったりする．時に内臓の手術あとや，臍ヘルニアをみることもある．また，門脈や下大静脈に血行障害があると，腹壁の静脈がふくらんでくる．

　腹部がくぼんでいることを陥没といい，栄養障害の可能性がある．

　これと逆に，腹部がとくにふくらんでいることを膨隆といい，おなかにガスのたまる鼓腸や，水のたまる腹水，胃拡張，妊娠，がんのことがある．一方肥満症ではおなかの皮下にとくに脂肪がたまる．

8 腹部の聴診

　聴診器が用意できれば，膜型で腹部の1ヵ所にあてて，腸蠕動音（液状物やガスが腸管内を通過するときに鳴る音）を聴いてみる（急に冷たい聴診器をあててはいけない．手などであたためてから）．ふつうはあてて30秒もしないうちに，"ググッ"とか"ググググッ"といった音がきこえるはずである．1分経ってもきこえないのは"減少"，5分続けてきいてもきこえない場合には"消失"となる．聴診器を押し付けすぎてはならない．

9 腹部の打診

　打診はふつう胸部で行われ，腹部では補助的手段である．臓器と壁との間に空間があり，そこに満ちる物質により音に差が出る．

　肝臓は腹部の臓器であるが，正面からの投影では胸腔にあるような錯覚を受ける．肝臓の位置を明らかにするため，胸壁，腹壁を上方から下方に打診する．胸部では，肺に空気が多いので，ポンポンという音がしてよく響く．肝臓にいたると，いかにも内容が詰まっている感じで"デンデン"というような音になって響かなくなる．肝臓を打診したときの音を濁音という．腹膜腔に空気が入っているときには，濁音は消失に向かう．なお，腹部膨満をみるとき，腸にガスのたまる鼓腸と腹水とがあり，その鑑別を打診で行う．仰臥位になってもらうと，腹水があれば重力で水は背中側に移動するため，腹部の中央部分では鼓音（ポコポコという音），腹水のある周辺部では濁音となる．体位を側臥位に変えてもらうと，上の方は鼓音，下の方は濁音となる．このような変化がみられたら，腹水がたまっていると考えることができる（もっとも学生どうしで試みる際に出合うことはないと思われるが）．ほかに，音は脂肪では濁音，便のある部分は濁音でその前後にはガスがたまっているため鼓音となる．

10 腹部に触れてわかること

　専門家になると，腹部に手を触れて色々なことがわかる．そのためには腹部の解

剖，とくに内臓の位置，大きさ，形，かたさなどを熟知していなければならない．触診は指の腹を使って行い，およそ1cm程度へこむようにおさえる．あまり深くおさえるのは対象者に負担をかける．腹部全体，またはある1ヵ所に限って，抵抗・かたさを知ることができ，おさえると痛かったり，こぶ（腫瘤）の存在を認めたりすることもある．腹腔内に炎症があると腹筋が緊張して，広くかたくなることもある（筋性防御）．

　腹部に触れてみるとき，腹部がかたいと中の状態がわからないので，聴診のときと同様に仰臥位になってもらい，足を曲げて腹部の緊張状態をなくす．腹筋を緊張させないためにも，対象者の注意をそらせることが大切である．もし痛い所があると，触れさせないように逃げたり，手を払いのけようとしたりする．

11 胃の触診・胃の運動性

　正常状態では胃を外から指で触れることはできない．しかし，内容が充満したり，栄養不良になったり，胃の病気になったりすると，胃の位置がよくわかることがある．仰臥位のみでなく，対象者の両手で体を支えるようにして半分座ったような格好になってもらうと，胃に触れることができる．もし，心窩部（みぞおち）に圧痛があったり，空腹時に痛みがあったりすれば，放置しないで医師の診察を受けるとよい．

　食塊が胃の中に入ると，壁緊張や蠕動が起こる（図15-5）．

　胃内に食塊が入ると胃壁が押し拡げられ，胃壁は食塊による機械的刺激に対し，一定の緊張により食塊を周囲から圧迫する．これを壁緊張という．

　食塊が胃に入ってまもなく，上下にのびた胃は二つの部分に分かれて収縮をはじめる．このときX線で透視すると，上下二つの部分の間には深い切れ込みがみられる．このくびれは下方の幽門の方に移動しないが，このくびれに接して収縮輪が発生し，この収縮輪が幽門洞を幽門に向かって移動する．これが胃の蠕動である．

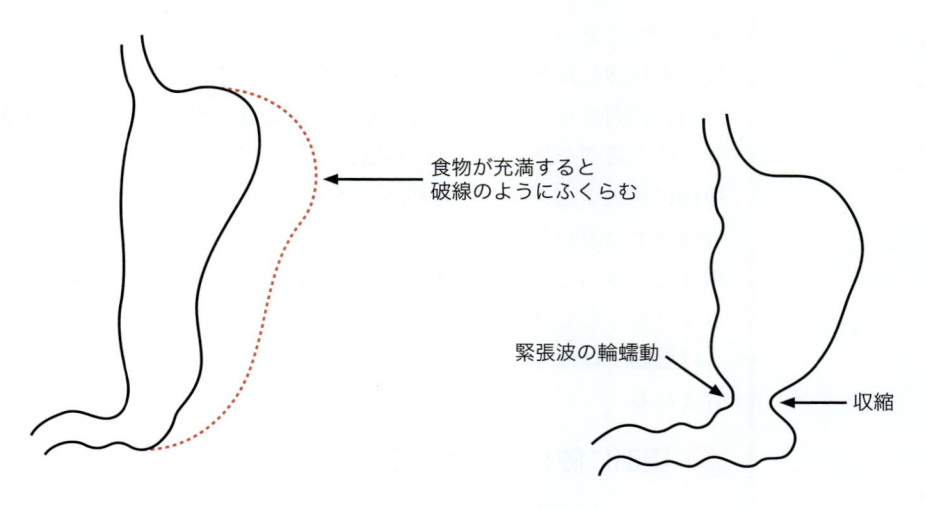

食物が充満すると破線のようにふくらむ

緊張波の輪蠕動

収縮

図15-5　胃の運動

収縮輪は20～30秒で幽門に達する．収縮輪の時間の間隔は15～25秒というから，胃のシクシク痛んだ経験があるなら思いあたるであろう．

12 腸の触診・腸の運動

　健康なとき腹部に触れても小腸の存在はわからないが，腸炎にでもなると圧痛が生ずる．これに対し大腸の方は，ガス，糞便などがあるときは触れるとわかる．とくに横行結腸の中を糞便が通るときは，慣れればよく触れる．結腸をあちらこちらおさえていると"グルグルグー"というような音をきくことがある．

　腹部をおさえて痛い所があれば，それらを圧痛点という．場所を明確にするため，腹部において骨の突出した棘（きょく）や臍のような明瞭な点を目標点として，名称をつけている．虫垂炎のときはマック・バーネー点 McBurney's point をおさえると痛いわけである．直腸がんや直腸ポリープなどの疑いのときは，肛門から指を入れて触れる直腸指診という方法もある．

　消化のよくない食物を摂取すると，腹部のとくに臍のあたりが痛いことがあり，これは内容を速やかに送り出そうと運動を起こしたためである場合がある．この小腸の運動には，①蠕動運動，②振子運動，③分節運動があり，いずれも小腸の壁に存在する平滑筋の収縮によって起こる．蠕動には内側の輪状筋と外側の縦走筋が関与する．正常時には，腸内容により拡張された部分の口側は収縮し，尾側は弛緩（しかん）する．これを小腸の法則といい，腸内容は尾側に向かって送られる．振子運動は縦走筋の収縮で起こる運動で，収縮部と弛緩部とが隣り合って存在し，それが交代で生じるものである．分節運動は主に輪状筋の収縮によるくびれで，収縮部と弛緩部とが隣り合って交互に繰り返す運動である（図7-22参照）．

13 肝臓の触診

　小さな子供は体全体に比べ腹部が膨隆しており，肝臓も大きいので触れることができる．しかし，成長した対象者で肝臓を触診するにはテクニックが必要である．仰臥位で，膝を立てるなどしてできるだけ患者の腹壁をゆるめる．手指を右肋骨弓に平行，または手掌を体の長軸に平行になるように腹壁に平らにあてる．腹式呼吸を行わせ，腹部が陥凹するとき，圧迫しながら肋骨弓下に指を押し込む気持ちで肝臓に触れることを試みる．

14 爪と健康・栄養

　爪の色をみると，そのヒトの健康ないしは栄養状態がわかる．爪体部（そう）を支える部分は厚く，毛細血管に富む．その血液色が，健常者では透明な爪体を透かしてみえる．ピンク色ならよいが，どうかすると青白色だったり，黄疸色だったりすることがある．この爪の色をみるには太陽光線によるのがよい．暗い部屋で蛍光灯によると，健康色を見誤ることがある．

　爪は，外表に露出している爪体と，皮膚にうずもれている爪根の二つに分けられる．爪体，爪根をのせる皮膚面全体を爪床と呼ぶ．爪の表面で爪根と爪体の境界部

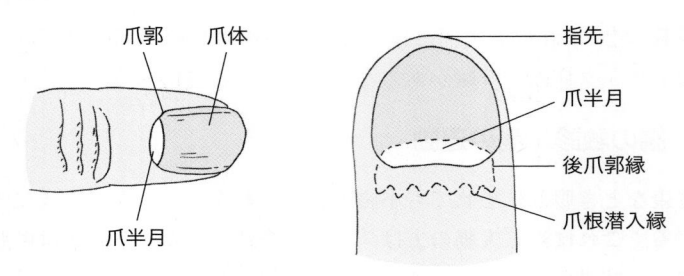

図 15-6　爪

に生ずる白色部を半月（爪半月）と呼ぶ．

　爪半月の明瞭にみえる指，まったくみえない指，みえたりみえなかったりする指がある．同じヒトでも，若いときには爪半月があったのに年をとって消失することがある．このようにみると，爪半月には指ごとの差，個人差，年齢差があるようである．爪半月は爪が十分に角化をしていない部で，やわらかく，不透明である．こういうことが健康とか栄養などと関係があるようにいわれて久しいが，一方では，いきいきしているヒトの指に半月がなく，反面，病で死亡したヒトにはあったりするので，その正体はつかみにくい．しかし，後爪郭の爪に対する被覆度は個人差も指による差も著しく大きく，半月の出現を左右するようである．

　まずは各自で，左右 10 本の手指爪を観察し，半月があるか否か，あるとすればその高さは何 mm か計測してみるとよい．

実習4　生理実習

1　皮膚感覚

目　的　皮膚感覚の触覚・圧覚および痛覚は，それぞれ皮膚上の**触点**・**圧点**および**痛点**で感ずる．各感覚点の皮膚上の分布と，場所によってその分布が異なるかどうかを調査する．

器　具　①ゴム印（1 cm角で1 mmのマス目のあるもの）と赤いスタンプパッド（図15-7）．
　②刺激毛：もともとは馬のしっぽの毛を用いたが，入手しがたいので太さの異なるナイロンテグス（釣糸）を用い作成する．わりばしや竹串を持ちやすいように手頃な長さに切り，その割面に切れ目を入れて約3.5 cmのナイロンテグスを差し込み固定する．何本か作成し，あらかじめ触点・圧点および痛点の検出に適したものを選んでおくとよい．

方　法　実験1）
　測定したい皮膚上にゴム印を押す．ノートに格子を書くか，グラフ用紙等の記録用紙を準備する．被検者に目隠しをし，刺激毛をマス目に沿ってテグスがわずかに屈曲する程度にあて，感覚点の有無を問う．被検者に，①触覚（○），②触-痛覚（◇），③痛覚（△），④感覚なし（×），のいずれかの返答を求める．1 cm^{2}あたりの触点，触-痛点，痛点の数（正確には相対度数分布（百分率））を求める．

設　問
　問1：感覚点の種類によって分布に差があるか．
　問2：指先，腕，足などの部位によって差があるか．
　問3：手掌と手甲のように内側と外側によって差があるか．
　問4：刺激の強さ（刺激毛の太さ）によって差があるか．

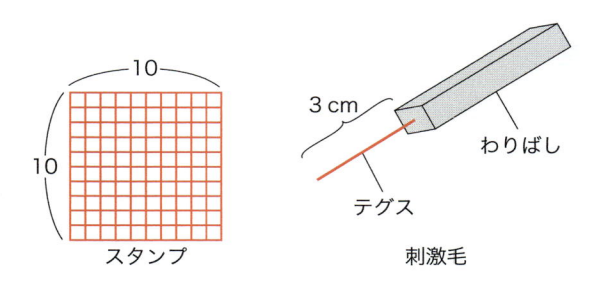

図15-7　感覚調査のマス目および刺激毛

問5：有毛部の毛を触れさせて感覚があるかどうか，触れる方向によって差があるか．

問6：感覚の刺激から大脳で感ずるまでの経路を考えよ．

注意点

あらかじめ被検者に感覚点を認識させないとデータがそろわない．とくに触点と圧点は区別がつきにくい．

実験2）閾値の変化（手背で行う）

冷水（室温より5℃程度低いもの）につけて，3分程度冷やす．

実験1）と同様に刺激毛で刺激する（(1)と同じ場所からスタートすること）．温度の変化を考慮し，縦/横各7ポイント+1ポイントの50ヵ所で行う．

これらより，$1\,cm^2$ あたりの触点，触-痛点，痛点の数（正確には相対度数分布（百分率））を求める．

温水（42〜45℃）で手背をあたためた場合も同様に行う．

冷やすこととあたためることにより，それぞれの感覚の割合に変化がなかったか．氷水ではどうか．

＊冷水や温水は，100 mL 程度の三角フラスコに入れて使用したり，ケーキなどを買うと付いてくるアイスパックや使い捨てカイロを活用したりしてもよい．

2点弁別　各々離れた2点に同時に触れ，2点と弁別できる最短距離が，体表の部位または方向により異なるかどうかを測定する．

道具：コンパスの先につまようじをつけたもの（コンパスの針や芯だと感覚が異なるし，また針先は危険であるから．ない場合は，2本のつまようじを指にはさみ，ずれないようにする），ものさし

被検者に目を閉じさせる．身体各部，たとえば額，舌先，前腕部，上腕部，人さし指手掌面，項部（うなじ），肩甲上部，鎖骨下部，腓腹部（ふくらはぎ）などの皮膚上の縦軸方向に，コンパスの足の両方で同時に，皮膚が少しへこむ程度の圧で触れ，2点を識別できる最短距離を測定する．閾値（2点を2点として知覚できる最小値）に近づいたら，片方，両方に触れることを混ぜながら行い，値を確かめる．

2 視　覚

視覚は，網膜上の視細胞が光（明暗，色）を受容し，それが視神経により脳に伝えられ，後頭葉の視覚野で感じられる．

網膜の視神経乳頭の部分には視細胞がなく，光の受容はできない（盲斑）．

盲点の観察　×印と○印を左右に並べた図を描く（二つの印の間の距離はbとする）．右目を閉じて，左目で×印を注視しながら図と目との距離を変化させると，○印がみえな

くなる点（盲点）がある．このときの角膜と図との距離 a をはかる．

図中の二つの印の間の距離 b と距離 a から，眼球の直径 25 mm として図を描き，黄斑（ものを凝視したときに焦点の合う最も視覚感度のよい部分）と盲斑との距離を求める．

3 味覚・味盲

目　的　基本味には，甘・塩・酸・苦とうま味がある．このうち四つの味（甘・塩・酸・苦）について，舌のどの部位でよく感じるか，また人によって差があるかを調べる．

器具・試薬　味覚検査のテーストディスク法に準じて，溶液を下表のとおり調整し，点眼瓶に入れる（キャップを色分けすると間違えなくてよい）．

　　a．甘味（ショ糖，S）
　　b．塩味（NaCl，N）
　　c．酸味（酒石酸，T）
　　d．苦味（塩酸キニーネ，Q）
　　e．無味（蒸留水）

表 15-6

	1	2	3	4	5
甘味 S	0.30%	2.50%	10%	20%	80%
塩味 N	0.30%	1.25%	5%	10%	20%
酸味 T	0.02%	0.20%	2%	4%	8%
苦味 Q	0.001%	0.02%	0.10%	0.50%	4%

綿棒（原法では厚めのろ紙をパンチングしたろ紙ディスクを溶液で湿らせて，ピンセットで舌上にのせるのだが，難しいので綿棒で代用する），舌圧子，蒸留水，紙コップ

方　法　実験 1）

　①いずれかの液の入った点眼瓶を選び，ふたの色（もしくは S，N，T，Q）を確認する．
　②ふたを取って数滴落とし，綿棒を湿らす（どっぷりと浸す必要はない）．
　③綿棒で舌上の実験ポイントを軽く刺激する（押し付けてはならない，図 15-8）．
　④口を開けたまま 2～3 秒たったら，その味と評価尺度を被検者に指さしてもらう（図 15-9）．
　⑤同じ溶液でほかの部位も評定する．

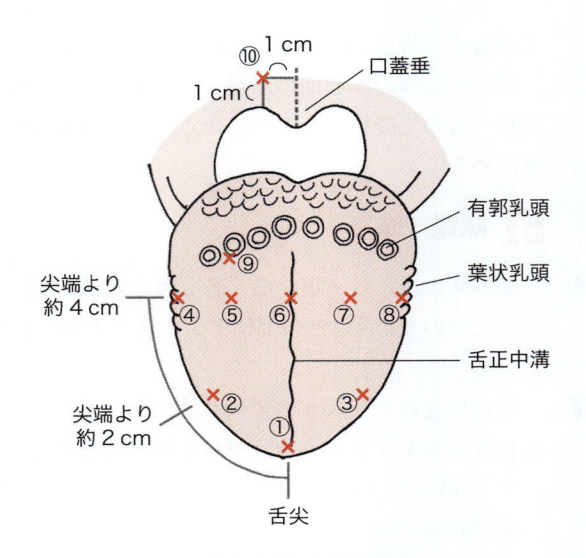

図 15-8　味覚検査

①，⑥は舌正中溝（正中線上）．
①，②，③，④，⑧は舌背（舌の表面と側壁のほぼ境界領域）．
⑤，⑦は舌縁と舌正中溝の中点．
⑨はなるべく有郭乳頭をねらう．
⑩は口蓋垂を通る正中線より1cm右側（被検者の）で縁から約1cmの軟口蓋．

記録方法：
測定部位ごとに四つ（＋蒸留水）の味質に関して，それぞれ次の尺度で感じたままを記録する．
　0：無味（まったく味がしない）
　1：やっと味を感知できる
　2：弱いが味を感知できる
　3：楽に感知できる
　4：強く感知できる
　5：強烈に感知できる

それぞれの中間は，".5"，たとえば1と2の間なら1.5と記入する．また，異なった味を感じた場合は？（具体的に）で記録しておく．
記録用紙には，測定した全濃度の尺度を記録しておく．なお，ある濃度で楽に感知できたら，それより濃い濃度では調べないで×を打つ（調べると案外感じないヒトもいるかもしれないが）．
＊感覚なので個人差があるのは当然だが，皮膚知覚のときと同様に，自分の尺度を持ってすべての味をなるべく等しく評価してみる．

部位	濃度1	濃度2	濃度3	濃度4	濃度5
①	0	1.5	3	×	×
②	4	×	×	×	×
③	?	2	3	×	×
（しょっぱい）					
④					
⑤					
⋮					

⑥水で口の中をゆすいでもらう（水は吐き出す）．同じ味質での測定の間はゆすいでもらわないでよい．

⑦綿棒を交換し，次の溶液に移る．

①〜⑦をa〜eの5種類の溶液について，濃度の低いものからはじめて繰り返し行う．明らかに水とは違う味を感じた濃度を認知濃度，また明らかな味と同定できた濃度を同定濃度として記録する．

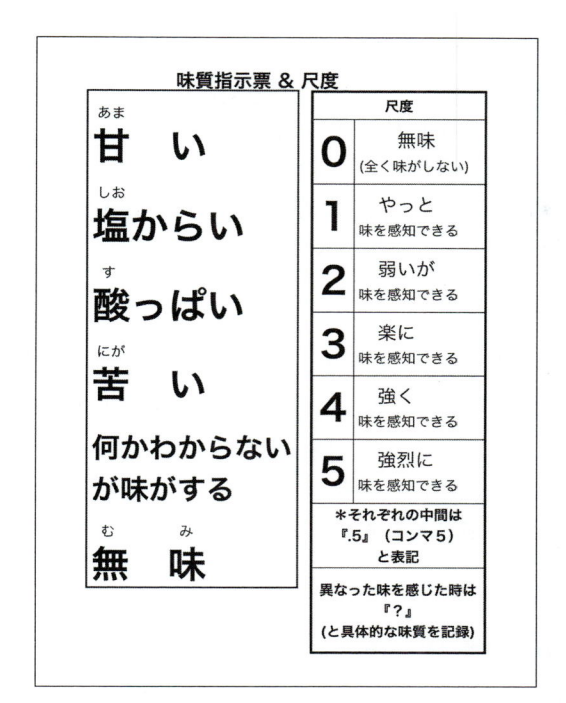

図15-9 味質指示票と評価尺度

*舌圧子は舌の奥を刺激する際に舌を押し下げるために使用するが，強く押し下げると吐き気をもよおすので注意する．

*dの苦味に関しては最後に行うこと．あとはどれからはじめてもよい．

*実験者はどの味で調べているかを被検者にわからないようにすべきだが，これは難しい．正確に調査するためには1回ごとに味と刺激部位を変えればよいが，煩雑になり間違いを起こす可能性があるので，一つの味ごとにじっくりと調べて欲しい．

*時に調べている味と異なった味を感じることもあるので，その場合は被検者の表現した味を記録しておくようにする．

*うま味も同様の方法で実験可能である．この場合，グルタミン酸ナトリウムを塩酸キニーネに準じた濃度で調整する．

実験2）味盲テスト

—N—C＝S構造を持ち苦味を呈する物質であるPTC（phenylthiocarbamide）やPROP（6-propyl-2-thiouracil）の苦味に対し，ほとんど感じない人（味盲 non-taster, taste blindness），ふつうに苦く感じる人，強く感じる人がおり，PROPの味覚感受性は人により大きなばらつきがあることが知られている．

方法：
PTCは10 mM溶液，PROPは3.2×10^{-5} Mと1.6×10^{-4} M溶液を用意する．
5〜10 mLを口腔に含み，どのような味を感じるかを記録する．

味盲テストの結果はプライバシーに気をつけよ．

問1：味盲テストで，日本人の10％，欧米人の30％が，10 mMのPTCで苦味を感じないといわれている．検査結果はどうであったか．
問2：この実験結果と日常の食事における味付け，好き嫌いに何らかの関係はないか．

実験3）
味覚修飾物質ギムネマ酸を含んだギムネマ茶（ダイエット用として市販されている．少し苦味がある）を口に含み，口腔内全体にまんべんなく行きわたるようにする（およそ30秒）．吐き出した後（別に飲み込んでしまってもよい），用意された食べ物（チョコレート，グラニュー糖，コーラなど）を食べ，その味をよく味わう．
＊この状況（甘みを感じられない）は通常，30分程度で消失するので，恐れずに行って下さい．

問：それぞれの食べ物（飲み物）はどのような味がしたか．

4 嗅覚検査

嗅覚検査は無臭室で行うとよいが，短時間に換気可能な部屋であれば十分に目的は達せられる．検査室の至適温度は25℃，相対湿度は65％ぐらいがよい．
　自覚的嗅覚検査の方法には数種類あるが，文部省の『嗅覚検査のための基準臭と検査方式に関する研究班』により確立された方法が普及している．
　基本的には10種の基準臭が選定されているが，臨床検査ではそれらの中から次の5種類の嗅素が用いられ，アルファベットで表示される．

A：β-phenyl ethyl alcohol "バラ"のにおい
B：methyl cyclopentenolone "焦げた"におい
C：iso-valeric acid "腐敗臭"または"汗くさい"におい
D：γ-undecalacton "桃"のにおい
E：skatol "糞"のにおい

これらの各嗅素を10倍ずつ8段階希釈し，におい紙（幅7 cm 長さ15 cmの無臭のろ紙）の先端に検査液を浸し，においをかがせる．低濃度からはじめて，においを感じたときの値を記録する．何らかのにおいを初めて感じたときの濃度を検知閾値，何のにおいであるか判断できたときの濃度を認知閾値として，測定・記録する．

5 重量感覚

目的 何gなのか物体の重さを当てることは困難であるが，二つの物体の重さを比較することは容易にできる．種々の重さ（基本重量）に対して，何gまで重さの差（識別重量）を判断できるかを調査する．この基本重量と識別重量の比が一定になるこ

とを，Weberの法則という．

器　具　①200 mLのポリビーカー2個（あらかじめ同じ重さになるように重量を調整しておく）
②上皿天秤
③メスシリンダー（200 mL），ピペット（10 mL）各1

方　法　二つのビーカーに適度に水を加えて同じ重さとし，重量を測定する（基本重量R）．被検者を目隠しして椅子に座らせ，両手を手掌を上にして胸の前に出させる．そして基本重量のビーカーを被検者の左右の手掌にのせ，同じ重量であることを確認させる．このとき，左右をのせかえたり，また軽く手掌を上下に動かしたりして確認させる．次にビーカーを下ろして一方のビーカーに水を加え，ふたたび手掌にのせて，重量差が判明する最小の重量差（ΔR）を調べる．基本重量を確認させたときと同様に左右をのせかえる．さらに基本重量を20～30 gごとに増加させてΔRを求め，ΔR/Rの比を計算して，RとΔR/Rの関係を図に示す．

設　問　問1：皮膚感覚と深部感覚にはどんな感覚があるか．
問2：重量感覚は種々の感覚が合わさった複合感覚である．どんな感覚によるのか考えよ．
問3：Weberの法則とは何か．
問4：肘や手を机の上に置いて測定するとΔRは大きくなるが，それはなぜか．
問5：被検者を変えたとき，人により差があるか．

注意点　①被検者が疲れてくると成績がそろわなくなるので，一つの基本重量に対しできるだけ短時間で行い，基本重量ごとに小休止するとよい．
②ΔRの重量は基本重量の0.5～1.0％を目安とすればよい．

6　脈拍の触診

目　的　電子デジタル式の血圧計が安価に流通しているが，単に脈拍の数を知ればよいものでなく，機械に頼らず触診することは色々な意味で必要である．脈の性質を知ることにより，血圧，心臓の状態を予想できるからである．

実習方法　脈拍の触診においては，検者が被検者の右側に位置し，示指，中指，環指の3本の指先をそろえて橈骨動脈にあてて感知し，脈拍そのものの性質を知ったり，心臓病の発見につとめたりする．母指を用いないのは，母指では動脈が比較的太く，この検者の拍動を被検者の脈拍と間違うことがあることによる．被検者が実施中に頸を左右に曲げたり回したりすると，測定を誤ることがある．これは橈骨動脈のもとの鎖骨下動脈がおさえられることにより，脈拍がわかりにくくなるためである．橈

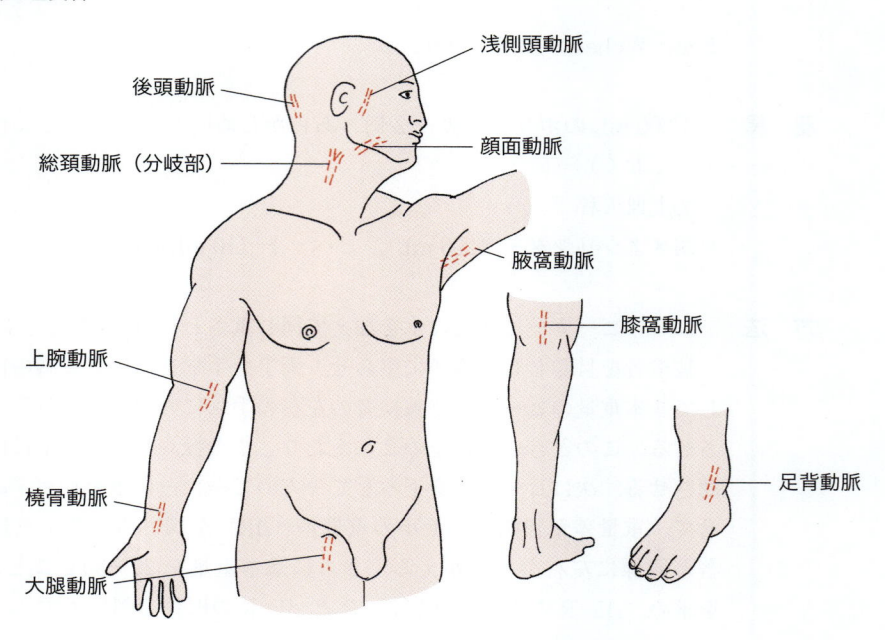

図15-10 脈拍をふれやすい動脈

骨動脈の位置が異常だったり，たとえ定位置にあっても脈なし病であったりすると，脈拍を知ることはできない．脈なし病は動脈の炎症により脈管腔が狭くなって起こる．

7 血　圧

目　的　血圧の正しい測定方法を修得し，血圧の生理的変動因子による変化を調査し，血圧とは何かを考える．

器　具　①自動血圧計（脈拍数を同時に記録するのが望ましい）
②バケツ，冷水

方　法　実験1：血圧の測定：被検者を座位とし，安静にさせる．机の上に被検者の左腕を置き，心臓の高さと同じくらいのところでできるだけ伸ばし内側を上にしておく．まず肘の内側を軽くおさえて脈拍のふれるところを捜し出す．自動血圧計のマンシェット（空気袋）のセンサー部分が脈拍のふれるところにあたるように，マンシェットを上腕に巻く．巻く強さは間に指が2本入る程度とし，あまりきつくなく，またマンシェットがずれない程度とする．測定ボタンを押して血圧を測定する．しばらく間を置きながら数回測定して手技に慣れるとともに，被検者の安静度を確認する．

実験2：手首の内側（親指寄り）で脈がふれるところを捜し出し，血圧を測定し

ているとき（減圧しているとき），脈がふれ出した瞬間の血圧の数値をみよ（触診法）．
　　　　実験3：立っているとき，寝ているときの血圧を測定し，姿勢による血圧の変動を調査せよ．
　　　　実験4：左腕と右腕で血圧を測定せよ．
　　　　実験5：暗算を5〜10分間させて（4桁の加算か2桁の乗算がよい）血圧の変化を調べよ．
　　　　実験6：両足を冷水につけて血圧を測定せよ．

設　問　　問1：最高血圧，最低血圧について説明せよ．
　　　　問2：触診法で最高血圧を測定できるが，それはなぜか考えよ．
　　　　問3：左右の腕や姿勢で血圧が異なるのはなぜか．
　　　　問4：暗算や冷水で血圧が変動するのはなぜか．
　　　　問5：血圧測定時の注意事項を述べよ．

8 運動時の循環機能

目　的　　運動負荷時の循環機能の動態を，血圧，脈拍数，および呼吸数で調査する．とくにその回復過程を調査して運動機能について考える．

器　具　　①自動血圧計
　　　　②ストップウォッチ（秒針機能のある時計）

方　法　　被検者にはスポーツをしている人としてない人を選び，あらかじめ血圧，脈拍数，および呼吸数を測定しておく．5分程度の走行もしくは階段の昇降をさせ，直ちに測定を行って，その後5分ごとに測定を繰り返して回復過程を観察する．

設　問　　問1：運動負荷後の測定値はどのように変わったか．
　　　　問2：運動負荷時と高血圧患者の血圧について比較せよ．
　　　　問3：各測定項目を時間経過に従って図に示せ．
　　　　問4：中等度の運動での脈拍数が180程度とする考え方があるが，これについて考えよ．

注意点　　高血圧や心臓疾患のある人は被検者としないこと．

9 小脳の機能検査

　　小脳の機能が障害されると運動失調症を起こす．この検査法には，特別な装置を必要としないものがある．
　①両手を前方に伸展した状態のまま眼を閉じたとき，小脳の患側の腕が外側へずれる．次に，前方伸展した腕を頭上にあげさせ，次いでもとの位置に戻させる．患

側の腕は，腕挙上時には行きすぎ，閉眼してもとに戻すときには外方にずれる．

②上腕を体の側方に水平位に保った前腕伸展位から，示指の先を鼻尖部につける動作をさせる．腕を外側に伸ばすときに大きく粗くふれる．指尖を鼻尖につけるとき，しばしば行きすぎる．また，大きく振戦する．鼻に指がついても，動揺して位置を保てないこともある．

③ロンベルグ徴候といって，左右の足を爪先まで合わせて立たせ，動揺するか否かをみる．さらに，閉眼させて動揺性が増すか否かをみる．

④歩行させると，常に障害側へ偏り，患側上下肢の共調運動はない．そのほか，酒に酔ったときのような歩き方をする．

10 呼吸機能

目的 レスピロメーターなどを用いて肺活量などの肺気量および換気機能を測定し，呼吸のしくみについて考える．

実験1）肺気量の測定

器具 ベネディクト・ロス Benedict-Roth 型レスピロメーターもしくは肺活量計（記録式），マウスピース，フトンばさみ（鼻をつまむため）．

レスピロメーターの構造と原理 図15-11にみられるように密閉された容器内の空気の量を測定し，呼吸による容量の変化を記録させる．

方法 あらかじめフトンばさみで鼻をつまんで鼻腔から空気が漏れないようにし，マウスピースをくわえて呼吸をする．ある程度呼吸方法に慣れてから，装置を作動させ記録をさせる（図15-12）．

測定項目
①1回呼吸気量
②予備呼気量
③最大吸気量
④予備吸気量
⑤肺活量

注意
①装置の使用は取り扱い説明書に従って行う．
②肺気量は正確には，37℃，飽和水蒸気の状態，大気圧に換算して行う．

設問
問1：肺気量の各区分の実測値と正常値を比較せよ．
問2：肺気量の各区分の実測値を男女で比較せよ．
問3：肺活量とは何か．
問4：残気量とは何か．

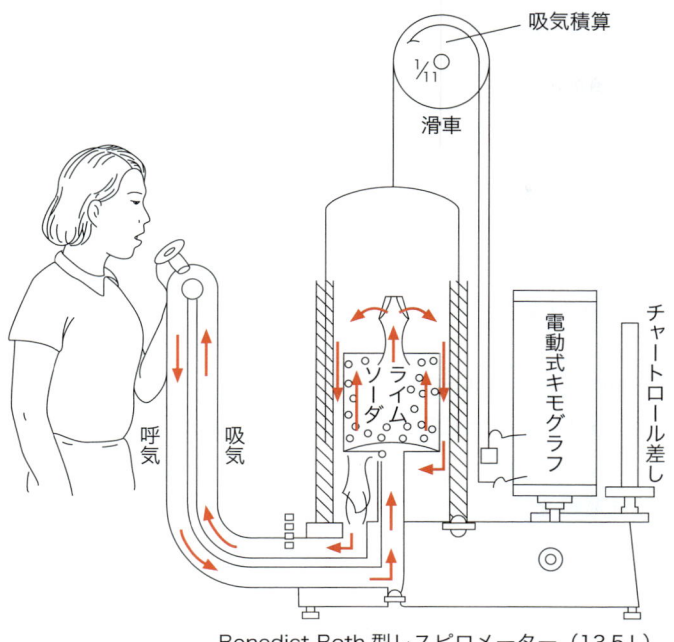

図15-11　レスピロメーター

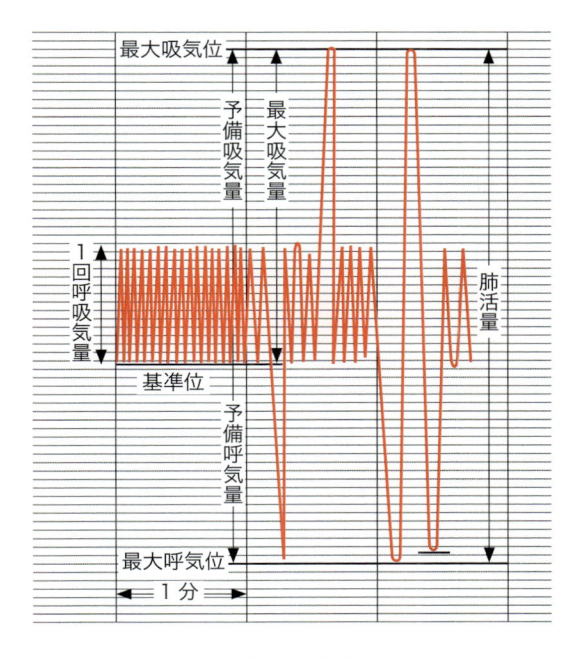

図15-12　肺気量

実験 2）努力性肺活量の測定

器具および使用方法は実験1）と同じである．最大吸気の後，できるかぎり速やかに呼出することで測定される努力性肺活量の容量曲線を記録させる（図15-13）．

測定項目
① 1 秒量
② ％肺活量（肺活量/予測肺活量×100）
③ 1 秒率（1 秒量/予測肺活量×100）

注　意
① 予測肺活量は Baldwin らの式で年齢，身長から計算する．
　VC（mL）（♂）＝（27.63－0.112×年齢）×身長（cm）
　VC（mL）（♀）＝（21.78－0.101×年齢）×身長（cm）
② 呼気運動をできるかぎり速やかにさせるため，検者は"息をはいて……はいて……はいて"と声をかけて補助する．

設　問
問1：1秒量とは何か．
問2：％肺活量が小さいときはどのような状態か．
問3：1秒率が小さいときはどのような状態か．

実験 3）呼吸停止時間（息こらえ時間）

呼吸停止時間は主として肺活量と心肺機能に関係し，これに精神的な要素（忍耐力）が加わったものである．

方　法　一般に stange 法が用いられている．すなわち，被検者に十分に吸気（最大吸気）させてから直ちに呼吸を停止させ，どれだけの時間無呼吸の状態が続けられるかを測定する．

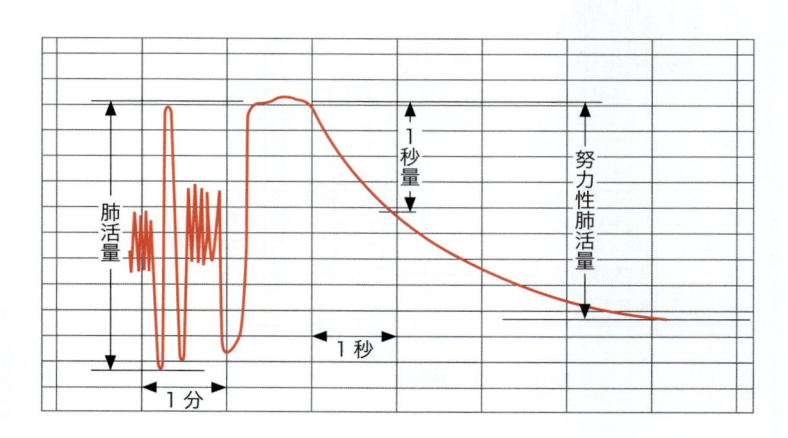

図 15-13　努力性肺活量曲線

注　意　　①正常値としては男性 40〜120 秒（平均 60 秒），女性 30〜80 秒（平均 45 秒）である．
　　　　　　②呼吸停止時間と肺活量の測定値について相関を調べてみよう．

実験 4）マッチ試験

　この実験はマッチの火を消す能力，いいかえれば努力性肺活量に関与し，1 秒量に相関するとされる．

方　法　　被検者の口から 15 cm 離れたところに点火したマッチ棒を置き，口を十分に開いた状態で勢いよく呼気させて火を消させる（消えなければ数回試みさせる）．

注　意　　1 秒量が 1,600 mL 以上であれば火を消すことができる．

設　問　　問 1：火が消せない人はどのような状態か．
　　　　　　問 2：喫煙の呼吸器系に対する影響を調べよ．

実習 5　動物の解剖実習

目　的　直接に人体を解剖して学ぶことが理想であるが，それが不可能な場合は，実験（モデル）動物を用いて間接的に人体の構造を把握する．

実験動物　ラット（140〜200 g 程度のもの），ほかに，マウス（10〜30 g）を用意し胆嚢を確認することもよい．

実験動物の取り扱い上の注意　ラットは，1800年代にヨーロッパで野生のドブネズミの中から白色の変わり種としてみつかったものに由来し，1800年代後半に実験用として確立された．現在，100種類以上の系統が存在する．マウスとともに実験動物として重要である．胆嚢がないという特徴を持つ．実験動物は実習のために生命を提供するものであるから，けっして粗略な取り扱いをしてはならない．また，これらの動物を介して自分の体の構造や形態を追求していることを常に念頭におくこと．どの動物の場合も本能的な警戒心や恐怖感を持っているので，取り扱いに際しては，その反発としてかみつかれたり，逃げられたり，四肢の爪でひっかけられたりしないように注意すること．なお，各校の動物実験の指針に従うこと．

解剖用具　ハサミ（直剪刀）（2種）：ハサミ（大）は，刃先で臓器などを傷つけぬよう，片刃の先端が鈍角になっている．（大型で両刃先が尖っているハサミは，骨などのかたいものを切ったりする作業に使う．これはなくてもよい）．ほかの刃先の鋭い小型のハサミ（眼科剪刀）はより細密な解剖に使うものであり，大きな作業のときにこれを乱用してはいけない．

ピンセット（2種）：通常は尖端のまるい大きい方を用いる．先端の尖ったピン

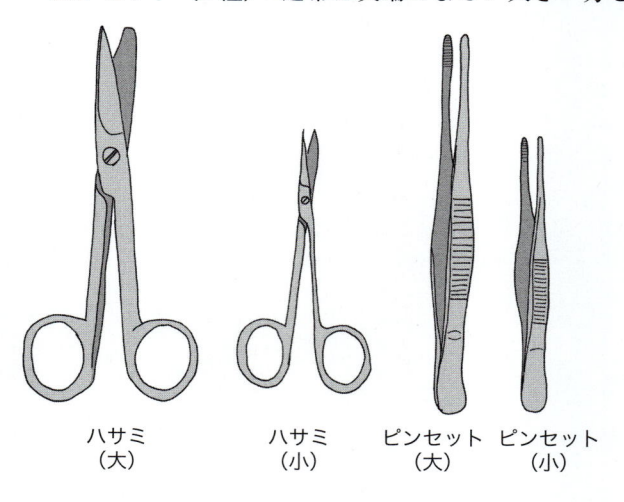

ハサミ（大）　ハサミ（小）　ピンセット（大）　ピンセット（小）

図 15-14　解剖用具

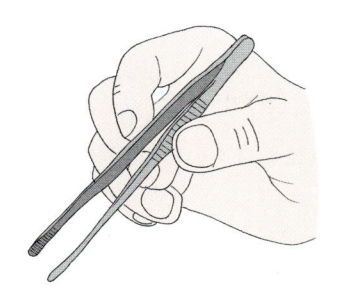

図 15-15　ピンセットの持ち方

セット（小）は細密な解剖に用いるものであり，これを乱用して臓器に傷つけたりしないように注意すること．

　メスや柄付針などはなくても問題はない．

　留針：解剖した一部を解剖皿に固定するためのものである．解剖やルーペ使用上の障害とならないよう，動物体の外側に向かって傾けるとよい（プッシュピンの針足の長いもので代用可能）．

　ルーペ：随時用いて，組織，器官の細部を観察する．

　その他，ピペット，細い針金（20 cm 程度），ガーゼ，脱脂綿などを用意する．

　解剖器具使用上でとくに注意することは，ハサミ，メス，針などを持って歩き回らないことである．

　また，各自のテーブルは常に整頓しておくよう心がけ，解剖器具は両手の触れる左右に置かずに，なるべく前方に置くようにする．

　常に冷静に実習を進め，不測の傷害を受けぬよう互いに注意しなければならない．

　実習終了後，解剖器具は水で洗い，汚れのひどいときには，石けん水で洗った後，乾いた布（またはアルコール）でよくぬぐっておくこと．とくにピンセット先端内側の滑り止めの溝に血液がこびりついたままになっていることが多いので，針などを使ってきれいに除去しておく．長期の保存には，サビを防ぐために少量のワセリンないしは流動パラフィンを塗っておくとよい．

1 動物の麻酔法

　これは，動物を麻酔することにより，意識消失，無痛，筋弛緩，自律神経遮断作用でもって苦痛を与えない目的で行われる．ラットなどの小型動物では全身麻酔を行う．麻酔薬は中枢神経系のはたらきに作用する．呼吸，循環に大きな影響を与え，時に呼吸抑制が生じて死亡することもある．

吸入麻酔法　エーテルあるいはクロロホルムを浸した脱脂綿を，動物とともに適当な大きさのガラス容器に入れ，その動物の動きを観察する．麻酔作用は，興奮期を経て，数分間で麻酔期に移行する．解剖を行う場合は蘇生させる必要がないので，少し長めに時間をかける．解剖中に覚醒して動き出したときには直ちに追加麻酔できるよう準

備しておくこと．

　麻酔に用いる薬品は引火性が強いので，火気はなるべく避けること（気化するとわからなくなる）．また，容器ごとドラフトなどに入れて，気化ガスを吸入しないように注意すること（部屋全体の換気にも気をつける）．

吸入麻酔法　ウレタン urethane の 10% 水溶液 1〜2 cc（1,000 mg/kg ip）を腹腔内に注射する．ウレタンは長時間（6 時間以上）の麻酔ができ，循環と呼吸の抑制は少ないが，発がん性があるので取り扱いに注意すること．また，覚醒させる実験には推奨できない（現在，動物に対する麻酔は厳密に行うことが義務づけられているので，各校の動物実験の指針に従って行うこと）．

2 骨格系の観察

骨格の標本や模式図などを参照して，ヒトの骨格と対比して学習せよ．

3 内臓器官の観察解剖術式（ラットの場合）

①図 15-16 のように解剖皿に留針で保定する．

②次いで，ピンセット（大）で外皮をつまみ，皮下の筋を切らないようにしてハサミを入れる．ハサミは先端が鈍になっている方を入れ，番号順に皮膚を切開する（図 15-16）．

③皮膚の切開が完了したら，図 15-17 の線に沿ってハサミを入れて筋と肋骨を切り，図 15-18 のように頸部，腕部，腹部，骨盤部を切開する．このとき，模式図を参照して各臓器名を確認せよ．

　図 15-19 のように諸器官（位置，形態）の観察がすんだら，各臓器を摘出し，局所解剖学的に観察を行う．

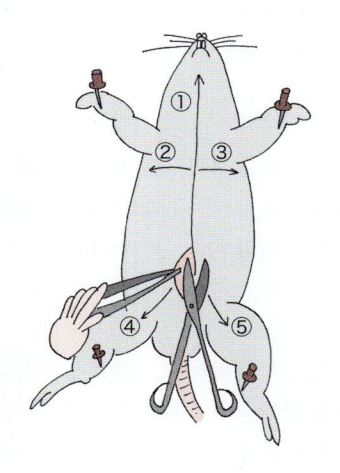

1. 麻酔をかけたラットはコルクボードにピンで固定する（皮膚部分に刺す）．このとき，四肢はなるべく広げておく．
2. ピンセットで腹部の皮膚をつまみ上げ，結合組織を十分に広げて筋層を切らないように注意する．
3. 皮膚切開は左図の番号順に切るとよい．

図 15-16　皮膚切開

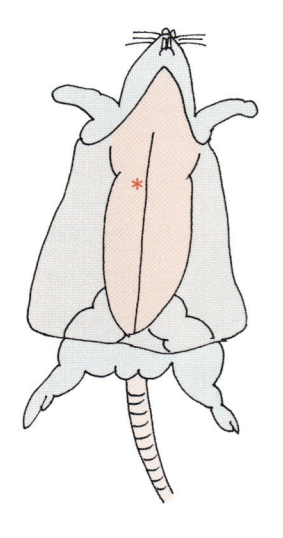

切った皮膚を広げると筋層が十分にみえるようになる．
＊正中にある白線をみることができるか．

図15-17　筋層が十分みえるように

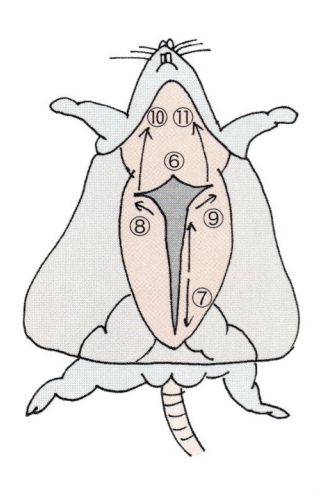

1. 腹部正中部（白線）に沿って，⑥頭側，⑦尾側に切る．頭側は横隔膜の直前まで（胸骨の剣状突起がみえる）切る．このとき，筋層をきちんとピンセットでつまみ上げて内臓を傷つけないようにする（頭側は肝臓，尾部は膀胱がみえるまで）．
2. 次に，⑧，⑨と横隔膜直下を左右に切開する．
3. 最後に，⑩，⑪と肋骨を切りながら頭側に進む．このときなるべく側壁を切らないと，胸壁の動脈を切ってしまい，出血する．

＊なお，胸郭を切開すると，ラットは呼吸困難に陥り少し動くことがあるが，あわててハサミを落としたりしないように注意する．
＊しばらく心臓が拍動を続けているのをみることができる．

図15-18　筋層を切り開く

1）胸腔臓器

　胸腔臓器では，循環器系の心臓と呼吸器系の肺の摘出を行う．模式図を参照してよく観察せよ（図15-20，15-21）．外部の観察が終わったら，ハサミで切開し内部を調べる．

胸腔で観察すべき臓器

胸　腺　心臓におおいかぶさるように存在する（通常は白い逆ハート型）．
　　　　観察後にピンセットでつまんでハサミ（小）で切り取ることにより，心臓の全景がはっきりする．

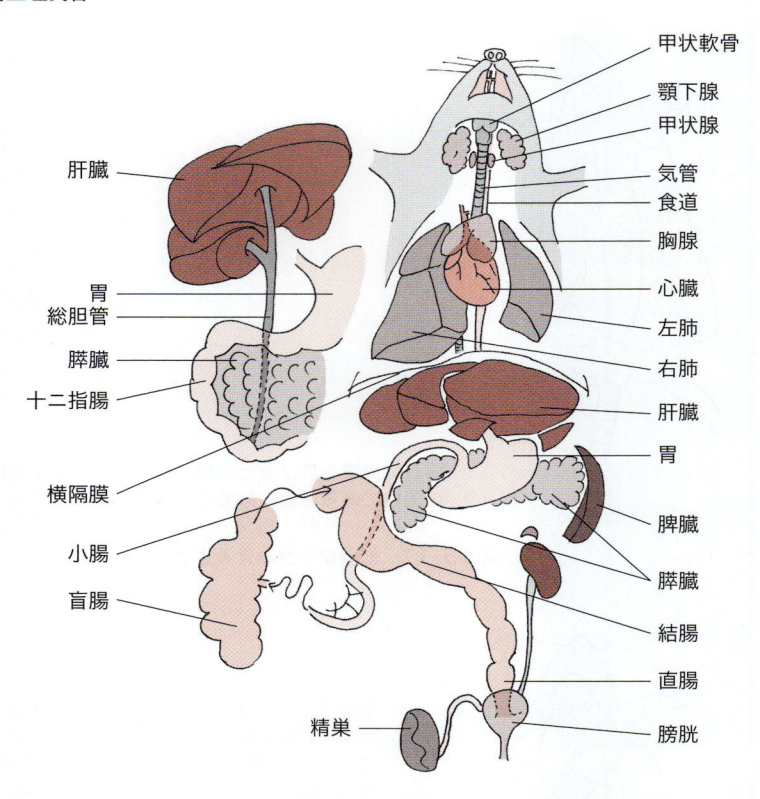

図15-19 内臓諸器官

心　臓　ほぼ正中に位置している卵円形の構造（赤黒い）で，非常に薄い心外膜におおわれている．

肺　心臓の両側面にある構造（赤い．血液を取り除くとわずかにピンク色）．
頚部から続く気管が確認できたか．

気　管　管状の構造，気管軟骨とそれをつないでいる筋からなり，ちょうど洗濯機の排水パイプのようにみえる．当然これは呼吸器系の一部である．
頚部から胸部へと気管を追っていき，それが左右に分岐するところが気管支である．

気管支　気管から左右に分かれ，横方向に走行して左右の肺につながる管．
気管を左右のどちらかによけて（ピンセットで），食道を明らかにする．

食　道　口に入れた食べ物を胃に運ぶための（咽頭と胃をつなぐ筋でできた）管．非常に細く，色は赤色系．

心臓腹面　　心臓背面

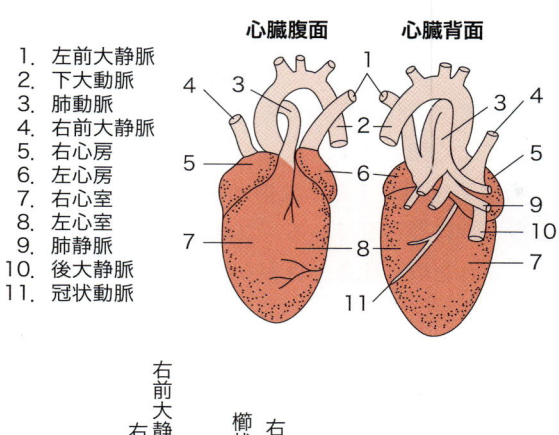

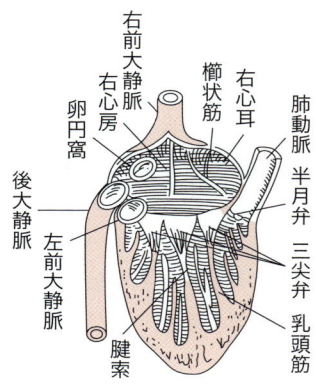

1. 左前大静脈
2. 下大動脈
3. 肺動脈
4. 右前大静脈
5. 右心房
6. 左心房
7. 右心室
8. 左心室
9. 肺静脈
10. 後大静脈
11. 冠状動脈

図 15-20　心臓の形態と脈管

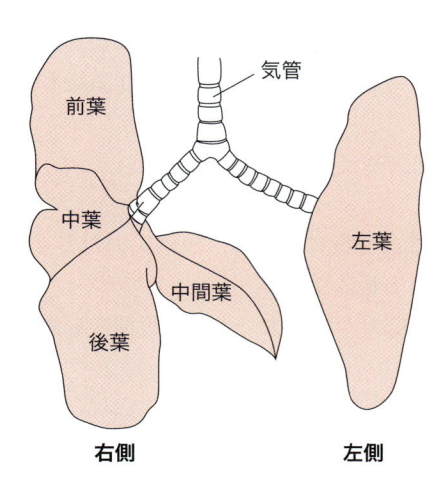

図 15-21　肺の分葉

横隔膜　胸郭の最下部に付着している薄い筋でできた膜．ここより上部が胸腔，下部が腹腔になる．
　食道はこの横隔膜を貫き，すぐに胃につながる．

2) 腹腔臓器

腹腔臓器では，とくに消化器官の胃腸や消化腺である肝臓，膵臓，および泌尿器系の腎臓を摘出してよく観察せよ．

腹腔の最表層の構造を観察する．大網と呼ばれる腹膜の一部がのび出たものが，腹部臓器をおおうように存在している．これは非常に薄いが，時に脂肪が付着していることもある．これを取り除き，胃から残りの臓器を追ってみる．

腹腔で観察すべき臓器

胃　食道に続く弯曲した臓器で，食物の消化に重要なはたらきをする．また一時的に食べ物を貯蔵する．おそらく，解剖時には消化中の餌がたくさん入っていると思われる（半透明で中の餌の色が外に透けてみえる）．この胃の全景を眺めるためには，その右上部をおおっている肝臓（暗赤色）を押し上げなければならない．胃は，食道とは噴門で，次の十二指腸とは幽門でつながっている（図15-22）．

小腸　胃から続き，嚢状（袋状）の盲腸につながる細い管である．ただホースが腹腔内に詰め込まれているのではなく，透明な腸間膜（血管や脂肪がみられる）によって後腹壁につながっている．
　　　＊十二指腸・空腸・回腸の明確な区別はつかないが，十二指腸の部分には膵臓が付着している．

腸間膜　エプロン様の漿膜であり，腹腔内で多くの消化器系臓器をぶら下げている．豊富な血管が分布していることを確認する．時に多くの脂肪組織も付着している．

大腸　小腸からつながり，肛門まで続く管状構造．

盲腸　大腸の初めの部分で，腹部の左側に位置し，後隅にいたると大きな嚢状となる．ヒトに比べて非常に大きい．それはなぜか．
　　　この盲腸より細長い管状の部分が出て太くなり，腹部の右側を前方に向かう上行

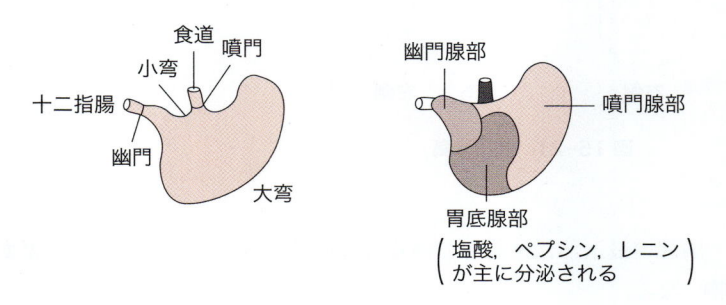

図 15-22　胃

十二指腸
結腸
回腸
空腸
盲腸
直腸

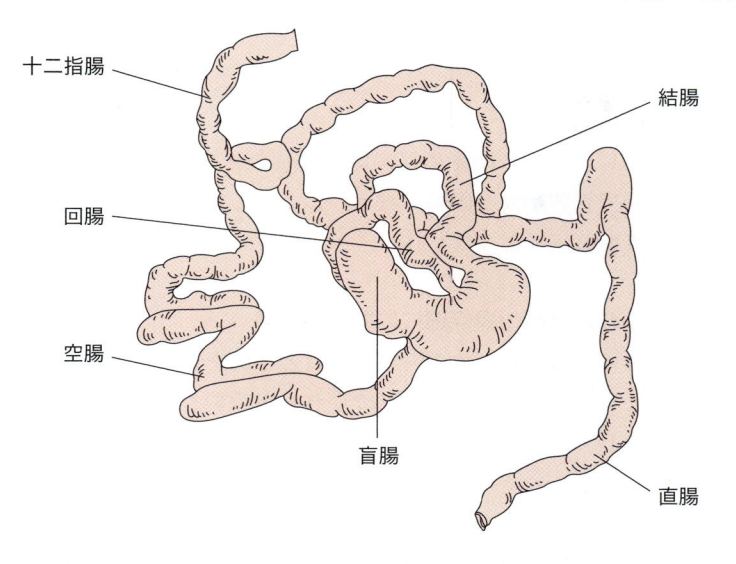

図 15-23　腸管

結腸となる．次いで左に曲がって胃の背側を横に走行する部分を横行結腸といい，これが腹部の左側を後方に向かうと下行結腸となり，直腸（糞塊がとぎれとぎれに並んでいる）から肛門にいたる（図 15-23）．

直　腸　　大腸の最終部，最後は肛門管に続く．オスでは膀胱，メスでは膀胱と腟が，その前面に位置している．

肛　門　　消化管の開口部で，ここから糞塊が外に出る．

消化腺

肝　臓　　腹腔の最上部，横隔膜直下にある暗赤色の大きな臓器で，各分葉より構成されている（図 15-24）．

膵　臓　　ラットの膵臓はヒトとはやや異なり，広がった腺構造である．腹壁背側から腸間膜内を，小腸の最初の部分（十二指腸にあたる）から胃下部まで広がっている．膵臓を確認するには胃を引き上げなければならない（淡紅色）．左端（膵尾部）には脾臓がみられる．腸間膜の脂肪と混ざってみつけづらいことがある．十二指腸につ

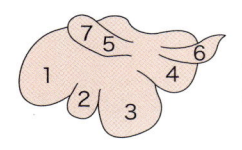

1：外側左葉，2：内側左葉，3：内側右葉，4：外側右葉，
5：尾状葉，6：尾状突起，7：乳頭突起

図 15-24　肝臓の分葉

ながる膵管はみつけにくい．

その他の臓器

脾 臓　リンパ球の生産，酸素の運搬能を失った赤血球の破壊などを行うリンパ器官で，胃の背側で胃脾網膜（腹膜の続き）によって胃に付着する．暗赤色扁平で細長い舌状をしている．

腹腔および骨盤腔の最深部に位置する臓器

　これらの臓器を観察するために，胃と小腸を一方に押しやる．腸間膜のためにすぐにもとに戻る場合には，ここでこれらの臓器を取り出す．

　方法としては，直腸のなるべく終端を慎重に切断する．このときほかの臓器を傷つけないように．その断端をピンセットでつまみ上げると腸間膜が後腹壁との間にみられるので，これを切っていく．おそらく引き上げるだけで切れてしまうと思うので，なるべくゆっくりと行う．すると，今まで観察してきた消化器系の臓器と脾臓をひと塊となった状態で引き出すことができる．

　最後に，横隔膜直上に食道を1cmほど追って切断し，横隔膜も後腹壁から切断すると，肝臓を含んだ腹腔内の消化器系臓器をひと塊として取り出すことができる．これらは後にもう少し時間をかけて観察すること（食道の部分で切らず，さらに上方まで追っていくと，胸腔内臓器も一緒に外すことができる）．

　まず，後腹壁に位置する二つの腎臓が確認できる．

腎 臓　豆のような形をしており，これは腹膜後臓器（腹膜の後ろに位置する）である．色は赤黒い．

　＊左右の腎臓（ラットの頭を上にして，腹側から眺めた場合，あなたの右手にみえるのが左の腎臓である）と腎動脈や静脈，また尿管との関係を観察した後，それぞれを取り出し，重量を計測し，記録する．その後，前額断を施して断面から皮質と髄質を観察せよ．ピンセットで腎表面の被膜をつまみ，被膜をゆっくりとはいでみる．腎臓が正常なものであれば，きれいにはぎとれる（図15-25）．ヒトの腎臓と何が違うか．

副 腎　各腎臓の上端におおいかぶさるようにある内分泌器官である．年老いたラットや太ったラットでは腎臓とともに脂肪組織におおわれていることがある．その場合は小ピンセットでていねいに脂肪組織をはがす．

尿 管　腎臓の内側，凹んだ腎門から起こり，下行して膀胱につながる半透明の管（細い）．

膀 胱　尿をためている袋である．尿がたまっている場合にはよくわかる．尿の色でわず

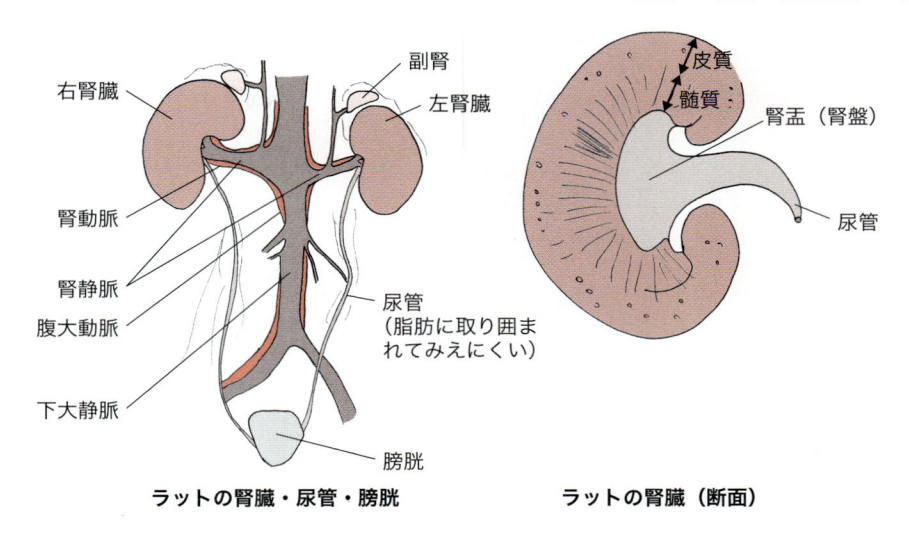

ラットの腎臓・尿管・膀胱　　　　**ラットの腎臓（断面）**

図15-25　泌尿器系

かに黄褐色になっている．

　腹腔の正中部，左右の腎臓にはさまれて，2本の重要な大血管がみられる．それぞれを確認すること．

下大静脈　体下部からの血液を心臓に戻すための静脈（腎静脈がつながっている）．

腹大動脈　下大静脈よりも深い位置にある体で最も太い動脈．心臓からつながっている（ここから腎動脈が出ている）．

　生殖器に関して観察をする（図15-26）．
　まず，自分が解剖しているラットがオスかメスかを同定しなくてはならない（解剖する前に外観で観察できていると思う）．腹側で尾の根部を観察する．袋状の構造（陰嚢）がみられれば，それはオスである．もし開口部が三つ，すなわち外尿道口，腟口，肛門があれば，それはメスである．

オスの生殖器　陰嚢に浅い切開を加えてみよ．そこには卵円形の精巣が観察される．陰嚢を押すと，楕円形で淡紅色を呈し表面には屈曲した多くの血管の分布する精巣を腹腔内に押し出すことができる．精巣，精巣上体（精巣の前後両端を帽子状におおい，中央の内側面にて細い帯状をなして前後の部分と連結する白色の物体），精索（精子を運ぶ精管と血管や神経などが束にまとめられたもの）を区別することができるか．
　膀胱の側面には精嚢がみられ，膀胱の下部で尿道を取り巻くように前立腺もみられる．
　膀胱から腹壁にのびている陰茎が観察できる（図15-27左）．

図 15-26　外性器

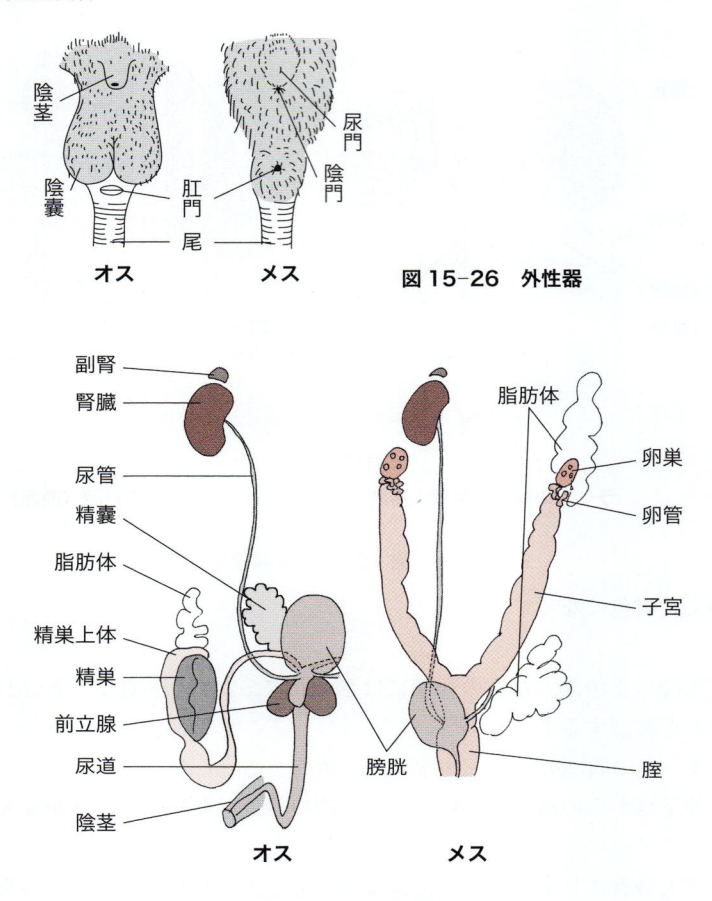

図 15-27　生殖器

メスの生殖器　骨盤腔を探って，太い赤肉色で Y 字型の子宮が膀胱の背側にあるのを確認せよ．多くの場合は脂肪組織が付着しているので，ていねいに小ピンセットではがしてみる．洋梨型のヒト子宮とは異なり，ラットなどの子宮は双角子宮である．それぞれの子宮角の先端に白い卵管が続き，さらに先に桑実状の卵巣がみられる．左右の子宮角が合わさった下端につながっている部分が腟であり，そこが外陰部につながっている（図 15-27 右）．

3）骨格筋の観察

　骨格筋は，浅層のものと深層のものをあわせて 400 種ほどある．そこでラットの皮膚をすべて剝離して，浅層の筋だけを観察せよ．骨格筋の両端は，白色の強靱な腱によって関節をはさんで骨に付着している．筋の両端のうち，体の中心部に位置している方を起始部といい，この部位は固定されている．これに対し，体の遠位にある方を筋の停止部といい，この部位が作動して筋が働くのである．また，筋には支配神経（運動神経と知覚神経）と栄養血管が入っている点にも注意せよ（図 15-

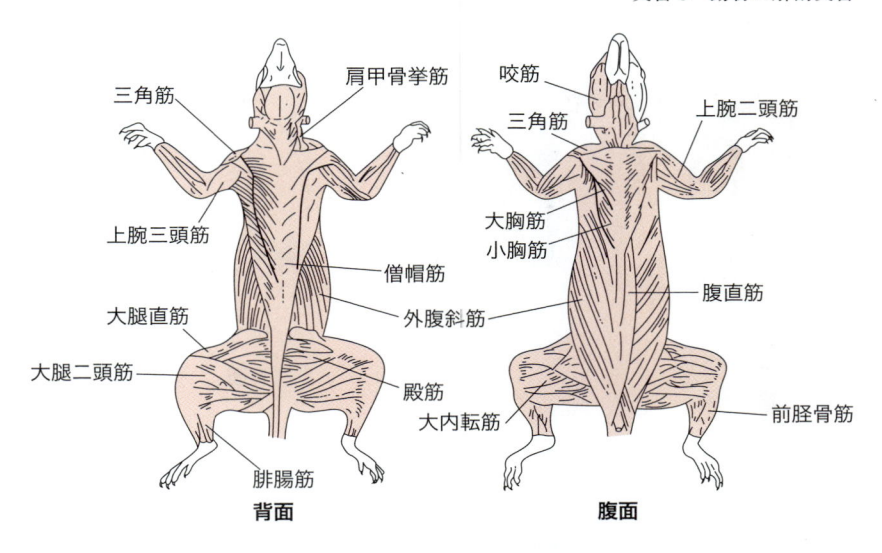

図 15-28　骨格筋

28).

4) 脳の観察

　ラットの頭部の皮膚を剝離する．頚部で切断した方がやりやすいが，抵抗のある者はそのままで行ってもよい．なお頚部で切断する際は，やみくもにハサミを入れるのではなく頚椎の間を切るようにしないと，ハサミの刃がこぼれて使い物にならなくなる．

　頭頂部の筋をピンセットやハサミを用いて取り去ると，頭蓋骨が露出する．この状態で内部の大脳を透かしてみることができる．

　ここでいよいよ頭蓋骨をはがす．まず頭蓋骨と頚椎の間を探し出し，そこからハサミで鼻側に向かって表面の骨だけに少し切れ込みを入れて，骨を割るようにしてはがす．縫合に沿ってはがれると思われる（体重が 200 g を超えると少しはがれづらくなる）．十分に頭頂部の骨をはがし，側頭部の耳があった部分の骨を左右に押しやる（ここが一番かたい）．最後に脳の下面で脳神経を切ることにより，脳を取り出すことができる．いかに脳がやわらかく，それを頭蓋骨で取り囲んで保護しているかがわかると思う．外形の観察が終わったら，ハサミで大脳半球を右と左に分離し，脳実質の皮質と髄質を観察せよ（図 15-29）．

　＊時間をかけて解剖をする余裕があれば，ラットの頭部を頚椎で切断し，皮膚や筋などをなるべく取り去って，10～15% の硝酸水に約 24 時間浸す．すると，骨の成分である石灰が溶解して脱灰状態となり，骨はやわらかくなる．十分に水洗した後，解剖皿の上に背面を上にして固定し，ピンセットとハサミを用いて頭蓋骨の後隅からゆっくりとていねいに前頭骨，頭頂骨を除去してゆき，さらに前方，側方，後方の順に骨を剝離する．この際には内部に強い圧力を加えないよう注意を要する．

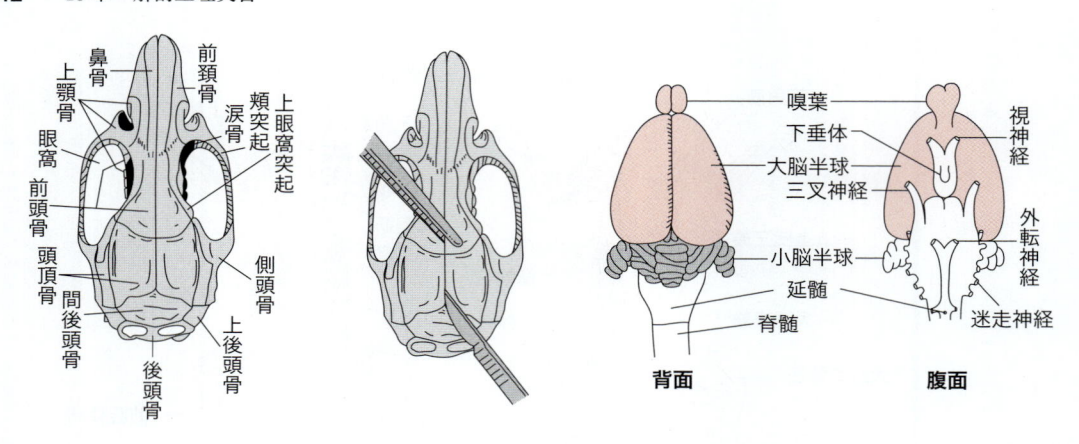

図 15-29　頭骨および脳

4 心臓の自動性の観察

目　的　　心臓が，自律神経系の支配から切り離され体外に摘出された状態でも，みずから拍動する自動能を有していることを実験的に観察する．

実験動物　　ウシガエルまたはヒキガエル

心臓の摘出法　　①ラットと同じ方法により，エーテルまたはクロロホルムで軽く麻酔を施す．
②カエルを背位に保定し，胸部の皮膚をピンセットでつまみあげ，下顎の両外側まで図 15-30 のように切開して皮膚を反転する．
③腹部と胸部の境に扁平な胸骨の剣状突起が認められるので，これを筋とともにピンセットでつまみ上げ，次いでハサミを入れて大胸筋を図 15-31 のように切り取ると，心嚢の中で拍動している心臓が観察される．

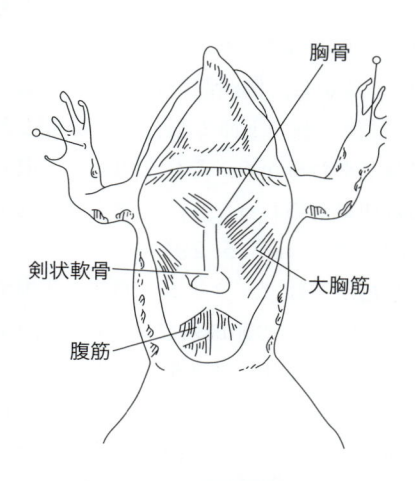

図 15-30　心臓の摘出法①

実習5　動物の解剖実習　243

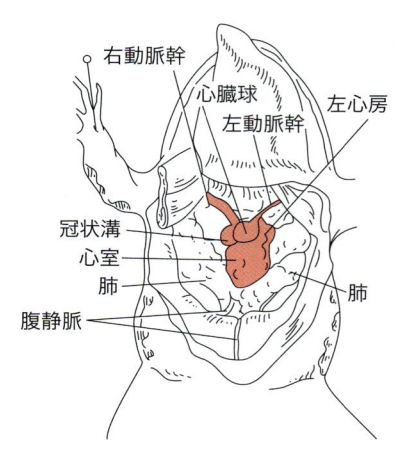

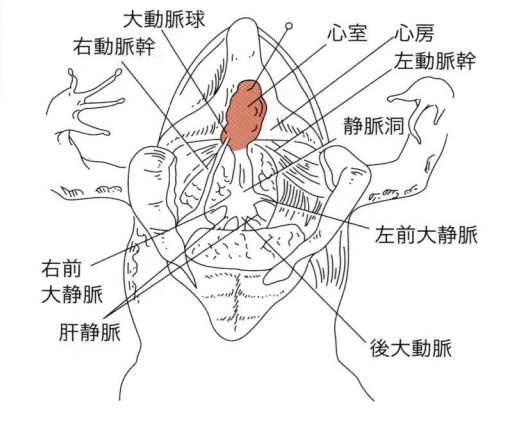

図 15-31　心臓の摘出法②

図 15-32　心臓の摘出法③

④心臓の先端（心尖）で心嚢をピンセットでつまみ，縦方向に心嚢を切開し腹部を圧迫すると，心臓は心嚢外に自然に突出する．

⑤腹面からの心臓は心室と心房（カエルは2心房1心室）に分かれ，心室の右上方には大動脈球が認められる（図15-31）．

⑥図15-32のように，セルフィンないしは先端が鉤状になった針で浅く心臓をつりあげて，心臓に出入するすべての動脈と静脈を切断する．このとき，左右の前大動脈および後大静脈を切断する際は，なるべく静脈洞から遠位部で切断すること．カエルではこの静脈洞に自動性のペースメーカーが存在しているので，傷をつけな

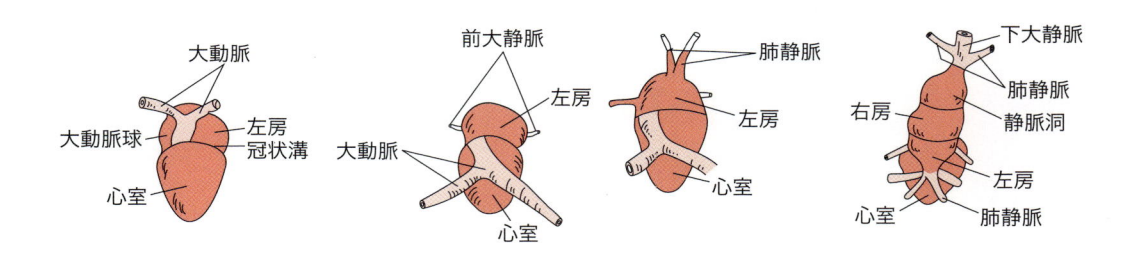

図 15-33　カエルの摘出心臓

表 15-7　カエルのリンゲル液のつくり方（水100 mLあたりのグラム数）

NaCl	0.65
KCl	0.02
$CaCl_2$	0.03
$NaHCO_3$	0.00

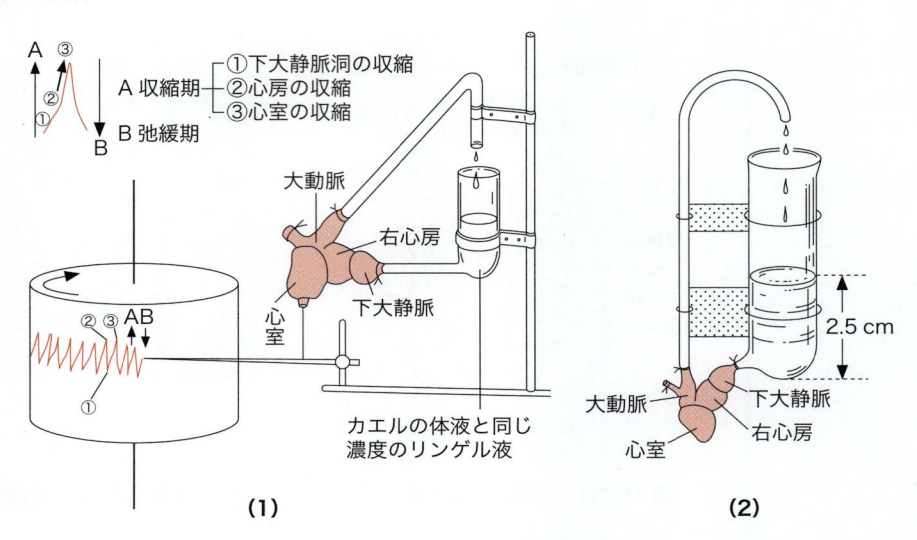

図15-34　心臓還流実験装置

いように注意すること．

⑦摘出した心臓の形態は図15-33に示すごとくである．これをリンゲル液（表15-7）を満たした大型のシャーレに入れておくと，拍動し続ける．あるいは，各血管を結紮し図15-34のように心臓還流装置にセットすると，心臓の循環機能が観察される．

実習 6　組織実習

顕微鏡で観察するための組織標本をつくるには，まず臓器をホルマリンなどで固定する．その後アルコールで脱水，キシレンに入れて透徹し，パラフィンに包埋したものをミクロトームで数 μm に薄切してスライドグラスにのせる．さらに，これからパラフィンを除いてヘマトキシリンやエオジンなどの色素で染め分けて封入し，カバーガラスをかけるという過程が必要である．ここではすでにできあがったスライド標本を顕微鏡で観察することになる．

標本　標本は生体の新鮮な材料から得たものが望ましいが，現実的に不可能なことがある．とくに腸管などの消化管では，死後変化がすぐ起こるため，ほかの動物の臓器で代用されていることが多い．

標本の観察方法　まず肉眼でみて，臓器は何か，どういう方向に切ったか，染色に用いられた色素は何かなどを確認する．

その後，顕微鏡のステージにのせて観察を行う．まずは肉眼に引き続き，弱拡大（対物レンズの 4〜10 倍）で全体をみて理解し，スケッチを行う．スケッチは無地の白紙（もしくは白ノート）に直接色鉛筆（12 色程度でよい）で描くことを勧める（まず鉛筆で描いてから色をつけるのもよいが，時間がかかる）．その後，細胞レベルでの観察のために強拡大（対物レンズの 40〜100 倍）にしてスケッチをする．

表 15-8　染色法：何がどう染まってくるか

染色法	核	細胞質	ほかの染色される要素
HE（ヘマトキシリン-エオジン）	紫	赤（エオジン）	
Azan（アザン）	赤	明るい赤か，明るい青	膠原（コラーゲン）線維が青
Masson trichrom（マッソンのトリクロム）	赤	明るい赤か，明るい青	膠原（コラーゲン）線維が青
レゾルシン-フクシン	赤		弾性線維が紫ないし黒
チオニン-ピクリン酸			骨細胞と骨細胞突起が暗赤色・暗青色
ルクソールファーストブルー-クレシル紫（Lfb＋Cv）	紫	明るい紫	ニッスル小体が紫，ミエリン鞘が緑または青
オスミウム酸			ミエリン鞘が黒
鍍銀染色			細網線維が黒，神経線維が黒

強拡大にするとピントの合う範囲が少ないので，微動ネジを絶えず動かして観察をする．

1 血球標本の観察（図15-35）

血液塗抹標本の製作

血液の採取にあたっては，穿刺具やブラッドランセットなどの専用の採血用具を用いて安全に行うようにする．必ず使用後の処理を確実にして，血液を介した感染症を防止すること（血液等，感染のおそれのあるものの取り扱いに注意すること）．

パッペンハイム（メイ・グリュンワルド・ギムザ）染色 Pappenheim（May-Grünwald-Giemsa）stain

標本のつくり方

準備：
i ）メイ・グリュンワルド液（＝0.3％エオジン酸メチレン青メタノール溶液）
ii ）ギムザ染色液
iii）1/15 mol/L リン酸緩衝液（pH 6.5）
iv）スライドグラス（十分に脱脂されたスライドグラスを用いる）
v ）引きガラス

①アルコール綿で指先をふき，乾いてから採血器具を用いて刺し，血液を出す（採血）．最初の1滴はティッシュペーパーで拭き取り，次の1滴を使う．
　＊あらかじめ指先は手洗いし清潔にしておくこと．穿刺の際は必ずイスに座って行う．
②血液を引きガラスに1滴取る．スライドグラス（表面を指などでさわらないように清潔に保っておくこと．指が触れると手指の脂が付き，うまく血液がのびない）を机の上に置き，引きガラスを付着させて，血液を引きガラスの幅に伸展させる．
③スライドグラスに対して約30°の角度にした引きガラスを，軽く押しながら滑

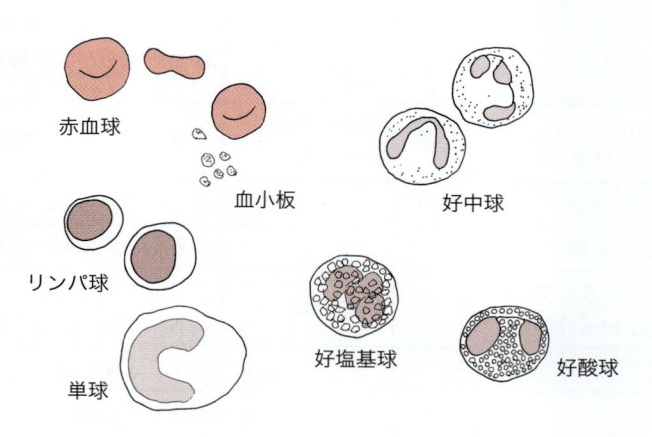

図15-35　血液細胞

らせて塗沫する（途中で止めることなく，一定速度で行う）．
　④塗沫が終わったら手早く乾燥させる．空中でスライドグラスを振ったり，手の甲でスライドグラスの裏をこすったりしてあたためる．温風ドライヤーの下でしばらく乾燥させる．
　⑤スライドキャリー（金属枠）に入れる（20枚入るので，20枚集まるまで待つ）．
　⑥メイ・グリュンワルド液の入った染色ツボにスライドキャリーを入れる〔**固定・染色**〕．5分間（静かに）．
　　　1枚1枚のスライドグラスをバットの中に置き，駒込ピペットで染色液をのせて染色する方法もある（この場合，染色ツボは不要．ただし，染色液が流れ落ちて乾燥しないように注意すること）．
　⑦メイ・グリュンワルド/リン酸緩衝液等量液〔**染色**〕．1分間（静かに）．
　⑧リン酸緩衝液〔**洗浄**〕．30秒（静かに）．
　⑨ギムザ染色液の入った染色ツボに移す〔**染色**〕．30分間（静かに）．
　⑩蒸留水につけた後（30秒），各自スライドグラスを取り，手でよく振って水をよく切り，完全に乾かす．けっして，染色した部分の表面はこすらないこと．
　⑪カバーガラスをかけずに油浸で観察する．

　作製した血液塗沫標本を観察し，各人の白血球百分比を求める．
　方法：標本を動かしながら観察し，ただひたすら白血球を分類し，それぞれの数を数える．通常，白血球200個を観察して種類別の個数を求める．

液浸対物（100倍）レンズの使い方
　①低倍率（40倍）の対物レンズで標本にピントを合わせる．
　②40倍のレンズを少し回転させて光路から外し，標本の観察部位上にイマージョンオイルを点着する．
　③レボルバを回して液浸対物レンズ（100倍）を光路に入れ，微動ハンドルでピントを合わせる．
　　＊オイルに気泡が入っていると像のみえ方が悪化するので，入らないように注意する．
　　気泡の有無は，接眼レンズを取り外して開口絞りを全開にし，鏡筒内部の対物レンズの瞳（円形に明るくみえる）をみるとわかる．
　　気泡の除去は，レボルバを少し回して，油浸にしている対物レンズを1～2回往復させるとよい．
　　＊開口数（NA）表示が1.0以上のコンデンサの場合，これはスライドガラスとコンデンサ上面の間にオイルを付けたときの値であり，オイルを付けないときはNA約0.9になる．
　④使用後は，レンズクリーナーをごく少量専用レンズペーパーに含ませて，レンズ先端に付着したイマージョンオイルを入念に拭き取るようにする．忘れるとレンズが使えなくなる．

＊100 倍から 40 倍には戻してはいけない．

2 口唇の組織（図 15-36）

ヒトの口唇には上唇と下唇とがあり，これらは同じ組織構造である．口唇は，口を閉ざす口輪筋という骨格筋と脂肪組織を中心に構成され，皮膚と粘膜とがこれを包んでいる．両者の移行部は赤唇縁である．顔面の続きである表皮が粘膜上皮に移行すると，上皮の厚さは厚くなり，上皮の角化層が少なくなり，通常表皮にある毛や汗腺もなくなり，表皮の基底層にあるメラニンの沈着も減少する．皮膚と粘膜の部位の区別が確実にできるようにせよ．

3 舌の組織

舌は骨格筋の塊を粘膜が包んだものである．舌筋は縦横にまじって走る横紋筋線維の束で，その中に血管や神経がみられる．

舌の粘膜上皮は重層扁平上皮で，舌背に密生する糸状乳頭の表面はとがっている．これに対し茸状乳頭の表面の上皮は，重層扁平上皮でまるくなり，下の血液が透けて赤くみえる．有郭乳頭（図 15-37）も重層扁平上皮からなり，角化していない．これは上面の平たいまるい丘のようになっており，深い溝に囲まれている．内部をつくっている結合組織乳頭には血管と多数の神経がある．また，ここには味を感じる味蕾がみられる．味蕾には神経が出入りしているが，通常の染色ではあまりはっきりしない．

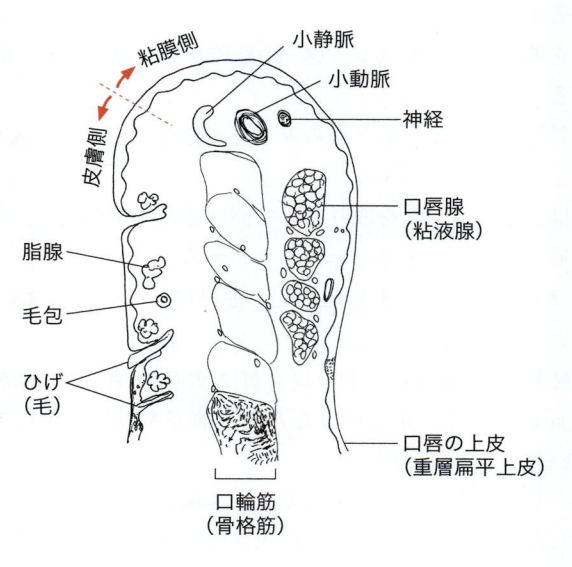

図 15-36 下唇

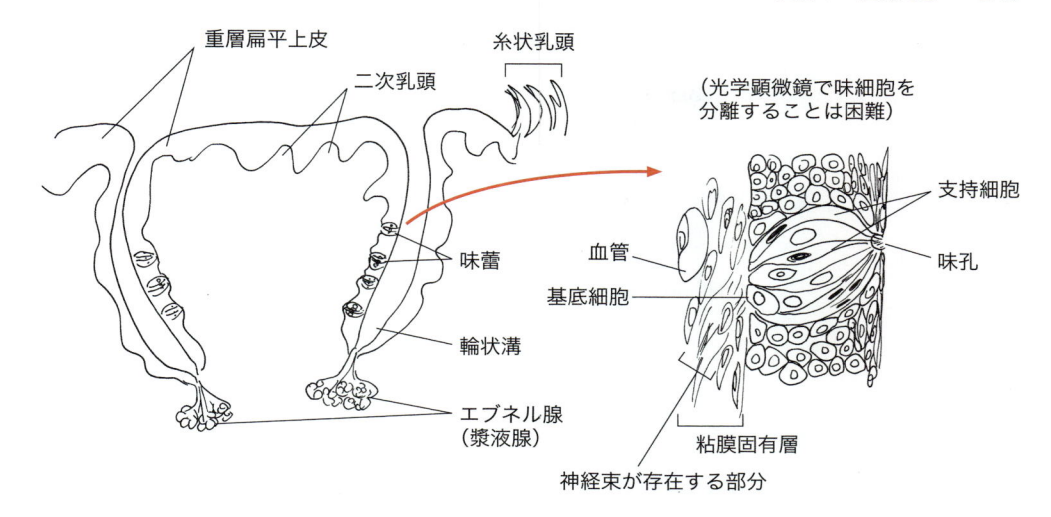

図15-37　有郭乳頭と味蕾

4　顎下腺の組織

　唾液腺は消化酵素と粘液を含む分泌物を出す腺で，口腔に開く大きいものには，耳下腺，顎下腺，舌下腺がある．唾液腺の分泌物に主として消化酵素が含まれるときはねばりの少ない液をなし，この腺を漿液腺という．これに対し，分泌物としてねばりのある粘液質の液を出すものを粘液腺という．

　顎下腺は下顎にある卵形の唾液腺で，その導管は舌の下面と口底の角に開口する．顎下腺の終末部には漿液性の部分と粘液性の部分があるので，混合腺である．終末部には半月があり，線条部もよく発達している（図15-38）．

5　食道の組織

　食道は前後に圧平された管で，内面には縦走するヒダがある．粘膜の内面は厚い重層扁平上皮でおおわれている．その最表層は扁平である．粘膜上皮の下は，粘膜固有層，粘膜筋板，粘膜下層，輪走筋層，縦走筋層と続く．粘膜下層には食道腺という小さな粘液腺があり，短い導管で上皮とつながっている．

　食道の筋層は内輪・外縦の2層からなる．咽頭に近い食道の上部は横紋筋からなり，胃に近い下部は平滑筋からなる．中間の3分の1ほどの高さでは両者が混在する．食道の外膜はあまりはっきりしない結合組織からなる（図15-39）．

6　胃の組織

　口腔で咀嚼され唾液と混ざって送られてくる食物に，塩酸とペプシンを加えながら混ぜ合わせ，消化の第一段階を行うのが胃である．主体をなす胃体と幽門の手前の少し細くなった前庭に分けられ，胃体の円蓋部を胃底と呼ぶ．胃体には胃底腺

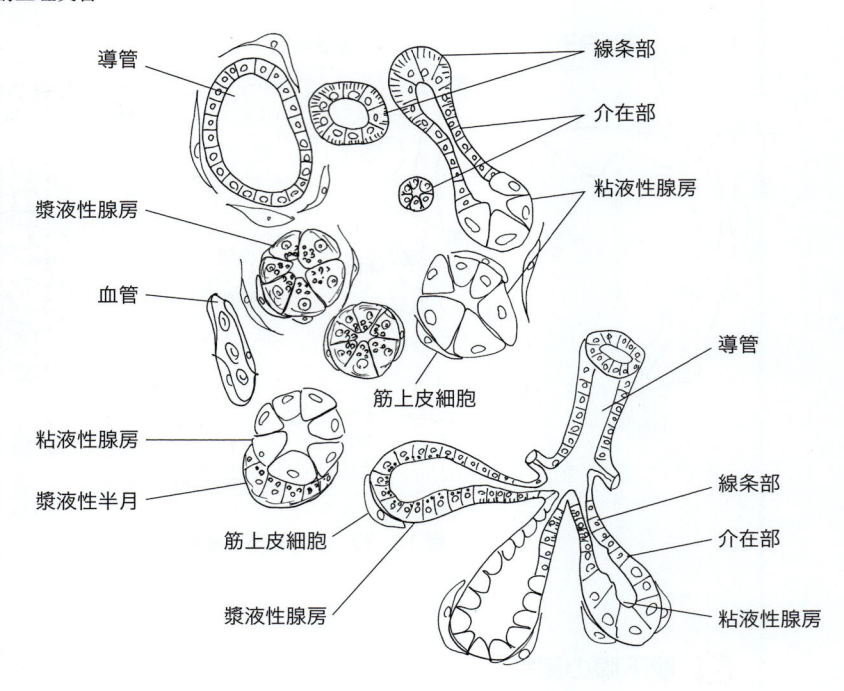

図 15-38　顎下腺

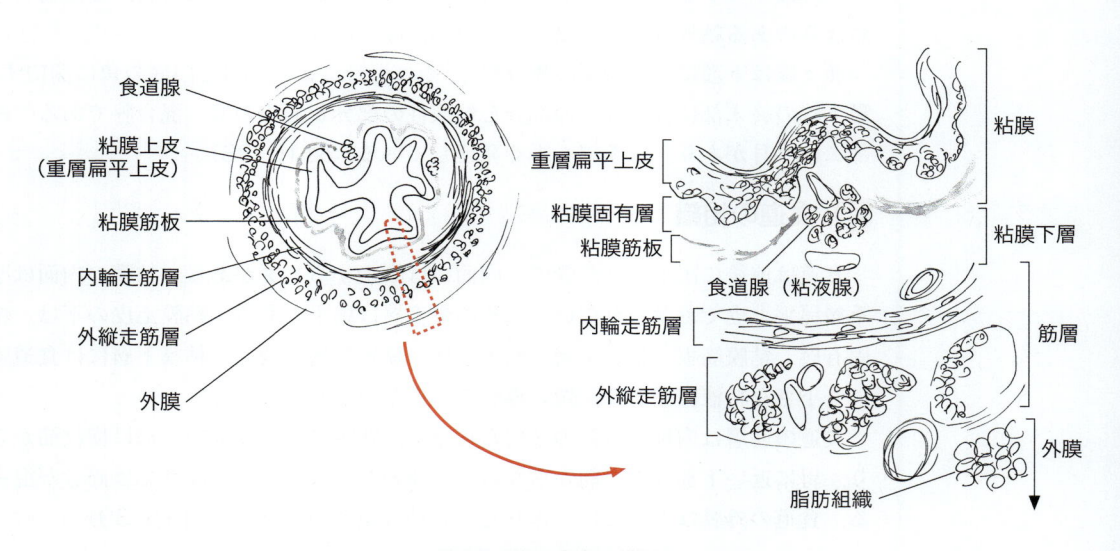

図 15-39　食道の横断面

という消化酵素と，塩酸を分泌する腺が分布する．この胃底腺をとくに観察してほしい．

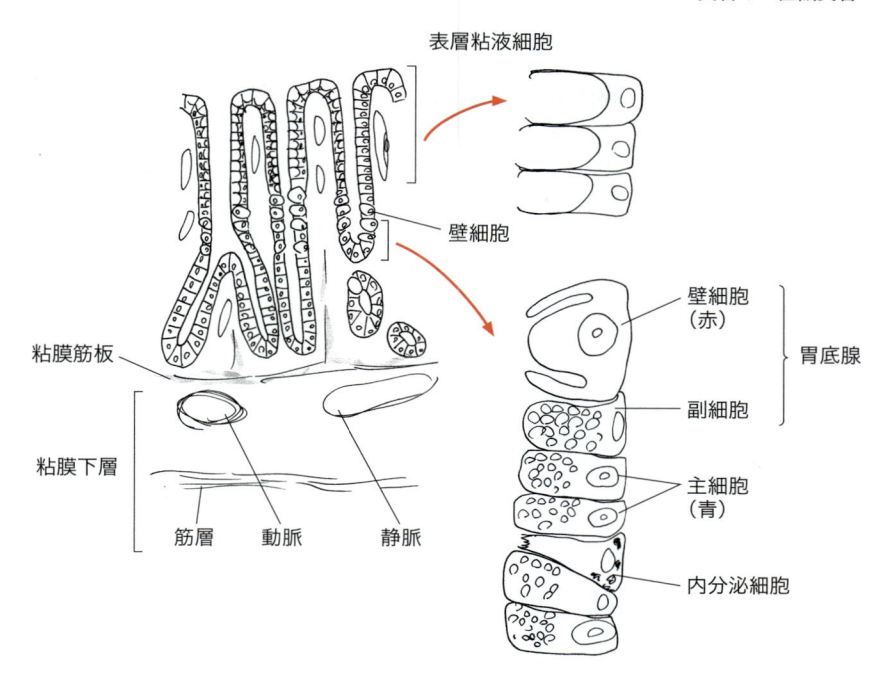

図15-40　胃底腺

　胃底腺は，胃小窩に続くやや細くなった腺頚部，その下方の腺の主体をなす腺体，さらに下方の分岐した腺底に区分される．胃小窩から腺頚部には表層粘液細胞がぎっしりと並び，塩酸や消化酵素で自身の組織が消化されないようにしている．胃底腺をつくる細胞は，主細胞（ペプシノーゲンを分泌），壁細胞（塩酸を分泌），副細胞（粘液を分泌する）の3種である（図15-40）．

7 小腸の組織

　小腸の内面には外壁から内腔に鎌状に出る輪状ヒダが走り，その表面に虫メガネでもみえる絨毛が密在する．この絨毛は粘膜の突起で，吸収上皮細胞でおおわれ，これら上皮の下に粘膜固有層，粘膜筋板，粘膜下層，内輪走筋層，外縦走筋層，漿膜という消化管として典型的な層構築をつくっている．ここでは絨毛の構造を確認してほしい．絨毛の吸収上皮細胞の頂部の微絨毛は，光学顕微鏡ではちょうど爪の白い部分のようにみえ，刷子縁と呼ばれている．絨毛の粘膜下組織に毛細血管，中心乳糜腔は確認できるか．陰窩には，細胞頂部に果粒を持つパネート細胞や底部に果粒がみえる腸内分泌細胞（基底果粒細胞）が観察されることもある（図15-41）

8 大腸の組織

　大腸の内面には，小腸にあった輪状ヒダと絨毛がない．深い管状の陰窩が無数に粘膜固有層を貫く．陰窩の壁と粘膜表層は吸収上皮細胞でおおわれている．陰窩の

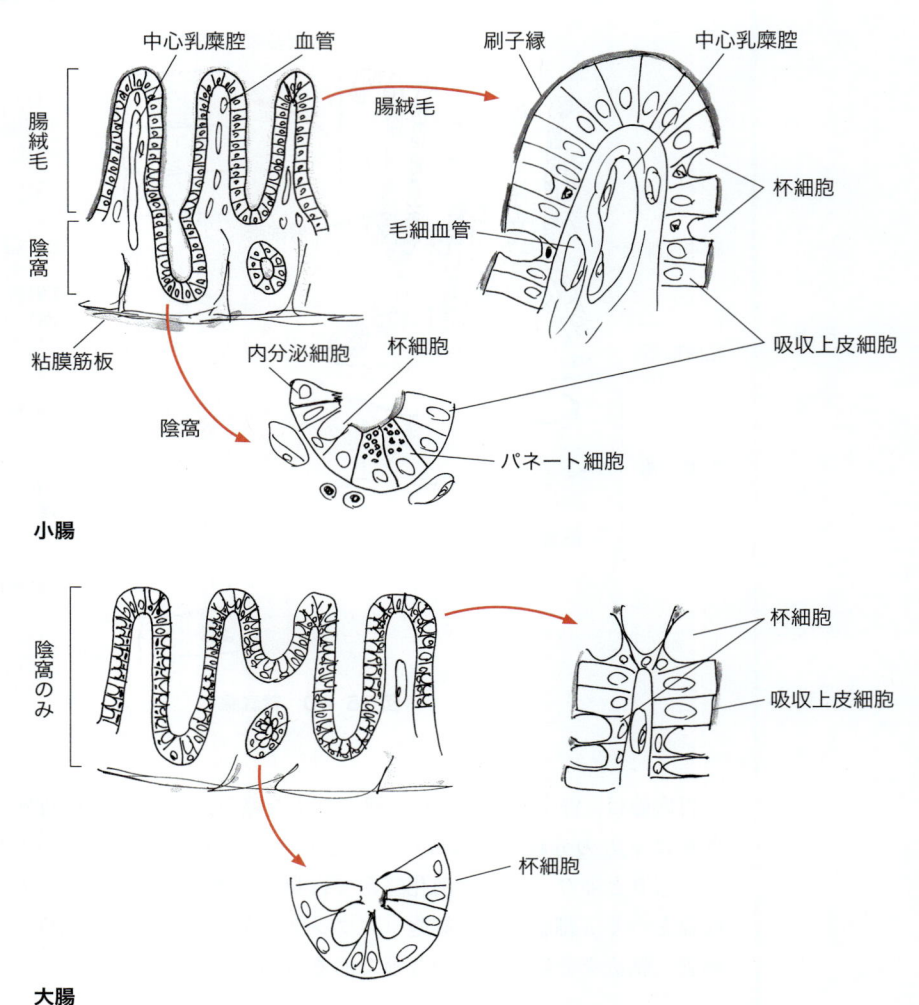

図 15-41　小腸（上）と大腸（下）

側壁には杯細胞が多く，この細胞は粘膜分泌を行う．陰窩の上皮には腸内分泌細胞（基底果粒細胞）が散在する（図15-41）．

9 膵臓の組織

外分泌部は結合組織で腺小葉に分かれており，唾液腺に似ている．胞状腺を形成する腺細胞には分泌果粒があり，酵素原果粒という．腺房の中心には腺房中心細胞があり，導管の峡部上皮の続きである（図15-42）．

内分泌部は，顕微鏡でみると明るい上皮性細胞群で，膵島またはランゲルハンス島という．島の細胞は不規則な多角形をしており，膵腺房細胞より小さく，間に毛細血管が多くみられる．島細胞には α (A)，β (B)，δ (D) の3種の細胞があるが，通常の標本では区別できない．

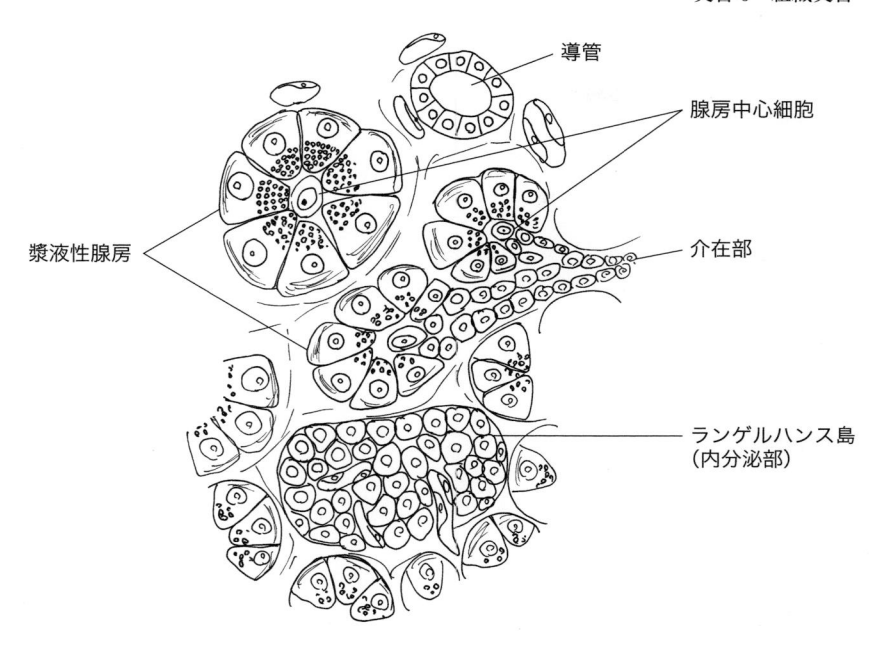

図15-42　膵臓

索引

欧文

A
ABO式血液型　65
ACTH　125
ADH　109, 127
ADP　37
AIDS（後天性免疫不全症候群）　65
ATP　5, 37, 184, 190
A細胞（α細胞）　130
α-リノレン酸　184

B
BMI（Body Mass Index）　205
B細胞（β細胞）　130
Bリンパ球　56, 62

C
cAMP　5
CCK-PZ　98
Cushing病　125
Cキナーゼ　5

D
DNA　6
D細胞（δ細胞）　130

E
ECG　51
estimated energy requirement（EER）　191

F
fluctose　183
FSH　117, 125

G
galactose　183
GH　126
glucose　183
graft versus host disease（GVHD）　65

H
homo sapiens　2

K
Krebs回路　37

L
Lanz's point　201
LH　117, 126
λ縫合　19

M
McBurney's point　201, 215
metabolic equivalent　191
METs　191
mRNA　6

N
Na-Kポンプ　5
NAP　109

O
Oddi括約筋　98

P
physical activity level（PAL）　191
PTC　171, 221
PTH　128

R
RNA　6

S
Sheehan症候群　126
S状結腸　79, 86

T
TCAサイクル　184
tRNA　6
TSH　125
Tリンパ球　62

W
Weberの法則　223

索引

和　文

あ

アキレス腱　24, 35, 202
アクチンフィラメント　35
あくび　74
アジソン病　129, 212
アセチル CoA　184
アセチルコリン　36, 136, 150
圧覚　155, 173, 217
圧点　217
アデニン　6
アデノシン三リン酸　5, 37, 190
アデノシン二リン酸　37
アドレナリン　51, 129, 136
アブミ骨　165
アポクリン汗腺　177
甘味　171, 219
アミノ酸　6, 99, 184, 186
アミノペプチダーゼ　185
アミラーゼ　92, 98, 183
アミロプシン　183
アラキドン酸　184
アルドステロン　109, 129
アルブミン　56
アレルギー反応　63
アンギオテンシノーゲン　109, 111
アンギオテンシン　109, 111
暗順応　162

い

胃　83, 93, 214, 236, 249
　——の蠕動　214
　——の停留時間　93
胃液　85, 93, 96, 99
イオンチャンネル　4
異化　183
胃-回腸反射　94
閾値　156, 218
胃-結腸反射　94
移行上皮　8
胃酸　84, 184
萎縮　40
胃小窩　83
胃小区　83
移植片対宿主病　65

胃相　96
胃体　83
Ⅰ型アレルギー　63
一次卵胞　114
1秒率　228
1秒量　228
1回呼吸気量　75, 226
胃底　83
胃底腺　249
伊東細胞　89
陰茎　120, 239
飲小胞　3
インスリン　97, 109, 130, 183
インターロイキンⅠ　181
咽頭　69, 79, 82, 212
咽頭扁桃　61
陰嚢　119, 239
陰部神経　95, 111
陰部神経叢　147

う

ウェルニッケの中枢　143
右脚　51
烏口腕筋　33
右心室　42
右心房　42
右房室弁　42
うま味　171, 219
運動失調症　225
運動終板　12, 36, 39, 136
運動神経　35, 39, 147
運動性言語中枢　143
運動負荷　225
運動野（運動領）　143

え

エアロビクス　38
永久歯　80, 212
栄研式皮下脂肪計　207
会陰　200
腋窩温　178
腋窩部　199
エクリン汗腺　177
S状結腸　79, 86
エストロゲン　115, 117, 129
エナメル質　80
エネルギー代謝　190

エネルギー必要量　190
エリスロポエチン　6, 58, 111
遠位尿細管　108
遠近調節　161
嚥下　141
　——運動　92
　——中枢　93
塩酸　97, 184, 249
遠視　162
炎症　62
遠心性伝導路　151
延髄　138, 141, 150
円柱レンズ　162
エンドトキシン　181
塩味　171, 219

お

横隔膜　32, 73, 199, 235
横行結腸　86
黄色骨髄　16
黄体形成（黄体化）ホルモン
　　　　　　117, 120, 126
黄体ホルモン　114, 126, 129
黄斑　159, 219
横紋筋　29, 42
凹レンズ　161, 162
オキシトシン　118, 127
オージメトリー　167
オッディ括約筋　98
オトガイ部　199
親知らず　80, 212
オリゴ糖分解酵素　183
温覚　173
温熱性発汗　181

か

外眼筋　159, 160
外頸動脈　45
外肛門括約筋　87, 95
外呼吸　67
外耳　164
外耳道　164, 166
外側溝　143
外側翼突筋　30
回腸　86
外腸骨動脈　47
外転神経　146

外尿道括約筋　111
海馬　143
灰白質　134, 139, 143
外腹斜筋　32
解剖　230
解剖学　1
海綿体　120
回盲弁　86
外リンパ　164, 165
外肋間筋　32, 73
カイロミクロン　99, 184
カウプ指数　206
下横隔動脈　47
下顎骨　20
化学受容器　74
化学相　96
化学伝達物質　36, 136, 150
蝸牛　164, 165, 166
蝸牛管　164, 165
蝸牛神経　146, 163
核（細胞核）　6
顎下三角　199
顎下腺　79, 82, 249
角質層　175
核心温度　178
拡張期血圧　53
顎動脈　45
核膜　6
角膜　157
下後鋸筋　30
下行結腸　86
下行性伝導路　151, 200
下肢帯　24
下唇　79, 248
下唇小帯　211
下垂体　123
　──後葉　126
　──前葉　125
ガス交換　76
ガストリン　85, 95, 97
下腿三頭筋　35
下大動脈　239
肩関節　22, 26
下腸間膜動脈　47
可聴範囲　165
滑車神経　146
滑走説　37
活動電位　36, 135
括約筋　93

カテコールアミン　129
果糖　183
可動結合　26
下鼻甲介　20
ガラクトース　183
硝子（ガラス）軟骨　15
辛味　171
果粒球　57
果粒層　175
カルシウム　16, 111
カルシトニン　127
カルボキシラーゼ　185
眼圧　159
感音機構　166
感音性難聴　167
眼窩　19, 157
感覚器　155
感覚神経　39, 155
感覚性言語中枢　143
感覚野　155
肝管　87, 88
眼球　157
眼球血管膜　157
眼球内圧　159
眼瞼　160
眼瞼板　160
寛骨　24, 25
寛骨臼　25
幹細胞　58
杆状計　204
杆状体細胞　159, 163
冠状動脈（冠動脈）　43
冠状縫合　19
肝静脈　48, 89
関節　26
汗腺　176
肝臓　48, 87, 98, 213, 215, 237
眼動脈　45
間脳　138, 141
眼房水　157, 159
顔面神経　146, 148, 171
顔面頭蓋　17
肝門　88
肝門脈　48, 89
眼輪筋　30, 160
関連痛　173

き

気化熱　179
気管　70, 234
気管支　71, 234
起始　29
奇静脈　47
基礎体温　118
基礎代謝量　191, 209
拮抗支配　149
基底核　142
基底層　175
気道　67, 93
キヌタ骨　165
亀背　203
基本原臭　172
基本重量　222
ギムザ染色液　246
キモトリプシン　98, 185
逆蠕動運動　93
キャリパー法　207
吸引運動　92
嗅覚　143, 155, 170, 171, 222
嗅覚領　143
球関節　26
球形嚢　164, 165, 169
臼後腺　80
嗅細胞　67, 171
吸収　99
嗅上皮　171
嗅神経　145, 172
求心性伝導路　151
吸息運動　67, 74
嗅粘膜　67, 171
嗅部　67
橋　138, 141
胸囲　204
胸郭　21, 73
胸腔　233
凝固タンパク質　56
胸骨　22
頬骨　20
胸骨中点　204
胸鎖乳突筋　32, 199
強縮　36
胸神経　147
胸髄　139
胸腺　61, 233

頬腺　80
胸大動脈　46
胸椎　21
胸部　199, 201
強膜　157
胸膜腔　73
強膜静脈洞　158, 159
共輸送　99
曲度計　203
棘突起　140, 201
距骨　24
鋸状縁　158
巨人症　126
起立性タンパク尿　110
近位尿細管　108
筋原線維　30, 35
筋細胞　10, 29, 35, 39
近視　162
筋周膜　29
筋性動脈　45
筋節　35
筋線維　10, 29, 38
筋線維束　29
筋組織　9
緊張支配　149
筋電図　134
筋頭　29
筋尾　29
筋腹　29
筋紡錘　39
筋膜　30

く

グアニン　6
空腸　85, 86
くしゃみ　74
クッシング病　125
屈折異常　162
屈折力　161
クッパー細胞　89
苦味　171, 219
クモ膜　138
クモ膜下腔　138, 144
グラーフ卵胞　114
グリコゲン　37, 129, 130, 183
グリセロール　99, 184
グルカゴン　123, 130
グルココルチコイド　129

グルコース　183
くる病　16
車酔い　170
クレアチニン　38
クレアチンリン酸　37
クレチン病　127

け

毛　176
脛骨　24
脛骨神経　147
形質膜　3
頚神経　147
頚髄　139
頚椎　21
頚膨大　139
血圧　52, 224
　──上昇　111, 127, 130
血液　55
血液細胞　16, 56, 246
血管　44
血管運動中枢　139
血管痛　173
血球　55
血球標本　246
月経　115
結合組織　8
血色素　61
血漿　55
血漿タンパク質　56
血小板　56, 58, 246
血小板プラグ　59
結腸　86
血糖値　109
　──上昇　129, 130
結膜　160
解熱　180
ケラチン　176
下痢　96
肩関節　22, 26
嫌気的異化　184
肩甲挙筋　30
肩甲骨　22
肩甲部　200
言語中枢　143
原始感覚　173
剣状突起　22
原始卵胞　114

原尿　104, 108

こ

好塩基球　58, 246
恒温動物　178
口蓋　79, 211
口蓋骨　20
口蓋垂　212
口蓋腺　80
口蓋扁桃　61, 212
睾丸　119
交感神経　51, 95, 110, 133, 147
交感神経幹　147
交感神経系　147
交感神経節　147
好気的異化　184
後鋸筋　30
咬筋　30, 32, 146, 200
口腔　79, 92, 211
口腔舌下温　178
口腔前庭　79, 211
高血圧症　129
抗原　62
膠原線維　8, 16, 176
硬口蓋　79, 211
硬骨　15
虹彩　157, 158
虹彩角膜角　158
好酸球　57, 246
鉱質コルチコイド　129
甲状腺　127
甲状腺刺激ホルモン　125
甲状腺腫　127
甲状腺ホルモン　16, 123, 125
甲状軟骨　69
口唇　211, 248
口唇移行部　211
口唇腺　80
酵素原果粒　84, 252
抗体　56, 62
好中球　57, 246
喉頭　69
喉頭蓋軟骨　69
後頭骨　19
後頭葉　143
更年期　116
広背筋　30
興奮性　134

和文索引

興奮性細胞　35
興奮性ニューロン　137
硬膜　138, 139
肛門　87, 237
肛門柱　87
抗利尿ホルモン　109, 127
口輪筋　30
交連線維　143
後弯　203
呼吸運動　32, 67, 73
呼吸運動中枢　139
呼吸型　74
呼吸器系　67
呼吸商　38
呼吸数　75, 225
鼓室　164, 165
呼息運動　67, 74
骨化　15, 19
骨格　17
骨格筋　10, 29
骨幹　15
骨細胞　8, 15
骨髄　16, 58
骨髄移植　65
骨髄系幹細胞　58
骨組織　8
骨端　15
骨端板（骨端線）　15
骨軟化症　16
骨盤　25
骨盤囲　205
骨半規管　164
骨盤神経　111
骨膜　16
骨迷路　164, 165
ゴナドトロピン　126
ゴナドトロピン放出促進ホルモン
　　　　　　　　　117, 120
小人症　16, 126, 127
鼓膜　164, 166
鼓膜温　178
固有胃腺　83
固有感覚　169, 172
固有肝動脈　89
固有口腔　79
固有卵巣索　113, 115
コラーゲン線維　176
孤立リンパ小節　86
ゴルジ装置　3, 5

コルチ器　165, 166
コルチゾン　129
コレシストキニン・パンクレオザイミン
　　　　　　　　　　　　98
コレステロール　184
コンドロイチン硫酸　15

さ

再吸収　108, 127, 129
最高血圧　53
最大吸気量　76, 226
最低血圧　53
臍点　204
細胞　2
細胞質　3, 5
細胞傷害型アレルギー反応　64
細胞小器官（細胞内小器官）　5
細胞性免疫　62
細胞膜　3
サイロキシン　125, 127
杯細胞　86, 252
左脚　44, 51
鎖骨　22
坐骨　25
鎖骨下動脈　45, 46
坐骨神経　147
左心室　42
左心房　42
左房室弁　42
三角筋　33, 200
Ⅲ型アレルギー　64
残気量　75
三叉神経　146
三尖弁　42
三大栄養素　99, 183
散瞳　158
産熱　179
三半規管　165, 169
酸味　171, 219

し

ジオプトリー（D）　161
耳介　164, 166
耳介軟骨　164
視覚　97, 155, 218
痔核　87
視覚器　157, 161

自覚的嗅覚検査　222
視覚領　143
耳下腺　79, 82
耳管　164
色感覚　163
色素欠乏症　175
色素上皮層　158
識別重量　222
色盲　163
子宮　115, 240
子宮円索　32, 115
子宮広間膜　115
糸球体　104, 108
子宮内膜　115
死腔量　75
軸索突起　12, 133
刺激伝導系　42, 51
止血機構　59
視紅　163
耳垢　164
指骨　22, 24
篩骨　19, 171
篩骨洞　69
自己免疫疾患　63
視細胞　158, 218
歯式　212
支持細胞　12, 170, 171
支持組織　8
脂質　184
思春期　116, 120
視床　138, 141
視床下部　125, 138, 141, 150, 180
耳小骨　164, 166
糸状乳頭　81, 248
茸状乳頭　81, 248
矢状縫合　19
視神経　145, 157
視神経円板（視神経乳頭）　159
歯髄　80
耳垂　164
姿勢反射　39
耳石　169
脂腺　178
歯槽膿漏　212
舌　79, 80, 170, 211, 248
膝蓋腱反射　39
膝蓋骨　24
室間孔　144
自動血圧計　224

耳道腺　164
シトシン　6
シナプス　12, 134, 136
シナプス経路　137
シナプス伝達　136
歯肉　212
シーハン症候群　126
視物質　163
渋味　171
ジペプチダーゼ　185
脂肪　99, 176, 184, 185
脂肪計　208
脂肪酸　38, 99, 184
脂肪動員　130
視野　159
尺骨　22
尺骨神経　147, 202
車軸関節　27
射精　119
　──中枢　139
しゃっくり　74
射乳　118, 127
縦隔　41
集合管　104, 108
集合リンパ小節　86
収縮期血圧　53
重層上皮　8
重層扁平上皮　8
重炭酸塩　98
十二指腸　85, 97, 236
十二指腸腺　85
十二指腸乳頭　85
終脳　138, 142
絨毛　85, 251
重量感覚　222
主栄養素　183
縮瞳　158
手根骨　22
主細胞　84, 251
樹状突起　12, 133
受精　114
受容器　155
シュレム管　159
シュワン細胞　12
循環系　41
順応　156
漿液腺　249
消化運動　92
消化液　96, 99

消化管上皮細胞　99
消化器系　79
上顎骨　20
上顎洞　69
消化腺　79, 96, 237
松果体　130
上眼瞼挙筋　160
小汗腺　177
条件反射分泌　96
上後鋸筋　30
上行結腸　86
上行性伝導路　151
踵骨　24
上肢　21, 33, 198, 200, 201
硝子体　157, 160
上肢帯　22, 200
硝子軟骨　15
小十二指腸乳頭　85
上唇小帯　211
小泉門　19
上大静脈　47
小唾液腺　79, 82
小腸　85, 93, 98, 236, 251
　──の法則　215
上腸間膜動脈　47, 90
焦点　158, 161
情動　143, 172
小脳　138, 142, 225
小脳回　142
小脳半球　142
上皮小体　128
上皮小体ホルモン　16, 128
上皮組織　7
小胞体　5
静脈　44
静脈注射　47
小葉間血管　89
小菱形筋　30
小弯　83
上腕筋　33
上腕骨　22
上腕三頭筋　33
上腕二頭筋　33
食作用　63, 89
触診　214, 223
触点　217
食道　82, 92, 234, 249
食道腺　83, 249
食欲中枢　150

鋤骨　20
女性生殖器　113
初潮　116
触覚・圧覚　173, 217
ショ糖　98, 183
自律神経系　133, 147
自律神経失調症状　117
自律神経中枢　150
歯列弓　211
腎盂　105
心音図　52
心外膜　42
心窩部　214
心筋梗塞　44
心筋層　42
心筋組織　12
神経筋接合部　12, 36, 136
神経系　133
神経膠細胞　12
神経細胞　2, 12, 133
神経性下垂体　126
神経節　134
神経接合部　134
神経線維　12
神経相　96
神経組織　12
神経突起　133
深呼吸　76
人字縫合　19
人種　2
腎小体　104
腎静脈　105
腎錐体　104
心尖　41, 201
心臓　41, 234, 242
腎臓　103, 238
　──の自動性　242
　──のポンプ作用　50
身体活動レベル　191
身体計測　203, 208
身長　203, 205
心底　41
心電図　51, 134
伸展反射　40
腎動脈　47, 105, 239
心内膜　42
腎乳頭　104
心囊　42, 242
腎杯　104

和文索引

心拍出量　51, 53
真皮　175, 176
深部感覚　155, 172
心房性 Na 利尿ペプチド　109
心膜　42
腎門　104
人類　2

す

随意筋　9
膵液　90, 97
膵液アミラーゼ　183
髄液　138
水晶体　157, 159, 161
錐状体細胞　159, 163
膵臓　90, 130, 237, 252
錐体外路　142, 151
錐体路　142, 151
推定エネルギー必要量　191
膵島　90, 130, 252
髄膜　138, 139
スクラーゼ　98
スクロース　183
ステロイドホルモン　123, 129
スライディングセオリー　37

せ

精液　120
精細管　119
精索　32, 239
精子　119, 120, 125
静止電位　134
成熟卵胞　114
精上皮　119
生殖器系　113
精神性発汗　181
精神中枢　143
精巣　119, 125, 239
精巣上体管　119
精巣動脈　47
声帯　69
生体インピーダンス法　208
生体膜　184
生体リズム　150
正中神経　147
成長ホルモン　16, 126
精嚢　119

生命中枢　150
生理学　1
生理的弯曲　21
咳　74
赤筋　10, 38
赤色骨髄　16, 58
脊髄　39, 133, 138, 139
　　──の中枢　139
脊髄神経　147
脊髄神経節　134
脊髄中心管　144
脊髄反射　139
脊髄膜　139
脊柱　21, 203
脊柱管　21, 139
脊柱起立筋　30
セクレチン　97
舌　79, 80, 170, 211, 248
舌圧子　212
舌咽神経　146, 171
舌下神経　147
舌下腺　79, 82, 148, 249
舌下ヒダ　82, 211
舌筋　248
赤血球　56, 76, 246
節後線維　147
舌骨　20
舌根　81
摂食中枢　150
舌腺　80
舌体　81
舌乳頭　170, 248
舌扁桃　61
セメント質　80
セルトリ細胞　119
セロトニン　59, 86, 130
線維芽細胞　8, 176
線維性結合組織　176
線維性心膜　42
線維軟骨　8, 15
前眼房　157, 159
仙骨　21, 25
仙骨神経　147, 148
腺細胞　5, 252
線条体　142
腺上皮細胞　86
腺小葉　252
染色質　6
仙髄　139

浅速呼吸　76
浅側頭動脈　45
疝痛　98, 173
前庭　164
前庭器官　169
前庭神経　163
先天性代謝異常　190
蠕動運動　9, 93, 94, 215
前頭骨　19
前頭洞　69
前頭葉　143
前脳　138
腺房中心細胞　252
前葉ホルモン　125
前立腺　119, 239
前弯　203

そ

総肝管　88
総頚動脈　45
象牙質　80
造血　16, 58
爪根　177, 215
爪床　215
総蠕動運動　94
爪体　177, 215
総胆管　88, 89
総腸骨動脈　47
相反性神経支配　137
総腓骨神経　147
僧帽筋　30
僧帽弁　42
足根骨　24
即時型アレルギー反応　64
側頭筋　30
側頭骨　19
側頭葉　143
側脳室　144
側弯　203
鼡径管　32
鼡径ヘルニア　33
組織　7
咀嚼運動　92
咀嚼筋　30
ソマトスタチン　130
粗面小胞体　5

た

大陰唇　115
体液性分泌　96
体液性免疫　62
体温　178
体温調節中枢　180
体格指数　205
大汗腺　177
大胸筋　32
大後頭孔（大孔）　19
大鎖骨上窩　199, 200
第三脳室　141
体脂肪率　207, 208
代謝　183
体重　205
大十二指腸乳頭　85
体循環　45, 50
帯状回　143
大食細胞　8
体性感覚　155, 172
大泉門　19
大腿骨　24
大腿四頭筋　33
大腿神経　147
大唾液腺　79, 82
体知覚野（体知覚領）　143
大腸　86, 236, 251
大殿筋　33
大動脈　45
大動脈弓　45
第二次性徴　116, 120, 130
大脳基底核（大脳核）　142
大脳主要交連系　143
大脳動脈　45
大脳半球　138, 142, 241
大脳辺縁系　143
体表面積　203, 209
第四脳室　141, 144
対流　179
大菱形筋　30
大弯　83
唾液　82, 96
唾液アミラーゼ　92, 183
唾液腺　79, 82, 149, 249
楕円関節　26
ダグラス窩　115
打診　213

脱果粒　64
多糖類　183
多量元素　186
田原の結節　51
単球　58, 246
短骨　15
炭酸カルシウム　17
胆汁　87, 89, 98
胆汁酸塩　98
胆汁色素　98
単収縮　36
炭水化物　38, 99, 183
男性生殖器　119
弾性動脈　45
弾性軟骨　8, 15
男性ホルモン　119, 126, 129
胆石症　98
淡蒼球　142
単層上皮　8
担体説　99
単糖類　99, 183
胆嚢　87, 89, 98
胆嚢管　87, 89
タンパク質（たんぱく質）
　　　　　　　99, 184, 185
淡明層　175

ち

恥骨　25
恥骨下角　25
恥骨結合点　204
智歯　80, 212
腟　113, 115, 240
　――の自浄作用　116
チミン　6
中耳　164
中手骨　22
中心窩　159
中心管　139
中心溝　143
中心子（中心小体）　5
虫垂　86
虫垂炎　201, 215
虫垂扁桃　86
中枢神経系　133, 138
中足骨　24
中脳　138, 140
中脳蓋　138, 140

中脳水道　144
虫部　142
腸　215
超音波法　207
聴覚　155, 163
聴覚器　163, 165
聴覚領　143
長管骨（長骨）　15
腸肝循環　98
腸間膜　236
腸クロム親和性細胞　86
蝶形骨　19
蝶形骨洞　69
腸骨　25
聴診　213
聴診器　213
腸腺　85
腸相　96
腸内細菌　100
腸内分泌細胞　86, 251, 252
蝶番関節　26
直腸　86, 237
直腸温　178
直腸子宮窩　115
直腸指診　215
チロシン　130
チン小体　158

つ

椎間板（椎間円板）　21
椎孔　21
痛覚　155, 173
痛点　217
ツチ骨　165
爪　176, 215

て

停止　29
ディッセ腔　89
デオキシリボ核酸　6
デシベル（dB）　166
テストステロン　120
鉄　100
デーデルライン桿菌　116
伝音機構　166
伝音性難聴　167
電解質コルチコイド　129

和文索引

(column 1)

伝導　179
伝導性　134
伝導路　134, 151
デンプン（でん粉）　92, 96, 99, 183

と

同化　183
頭蓋　18
動眼神経　145, 148
頭頸部　200
瞳孔　130, 149, 158
瞳孔括約筋　158
瞳孔散大筋　158
瞳孔散大中枢　139
橈骨　22
橈骨神経　147
糖質　183, 185
糖質コルチコイド　129
投射　155
等尺性収縮　37
糖新生　129
頭頂後頭溝　143
頭頂骨　19
等張性収縮　37
頭頂葉　143
糖尿病　109
洞房結節　51
動脈　44
特殊感覚　155
凸レンズ　161, 162
トリアシルグリセロール　184
トリプシノーゲン　98
トリプシン　98, 185
努力性肺活量　228
トリヨードサイロニン　127
トルコ鞍　19, 123
トロンビン　60

な

内眼筋　158
内頸動脈　45
内肛門括約筋　87, 95
内呼吸　67
内耳　164, 165
内耳神経　146, 163, 166
内耳道　164
内臓感覚　155, 172, 173

(column 2)

内臓脂肪型肥満　208
内側翼突筋　30
内腸骨動脈　47
内尿道括約筋　111
内腹斜筋　32
内分泌腺　123
内包　143
内リンパ　164, 169
内肋間筋　32
鉛中毒　212
軟口蓋　79, 211
軟骨　15
軟骨組織　8
難聴　167
軟膜　138

に

Ⅱ型アレルギー　64
二重支配　149
二次卵胞　114
二尖弁　42
2点弁別　218
二糖類　183
乳酸　37, 184
乳歯　80, 212
乳汁　118
乳汁分泌刺激ホルモン　126
乳腺　117, 178
乳糖　98, 118, 183
乳頭体　143
乳頭点　204
乳輪　118
ニューロン　12, 133
尿　108
尿意　111
尿管　105, 238
尿細管　104, 108, 127
尿道　106
尿道球腺　119
尿毒症　107
尿崩症　127
妊娠　114, 127

ぬ

ヌクレオチド　6

(column 3)

ね

熱エネルギー　190
熱産生　179
熱中症　180
熱量素　183
ネフロン　104, 108
粘液水腫　127
粘液腺　249
粘素　96

の

脳　133, 241
脳脊髄液　138
脳幹　133, 138, 140
脳幹部網様体　142
脳弓　143
脳室　143
脳神経　145, 148
脳脊髄液　138, 143
脳脊髄神経系　133
脳相　96
脳頭蓋　17
能動輸送　99
脳波　134
脳梁　143
ノルアドレナリン　129, 137, 150

は

歯　80
肺　67, 71, 234
パイエル板　86
バイオテクノロジー　6
胚芽層　175
肺活量　75, 226
肺気量　76, 226
杯細胞　86
肺循環　45, 47, 50
肺尖　71
肺動脈　41, 47
肺動脈弁　42
排尿　110
排尿中枢　110, 139
背部　200, 201
排便　95
排便中枢　139

索引

肺胞　72
肺迷走神経反射　74
肺葉　71
肺容量　75
バウヒン弁　86
麦芽糖　92, 98, 183
白筋　10, 38
白質　134, 139
白色血栓　59
白色便　98
白体　114
白内障　160
白膜　114, 119
バセドウ病　127
％肺活量　228
バソプレシン　109, 127
発汗　180, 181
発汗中枢　139
白血球　56, 57, 63, 247
白血病　57, 65
発熱　180
発熱物質　180
パッペンハイム染色　246
パネート細胞　86, 251
ハバース管　8
パブロフ　96
パラソルモン　128
バルサルバ洞　43
半規管　164, 165, 169
半奇静脈　47
反射　39
反射弓　39
反射的排尿　111
半側発汗　181

ひ

被殻　142
皮下脂肪　176, 206
皮下脂肪型肥満　208
皮下組織　175, 176
鼻腔　20, 67
腓骨　24
尾骨　21, 25
鼻骨　20
尾骨神経　147
被刺激性　134
非自己　62
皮脂腺　176

微絨毛　3
尾状核　142
皮静脈　47
尾髄　139
ヒス束　51
鼻前庭　67
脾臓　61, 201, 238
ビタミン　185
ビタミンA　163
ビタミンC　16
ビタミンD　16, 111
鼻中隔　67
必須アミノ酸　184
必須脂肪酸　184
鼻道　67
泌尿器系　103
皮膚感覚　155, 173, 217
腓腹筋　35
皮膚小溝　175
皮膚小稜　175
皮膚腺　177
皮膚メルケル細胞　173
肥満　208
肥満細胞　64
肥満度　205
　　──の判定基準　206
標準体重　205
表情筋　30
表皮　175
標本　245
表面感覚　173
微量元素　183, 186
ビリルビン　61, 98
鼻涙管　160
披裂軟骨　69
疲労物質　38
貧血　56

ふ

ファーター乳頭　85
ファーター・パチニ層板小体　176
不感蒸泄　179
不規則骨　15
副栄養素　183
腹横筋　32
腹腔動脈　47
副交感神経　133, 148, 150
副甲状腺　128

副細胞　84
輻射　179
副腎　104, 128, 238
副腎アンドロゲン　129
副神経　147
副腎髄質　129
副腎皮質刺激ホルモン　125
副腎皮質ホルモン　125, 129
腹大動脈　46, 239
腹直筋　32
副鼻腔　20, 68
腹部　199, 201, 212, 213
腹膜垂　86
不随意筋　9, 42
プチアリン　92, 96, 183
不動結合　26
ブドウ糖　98, 99, 130, 183
ブドウ膜　157
船酔い　170
振子運動　94, 215
ふるえ　179, 181
プルキンエ線維　51
フルクトース　183
ブルンネル腺　85
ブローカの中枢　143
プロゲステロン　114, 129
プロテアーゼ　184
プロテオグリカン　15
プロラクチン　118, 126
分界溝　81
分時肺胞換気量　76
分節運動　94, 215
分娩中枢　139
噴門　83, 236
噴門腺　83

へ

平滑筋組織　9
閉経　117
平衡覚　155, 163
平衡感覚器　169
平衡砂　169
平衡聴覚器　163
壁緊張　214
壁細胞　85, 251
壁側板　42
ペースメーカー　51
β細胞　130

ペプシノーゲン　84, 184, 251
ペプシン　97, 184, 249
ペプチダーゼ　98
ペプチドホルモン　123
ペプトン　184
ヘモグロビン　56, 76
ヘーリング・ブロイエル反射　74
ヘルツ　165
ヘルニア　2, 21
ベル・マジャンディの法則　139
弁　50
偏位　211
扁桃　61
便秘　95
扁平骨　15
ヘンレループ　108

ほ

補因子　185
縫合　19, 26
膀胱　106, 238
縫工筋　33
膀胱三角　106
膀胱子宮窩　115
傍細胞　85
房室結節　51
房室束　51
放熱　179, 209
ボウマン嚢　104
膨隆　213
補酵素　185
保全素　183
勃起　120
　——の中枢　139
母乳　118
ポリペプチド　185
ホルモン　123
ホルモン性分泌　96
ポンプ作用　50

ま

マイスナーの触覚小体　176
膜消化　98
膜半規管　164
膜迷路　164, 165
マクロファージ　58
麻酔法　231

マック・バーネー点　201, 215
末梢血管抵抗　53
末梢神経系　133, 145
マルターゼ　98
マルトース　183
慢性腎炎　107
満腹中枢　150

み

ミオグロビン　10
ミオシンフィラメント　35
味覚　155, 170, 219
味覚神経　82
味細胞　82, 170
味神経細胞　170
水・電解質の調節　109
ミトコンドリア　3, 5
ミネラル　186
ミネラルコルチコイド　129
耳　163
味盲　171, 219
味毛　82
脈なし病　224
脈拍数　51, 225
脈拍の触診　223
脈拍をふれやすい動脈　224
脈絡叢　144
脈絡膜　157, 158
味蕾　81, 170, 248
ミラクリン　171

む

無果粒球　58
無機イオン　100
無機質　186
無機的分解　184
むし歯　80
無条件反射分泌　96
ムチン　96

め

眼　157
メイ・グリュンワルド・ギムザ染色　246
明順応　162
迷走神経　95, 146, 148

メタボリックシンドローム　208
メッツ値　191
メラトニン　130
メラニン色素　175
メラノサイト　175
メルケル細胞　173
免疫　61
免疫グロブリン　63
免疫複合体型アレルギー反応　64
免疫不全　65
面積計測用紙　203, 209

も

毛細血管　44
盲腸　86, 236
盲点　159, 218
毛包　176
網膜　157, 158
網様体　142
毛様体　157, 158
毛様体筋　158
毛様体小帯　157, 158
門脈　89
門脈系　48

や

夜盲症　163

ゆ

有郭乳頭　81, 248
有機的分解　184
有棘層　175
有酸素運動　38
有毛細胞　166
幽門　83, 236
遊離脂肪酸　38
輸出細動脈　105
輸入細動脈　105

よ

酔い　170
葉状乳頭　81
腰神経　147
腰髄　139
腰仙骨神経叢　147

索 引

腰椎　21
腰椎穿刺　139
腰膨大　139
抑制ニューロン　137
ヨドプシン　163
予備吸気量　75, 226
予備呼気量　75, 226
Ⅳ型アレルギー　64

ら

ライソゾーム　5
ライディッヒ細胞　119
ラクターゼ　98
ラクトース　183
ラット　230
卵円窩　42
卵円孔　42
卵円窓　166
卵管　114
卵管采　114
卵形嚢　164, 165, 169
ランゲルハンス細胞　175
ランゲルハンス島　90, 97, 130, 252
乱視　162
卵子　114
卵巣　113, 240
卵巣動脈　47
ランツ点　201
ランドル環　161

卵胞　114
卵胞刺激ホルモン　117, 120, 125
卵胞ホルモン　129

り

リコンビナント製品　6
立方上皮　8
リノール酸　184
リパーゼ　98, 184
リーベルキューン腺　85
リボ核酸　6
リボゾーム　5
リポタンパク　184
菱型筋　30
菱脳　138
リン酸カルシウム　17
輪状軟骨　69
リンパ　60
リンパ球　56, 58, 62, 238, 246
リンパ球系幹細胞　58

る

涙器　160
涙骨　20
涙小管　160
涙腺　160
涙点　160
類洞　89

涙囊　160
ルフィーニ小体　173

れ

冷覚　155, 173
レスピロメーター　226
レセプター　123, 155
レチナール　163
レニン　109, 111
レニン・アンギオテンシン系　109
レンズ核　142

ろ

老眼　160
老視　161
濾過　108
肋間神経　147
肋骨　22
ロドプシン　163
ローレル指数　206
ロンベルグ徴候　226

わ

腕神経叢　147
腕頭動脈　45

人体の構造と機能
はじめての解剖生理学―講義と実習

2013年4月30日　第1刷発行	著　者　金澤寛明
2020年2月20日　第4刷発行	発行者　小立鉦彦
	発行所　株式会社　南　江　堂
	ⓣ113-8410　東京都文京区本郷三丁目42番6号
	☎(出版)03-3811-7235　（営業)03-3811-7239
	ホームページ https://www.nankodo.co.jp/
	振替口座　00120-1-149
	印刷　壮光舎印刷／製本　ブックアート

Anatomical Physiology
Ⓒ Nankodo Co., Ltd., 2013

定価は表紙に表示してあります． Printed and Bound in Japan
落丁・乱丁の場合はお取り替えいたします． ISBN978-4-524-26448-3
ご意見・お問い合わせはホームページまでお寄せください．

本書の無断複写を禁じます．
JCOPY　〈出版者著作権管理機構　委託出版物〉
本書の無断複写は，著作権法上での例外を除き，禁じられています．複写される場合は，そのつど事前に，出版者著作権管理機構（電話 03-5244-5088，FAX 03-5244-5089，e-mail: info@jcopy.or.jp）の許諾を得てください．

本書をスキャン，デジタルデータ化するなどの複製を無許諾で行う行為は，著作権法上での限られた例外（「私的使用のための複製」など）を除き禁じられています．大学，病院，企業などにおいて，内部的に業務上使用する目的で上記の行為を行うことは私的使用には該当せず違法です．また私的使用のためであっても，代行業者等の第三者に依頼して上記の行為を行うことは違法です．

管理栄養士国家試験出題基準（ガイドライン）に準拠

南江堂 健康・栄養科学シリーズ（全13巻）

国立研究開発法人 医薬基盤・健康・栄養研究所 監修

- ●国家試験科目ごとに編集体制を組み，単位数の多い科目も一体に編集．
- ●科目間の連携を重視し，必須の内容を統合された形で記述．
- ●実践的な練習問題を各単元末に掲載．
- ●卒前，卒後ともに役立つ必携の「標準テキスト」．

社会・環境と健康（改訂第5版）
B5判・360頁　2017.3.
ISBN978-4-524-25968-7　定価（本体3,200円+税）

編集　古野純典／辻　一郎／吉池信男

人体の構造と機能及び疾病の成り立ち（改訂第2版）
編集　香川靖雄／近藤和雄／石田　均／門脇　孝

総論　B5判・358頁　2013.9.　ISBN978-4-524-26028-7　定価（本体3,200円+税）
各論　B5判・614頁　2013.9.　ISBN978-4-524-26029-4　定価（本体5,200円+税）

食べ物と健康 食品の科学（改訂第2版）
B5判・342頁　2018.1.
ISBN978-4-524-25158-2　定価（本体2,800円+税）

編集　太田英明／北畠直文／白土英樹

食べ物と健康 食品の安全
B5判・262頁　2013.4.
ISBN978-4-524-26847-4　定価（本体2,500円+税）

編集　有薗幸司

食べ物と健康 食品の加工 増補
B5判・232頁　2016.12.
ISBN978-4-524-25607-5　定価（本体2,400円+税）

編集　太田英明／北畠直文／白土英樹

食べ物と健康 食事設計と栄養・調理
B5判・246頁　2014.3.
ISBN978-4-524-26849-8　定価（本体2,500円+税）

編集　渡邊智子／渡辺満利子

基礎栄養学（改訂第5版）
B5判・306頁　2015.12.
ISBN978-4-524-25825-3　定価（本体2,800円+税）

編集　奥　恒行／柴田克己

応用栄養学（改訂第5版）
B5判・386頁　2015.3.
ISBN978-4-524-26162-8　定価（本体3,200円+税）

編集　渡邊令子／伊藤節子／瀧本秀美

栄養教育論（改訂第4版）
B5判・324頁　2016.9.
ISBN978-4-524-25966-3　定価（本体3,200円+税）

編集　丸山千寿子／足達淑子／武見ゆかり

臨床栄養学（改訂第2版）
B5判・468頁　2014.3.
ISBN978-4-524-26838-2　定価（本体3,800円+税）

編集　中村丁次／小松龍史／杉山みち子／川島由起子

公衆栄養学（改訂第5版）
B5判・326頁　2015.3.
ISBN978-4-524-26166-6　定価（本体3,000円+税）

編集　古野純典／伊達ちぐさ／吉池信男

給食経営管理論（改訂第2版）
B5判・282頁　2012.9.
ISBN978-4-524-26228-1　定価（本体2,800円+税）

編集　鈴木久乃／君羅　満／石田裕美

南江堂　〒113-8410 東京都文京区本郷三丁目42-6　（営業）TEL 03-3811-7239　FAX 03-3811-7230　www.nankodo.co.jp